膳养安宁

中医智慧下的临终关怀

○ 刘奇志 谢英彪 主审

◎ 项承荣 宋德胤 郭玫 主编

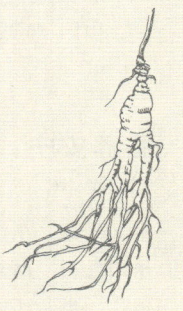

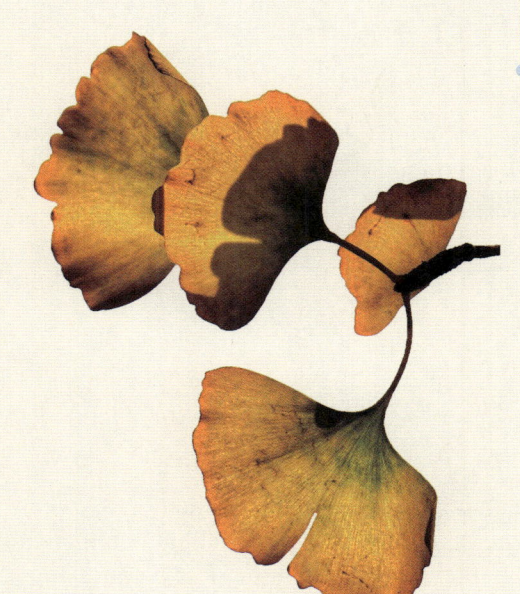

西北大学出版社
·西安·

内容提要：安宁疗护涉及法律、伦理、心理治疗、特殊护理等方方面面，但营养支持与膳食调养，尤其是疗效显著的、易被患者及家属接受的中医食疗方、药膳方，仍然是安宁疗护中未被重视的一项重要工作，在国内外相关图书中是一个空白点。本书针对疾病终末期患者出现的各种痛苦和种种不适症状，包括恶心及呕吐、厌食、消化不良、腹泻、便秘、失眠、神经症、乏力、口腔黏膜炎、口腔干燥症、肺损伤、肝损伤、肾损伤、膀胱炎、心脏损伤、脑损伤、骨髓抑制、恶病质等18种常见症状，精选出700种左右临床有效、制作方便、口感良好、无副作用、经笔者反复验证的膳食调养方法，以茶剂、饮料、果汁、糊剂、匀浆、汤剂、粉剂、膏方等8种类型为主，充分体现了中医药智慧、食疗药膳对患者的临终关怀。每种膳养食疗药膳方分为原料、制法、吃法、适应证等项，逐一进行了科学性的介绍。本书是一部可指导安宁疗护人员具体工作的参考书，也是癌症等疾病终末期患者家属需要的、看得懂、学得会、用得上的科普读物。

图书在版编目（CIP）数据

膳养安宁：中医智慧下的临终关怀／项承荣，宋德胤，郭玫主编． -- 西安：西北大学出版社，2025.3．
ISBN 978-7-5604-5618-8

Ⅰ．R248

中国国家版本馆 CIP 数据核字第 2025H92D86 号

膳养安宁：中医智慧下的临终关怀
SHANYANG ANNING：ZHONGYI ZHIHUI XIA DE LINZHONG GUANHUAI

主　　编	项承荣　宋德胤　郭　玫
出版发行	西北大学出版社
地　　址	西安市太白北路229号
邮　　编	710069
电　　话	029-88302590　029-88303310
网　　址	http://nwupress.nwu.edu.cn
电子邮箱	xdpress@nwu.edu.cn
经　　销	全国新华书店
印　　装	陕西瑞升印务有限公司
开　　本	787mm×1092mm　1/16
印　　张	14.75
彩　　页	4
字　　数	260 千字
版　　次	2025 年 3 月第 1 版　2025 年 3 月第 1 次印刷
书　　号	ISBN 978-7-5604-5618-8
定　　价	52.00 元

如有印装质量问题，请与西北大学出版社联系调换，电话029-88302966。

《膳养安宁：中医智慧下的临终关怀》
编写委员会

主 审
刘奇志　谢英彪

主 编
项承荣　宋德胤　郭　玫

副主编
汪　静　洪艳燕　陈　娟　张自力　徐雨树　张　纯
王　燕

编 者
季　娴　陈　宁　蒋君秋　朱　垚　陆　明　钱　春
陈怡薇　刘雨辰　李昀霞　任　意　罗景连　陈嘉欣

主审简介

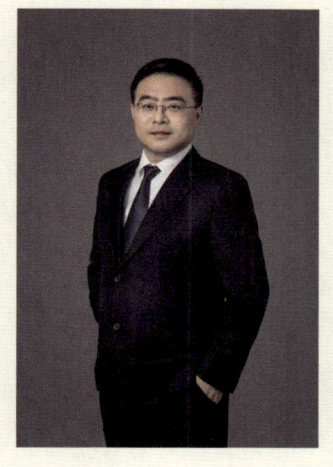

刘奇志 医学博士，硕士研究生导师，南京市中医院（南京市体育医院、南京中医药大学附属南京中医院、南京市金陵医派研究院）党委书记。长期从事医学临床与行政管理工作，对医疗卫生改革和卫生法律法规研究有较为丰富的经验。现兼任国家中医药管理局中医医政智库专家、中国中医药信息学会中药调配与监测分会副主任委员、中国妇幼保健协会妇女儿童健康素养促进工作委员会副主任委员、江苏省中医药学会副会长、江苏省运动健康促进会副会长、南京中医药学会常务副会长、江苏省中医养生学会体卫融合委员会名誉主任委员等职务。担任主编，出版《金陵名医防治温病经验录》，另担任主编、主审，出版或审读学术著作多部。

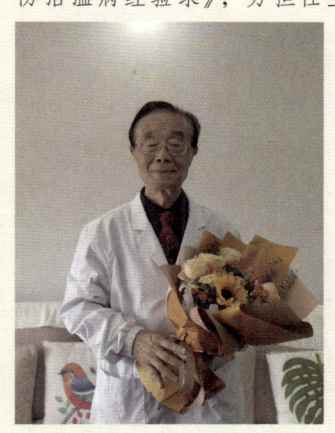

谢英彪 从医62年，南京中医药大学附属南京中医院教授、主任医师，国家级重点学科"中医养生学"学术带头人，江苏省非物质文化遗产项目"张简斋中医温病医术"代表性传承人，全国著名中医专家。现兼任世界中医药学会联合会中医治未病专业委员会、药膳食疗研究专业委员会学术顾问，江苏省中医养生学会学术顾问，南京市金陵医派中医药文化遗产研究中心副理事长等职务。曾获全国突出贡献科普作家、全国首届百名中医药科普专家等称号。江苏省科普作家协会突出贡献科普奖获得者。独立研发上市养生产品30多项，获市级以上科技进步奖7项，发表学术论文70篇，担任主编出版学术专著96部、科普著作500余部。

主编简介

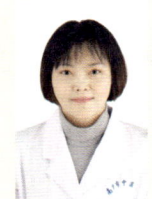
项承荣 南京市中医院副主任护师，国家二级心理咨询师，国家公共营养师，南京市首届安宁疗护专家组成员。先后在南京宏善护理院、南京欧保庭仙林国际颐养中心、南京尽孝道护理院等机构担任安宁疗护专家顾问。现兼任中国生命关怀协会人文护理专业委员会委员，中国老年保健医学研究会缓和医疗分会会员，南京中医药大学护理学院安宁疗护校外辅导老师，国际药膳食疗学会江苏分会副会长，南京自然医学会养生康复专业委员会副主任委员、营养食疗专业委员会委员等职。发表安宁疗护相关文章10余篇，担任主编、副主编、编者编写著作4部。

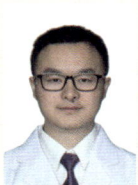
宋德胤 主任中医师，南京市中医院医务处副处长，南京中医药大学中医内科学讲师，第五批全国中医临床优秀人才研修项目培养对象，南京市中医药青年人才培养计划对象。从事中医药治疗呼吸系统疾病的临床、教学、科研工作和医政管理工作。现兼任世界中医药学会联合会青年中医培养工作委员会常务理事，中华中医药学会肺系病分会青年委员、内经学分会委员、方药量效研究分会委员、体质分会委员，中国中药协会呼吸病药物研究专业委员会基层委员，中国中医药研究促进会专科专病建设专业委员会委员，中国人体健康科技促进会呼吸介入专业委员会委员，江苏省中医药学会五运六气研究专业委员会委员，江苏省中医养生学会中医养生科普分会委员，南京中医药学会青年中医专业委员会主任委员、五运六气专业委员会常务委员兼秘书、科普委员会常务委员、名家流派专业委员会委员，南京医院协会医疗质量与安全管理专业委员会委员等职。发表学术论文10余篇，担任主编、编者编写著作5部。

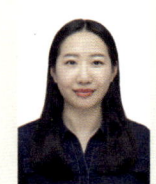
郭玫 南京中医药大学副教授，东南大学博士，社会心理师，哈佛大学访问学者。从事安宁疗护、中西医结合防治慢性肝病与结直肠癌的研究。主持国家自然科学基金项目、江苏省自然科学基金项目、江苏省高校自然科学面上基金项目、江苏省"双创计划"项目、江苏省研究生科研与实践创新计划项目、南京中医药大学国家自然科学基金青年科学基金经费配套项目多项，参与国家自然科学基金项目2项。以第一作者或通讯作者发表论文25篇，其中SCI收录18篇；获授权专利2项；获批软件著作权6项。承担护理伦理学、高级护理药理学等课程的教学工作，发表教学论文2篇。担任主编、编者编写著作4部。荣获省、市级以上荣誉11项。

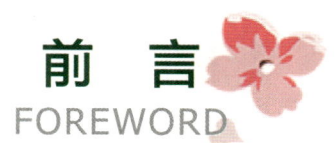

前言
FOREWORD

安宁疗护是一种新型治疗与养护方法，主要针对癌症等疾病终末期的患者，提供身体、心理、社会、精神等方面的照护和人文关怀等服务来提高生命质量，帮助患者舒适、安详、有尊严地离世，是医学人道主义精神的具体体现。2022年，国家卫生健康委员会、教育部、科技部等15部委在《"十四五"健康老龄化规划》中强调："发展安宁疗护服务。稳步扩大安宁疗护试点，完善安宁疗护多学科服务模式，提高临终患者生命质量。"随着国家一系列相关政策的推出和落实，我国安宁疗护服务进入快速发展的阶段，已成为方兴未艾的事业。

安宁疗护涉及法律、伦理、心理治疗、特殊护理等方方面面，但营养支持与膳食调养，尤其是疗效显著的、易被患者及家属接受的中医药食疗方、药膳方，仍然是安宁疗护中未被重视的一项重要工作，在国内外相关图书中是一个空白点。本书针对疾病终末期患者出现的各种痛苦和种种不适症状，包括恶心及呕吐、厌食、消化不良、腹泻、便秘、失眠、神经症、乏力、口腔黏膜炎、口腔干燥症、肺损伤、肝损伤、肾损伤、膀胱炎、心脏损伤、脑损伤、骨髓抑制、恶病质等18种常见症状，精选出700种左右临床有效、制作方便、口感良好、无副作用、经笔者反复验证的膳食调养方法，以茶剂、饮料、果汁、糊剂、匀浆、汤剂、粉剂、膏方等8种类型为主，充分体现了中医药智慧、食疗药膳对患者的临终关怀。每种膳养食疗药膳方分为原料、制法、吃法、适应证等项，逐一进行了科学性的介绍。本书是一部可指导安宁疗护人员具体工作的参考书，也是癌症等疾病终末期患者家属需要的、看得懂、学得会、用得上的科普读物。

由于编者水平有限，书中难免存在疏漏之处，真切希望广大读者予以批评指正。

编者

2025 年 1 月 8 日

目录

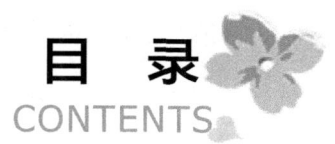

上 篇 安宁疗护概述

第一章 安宁疗护的基本概念、起源与发展 ……………（ 3 ）
  一、安宁疗护的定义 ……………………………………（ 3 ）
  二、安宁疗护的起源与发展 ……………………………（ 4 ）

第二章 安宁疗护的核心与内涵、目的与意义及实践价值 ……（ 9 ）
  一、安宁疗护的核心与内涵 ……………………………（ 9 ）
  二、安宁疗护的目的与意义 ……………………………（ 9 ）
  三、安宁疗护的实践价值 ………………………………（ 10 ）

中 篇 中医膳养与安宁疗护

第三章 中医营养学在安宁疗护中的价值 …………………（ 15 ）
  一、中医营养学的概念 …………………………………（ 15 ）
  二、中医营养学的主要内容 ……………………………（ 16 ）

第四章 中医营养学的基本原则 ………………………………（ 20 ）
  一、平衡膳食 ……………………………………………（ 20 ）
  二、辨证施膳 ……………………………………………（ 22 ）
  三、食性相顺 ……………………………………………（ 27 ）
  四、谨和五味 ……………………………………………（ 28 ）
  五、讲究归经 ……………………………………………（ 30 ）
  六、升降浮沉 ……………………………………………（ 31 ）
  七、配伍得当 ……………………………………………（ 33 ）
  八、顾护脾胃 ……………………………………………（ 34 ）

第五章 合理食疗在安宁疗护中的重要作用 ………………（ 36 ）

一、食疗方、药膳方在安宁疗护中的作用 …………………（ 36 ）
　　二、安宁疗护患者的合理营养与忌口 ………………………（ 37 ）
　　三、国家规定的106种食药同源品种 ………………………（ 38 ）

下　篇　辨证施膳体现中医的大智慧

第六章　恶心及呕吐 ……………………………………（ 43 ）
　　一、西医对恶心及呕吐病因的认识 …………………………（ 43 ）
　　二、中医对恶心及呕吐病因病机的认识 ……………………（ 43 ）
　　三、恶心及呕吐的辨证施膳 …………………………………（ 44 ）

第七章　厌　食 …………………………………………（ 61 ）
　　一、西医对厌食病因的认识 …………………………………（ 61 ）
　　二、中医对厌食病因病机的认识 ……………………………（ 61 ）
　　三、厌食的辨证施膳 …………………………………………（ 62 ）

第八章　消化不良 ………………………………………（ 73 ）
　　一、西医对消化不良病因的认识 ……………………………（ 73 ）
　　二、中医对消化不良病因病机的认识 ………………………（ 74 ）
　　三、消化不良的辨证施膳 ……………………………………（ 74 ）

第九章　腹　泻 …………………………………………（ 83 ）
　　一、西医对腹泻病因的认识 …………………………………（ 83 ）
　　二、中医对腹泻病因病机的认识 ……………………………（ 83 ）
　　三、腹泻的辨证施膳 …………………………………………（ 84 ）

第十章　便　秘 …………………………………………（ 94 ）
　　一、西医对便秘病因的认识 …………………………………（ 94 ）
　　二、中医对便秘病因病机的认识 ……………………………（ 94 ）
　　三、便秘的辨证施膳 …………………………………………（ 94 ）

第十一章　失　眠 ………………………………………（102）
　　一、西医对失眠病因的认识 …………………………………（102）
　　二、中医对失眠病因病机的认识 ……………………………（102）
　　三、失眠的辨证施膳 …………………………………………（103）

第十二章　神经症 …………………………………………（111）
　　一、西医对神经症病因的认识 ………………………（111）
　　二、中医对神经症病因病机的认识 …………………（112）
　　三、神经症的辨证施膳 ………………………………（112）

第十三章　乏　力 …………………………………………（119）
　　一、西医对乏力病因的认识 …………………………（119）
　　二、中医对乏力病因病机的认识 ……………………（120）
　　三、乏力的辨证施膳 …………………………………（120）

第十四章　口腔黏膜炎 ……………………………………（130）
　　一、西医对口腔黏膜炎病因的认识 …………………（130）
　　二、中医对口腔黏膜炎病因病机的认识 ……………（130）
　　三、口腔黏膜炎的辨证施膳 …………………………（130）

第十五章　口腔干燥症 ……………………………………（136）
　　一、西医对口腔干燥症病因的认识 …………………（136）
　　二、中医对口腔干燥症病因病机的认识 ……………（136）
　　三、口腔干燥症的辨证施膳 …………………………（136）

第十六章　肺损伤 …………………………………………（142）
　　一、西医对肺损伤病因的认识 ………………………（142）
　　二、中医对肺损伤病因病机的认识 …………………（142）
　　三、肺损伤的辨证施膳 ………………………………（142）

第十七章　肝损伤 …………………………………………（152）
　　一、西医对肝损伤病因的认识 ………………………（152）
　　二、中医对肝损伤病因病机的认识 …………………（152）
　　三、肝损伤的辨证施膳 ………………………………（152）

第十八章　肾损伤 …………………………………………（170）
　　一、西医对肾损伤病因的认识 ………………………（170）
　　二、中医对肾损伤病因病机的认识 …………………（170）
　　三、肾损伤的辨证施膳 ………………………………（171）

第十九章　膀胱炎 …………………………………………（177）

一、西医对膀胱炎病因的认识 …………………………（177）
二、中医对膀胱炎病因病机的认识 ……………………（177）
三、膀胱炎的辨证施膳 …………………………………（177）

第二十章　心脏损伤 …………………………………（186）
一、西医对心脏损伤病因的认识 ………………………（186）
二、中医对心脏损伤病因病机的认识 …………………（186）
三、心脏损伤的辨证施膳 ………………………………（187）

第二十一章　脑损伤 …………………………………（199）
一、西医对脑损伤病因的认识 …………………………（199）
二、中医对脑损伤病因病机的认识 ……………………（199）
三、脑损伤的辨证施膳 …………………………………（199）

第二十二章　骨髓抑制 ………………………………（210）
一、西医对骨髓抑制病因的认识 ………………………（210）
二、中医对骨髓抑制病因病机的认识 …………………（210）
三、骨髓抑制的辨证施膳 ………………………………（211）

第二十三章　恶病质 …………………………………（221）
一、西医对恶病质病因的认识 …………………………（221）
二、中医对恶病质病因病机的认识 ……………………（222）
三、恶病质的辨证施膳 …………………………………（222）

上 篇
安宁疗护概述

第一章　安宁疗护的基本概念、起源与发展

安宁疗护是针对各种疾病晚期治疗不再生效、不易治愈，以延长患者生命为目的，由多学科人员共同组成的安宁疗护团队，向临终患者及其家属提供身体、社会、心理、精神等方面的一种全面性支持和照护。

一、安宁疗护的定义

安宁疗护是一种照护方法，通过运用早期确认、准确评估和治疗身体疼痛及心理和精神疾病等其他问题来干预并缓解临终患者的痛苦，使患者及其家属正确面对患有威胁生命的疾病所带来的问题，从而提高临终患者及其家属的生活质量。安宁疗护以终末期患者和家属为中心，以多学科协作模式进行实践，主要内容包括疼痛及其他症状控制、舒适照护、精神及社会支持等。理想的死亡过程会因社会形态和个人价值信仰不同而异，并随着社会发展不断演变，因此不同文化背景下人群对"优逝"认知存在一定差异。随着安宁疗护事业在我国的发展，优逝逐渐受到公众的关注。

安宁疗护尊重生命、接纳死亡，认为死亡是一种自然过程；避免不适当的、有创伤的无效治疗；注重减轻患者的痛苦症状，给予人性化、个体化的整体照护；满足患者需求，维护其尊严；提供使患者尽可能地积极生活直至生命最后一刻的支持；减轻家属的医疗经济负担并提供居丧帮助和哀伤辅导。

传统意义上，安宁疗护的服务对象为身患绝症且身心极度痛苦的患者，也包括其家属在内。随着安宁疗护的不断发展，在临床工作中其服务对象范畴已扩展至任何年龄、任何需要这种特殊关怀的人群，既不限于肿瘤患者，也不限于处于临终状态。随着老龄化趋势的加剧和公众对生命品质要求的提升，减轻临终患者的身心痛苦、提高其终末期生命质量、实现国人全优生命质量系统工程中的优逝目标，成为推进我国健康老龄化战略的重大现实问题。

二、安宁疗护的起源与发展

安宁疗护起源于20世纪60年代的欧美国家,主要目标是减轻患者的心理压力及身体痛苦,进一步提升患者生活质量,从而最大限度地减少患者与家属负担。安宁疗护的理念和实践在全世界范围内得到了广泛的推广和发展。

1. 国外安宁疗护的起源与发展

安宁疗护最早起源于英国的临终关怀(hospice care)。"hospice"其原意是"驿站""客栈""救济院"等,是为中世纪基督教信徒朝圣时建立起来的休息或者养病的驿站,这些机构大多秉承基督教的博爱精神来照顾患者。

一般认为,现代临终关怀事业发端于1967年Dr. Dame Cicely Saunders(西塞莉·桑德斯博士)在英国伦敦创建的St Christopher's Hospice(圣克里斯托弗安宁疗护院)。这标志着现代临终关怀事业的开始,使无法治愈的临终患者能够实现安宁有尊严地走向死亡,被誉为"点燃了临终关怀运动的灯塔"。桑德斯博士开创性地提出了整体疼痛概念,建立了多方位临终关怀的疗护方法。此后,临终关怀在英国得到了快速发展,英国各地参考其模式逐渐建起临终关怀院。英国卫生部制定了临终关怀院指南,并将临终关怀纳入国民医疗保险体系,建立相关制度加强对临终关怀工作的监督。截至2016年,英国已有临终关怀院约220家。由于政府重视,民众认知和参与程度高,服务模式多样化等特点,英国成为世界临终关怀的典范。因此,经济学人智库(EIU)在2010年40个国家和2015年80个国家发布的死亡质量指数报告中,英国的死亡质量指数均排名第一。20世纪70年代以后,世界各国纷纷建立安宁疗护服务机构。

继英国之后,美国、德国、日本、新加坡等60多个国家和地区相继开展临终关怀服务,其中,美国于1971年在圣克里斯托弗安宁疗护院的大力帮助下,借鉴英国模式建立了得到美国官方认可的临终关怀院——康奈狄哥临终关怀院。1980年,美国将临终关怀纳入国家医疗保险法案。1996年美国因肿瘤死亡的患者中43.4%的人接受了临终关怀服务。1999年美国50个州中共有43个州以及哥伦比亚地区将临终关怀纳入医疗援助计划。目前美国临终关怀机构有近3650家,且从业人员素质较高,具备专业化服务水平。

德国1986年颁布了《临死协助法案》,该法案明确规定了尊严死的适用条件和限制。

在亚洲，日本是开展安宁疗护服务最早的国家之一。1981年，日本最早的安宁疗护医院圣立三方医院在浜松成立。同年厚生省发布了《临床医生指引》，规范化指导临终关怀实践。生命终末期患者接受临终关怀服务可达99%以上，日本国民对临终放弃抢救已达成共识。目前日本的安宁疗护形式包括独立型、病院型、指导型和家庭型四种，主要着眼于家庭型居家照护。新加坡1997年实施的《预先医疗指示法令》给予临床终末期患者以选择人性化安宁疗护服务的权益。

安宁疗护的理念和实践在全世界范围内得到了广泛的推广和发展。许多国家相继成立了儿童安宁疗护机构，为患儿及家庭提供专业的护理、临终期照顾及情感支持。2014年，全球首份安宁疗护决议倡导各国积极将安宁疗护纳入医疗卫生保健体系当中。目前，全球已有136个国家和地区建立了安宁疗护机构，20个国家和地区把安宁疗护纳入了国民医保体系。

2. 我国安宁疗护的起源与发展

我国自20世纪末开始进入老龄化社会，预计2050年60岁以上老年人数量将达到4.34亿人，成为世界上老龄化最严重的国家之一。另外，随着社会经济的发展，人们生活方式的改变，我国的肿瘤和心脑血管疾病等慢性疾病发病率逐年升高。国家统计局数据显示：2021年，我国每年死亡人数为1014万人，每天死亡人数为27781人，每3秒就有一个人去世，如此庞大的群体产生了巨大的安宁疗护需求。调查研究显示约有1/3的临终患者在生命终止前曾有过化疗、插管、手术、靶向、免疫等过度治疗，这些治疗不仅给患者和家属带来沉重的经济负担，同时临终患者也面临着巨大的痛苦。而安宁疗护的最大特点就是在关注患者躯体痛苦的同时，给予生命终末期患者更多的安宁人文关怀，以人为本地提高生存质量，让每位患者都能安详、有尊严地为人生画上一个完美的句号；也能更好地帮助家属掌握患者的症状和需求，协助家属面对亲人的临终焦虑和挑战。

在我国，"hospice care"通常被译为"临终关怀"，直至2017年，我国的《安宁疗护实践指南（试行）》中明确将临终关怀、舒缓医疗、姑息性治疗等统称为安宁疗护。安宁疗护是姑息（缓和）医疗的最后阶段，是指以疾病终末期或临终患者和家属为中心，以多学科协作模式进行实践，为患者提供身体、心理、精神等方面的照料和人文关怀等服务，减轻患者的痛苦和不适症状，提升患者生命质量，缓解家属心理哀伤，帮助患者舒适、安详、有尊严地度过人生最后一段旅程。

我国的安宁疗护理念最早可追溯到春秋时期儒家"仁爱"以及墨家"兼爱"的思想。"老吾老，以及人之老；幼吾幼，以及人之幼"是儒家提倡无差别关爱他人的社会理想。《礼记·礼运·大同篇》中说："故人不独亲其亲，不独子其子，使老有所终，壮有所用，幼有所长，矜寡孤独废疾者，皆有所养。"这是古代先贤对弱势群体救济的思想萌芽。墨家提倡"兼爱"思想，闪烁着浓厚的人文主义关怀。《南齐书·文惠太子传》中记载，魏晋南北朝时期，政府曾兴建六疾馆来安置贫、弱、疾、孤等人群。我国唐代的"悲田院"、北宋时期所设立的"福田院"、元朝时期的"济众院"、明朝时期的"养济院"及清朝在北京设立的"普济堂"等，这些机构专门照护没有依靠的孤寡老年人、残障人和穷人。这些人大多在死亡后也能得到各种仪式的殡葬服务。这些机构的设置理念与西方临终关怀的思想异曲同工，为现代安宁疗护的兴起和发展奠定了一定的前期基础。

在我国率先开展现代安宁疗护工作的地区是香港和台湾。1982年，香港九龙圣母医院首先提出善终服务。1986年，香港成立了善终服务会。1992年，第一个独立的安宁疗护机构——白普理宁养院——在香港沙田落成，该院除照顾临终患者住院服务外，还开展了居家临终关怀服务。1983年，台湾开始安宁疗护工作，且于1990年在马偕纪念医院成立了第一家临终关怀住院机构，在淡水分院设立第一批安宁病房。1996年，将安宁缓和居家护理纳入全民健康保险。1998年，马偕纪念医院安宁疗护教育示范中心成立。2000年5月，台湾通过所谓"安宁缓和医疗条例"，并于2002年、2011年及2013年进行修订，从此临终关怀服务中不做心肺复苏术正式合规。2015年12月，所谓"患者自主权利法"通过，这是亚洲第一部患者自主权利法案。截至2015年，台湾共有51家医院684张床提供安宁住院服务，80家医院提供安宁居家服务，45家医院提供社区服务。在2015年EIU发布的死亡质量指数报告中，80个地区中我国台湾的死亡质量指数排名亚洲第一，世界第六。

我国大陆安宁疗护服务始于1988年7月天津医学院临终关怀研究中心建立的第一家临终关怀病房，1988年10月上海市南汇区老年护理院正式开展临终关怀服务。1992年5月，首届东方临终关怀国际研讨会在天津举办，时任卫生部部长陈敏章发表讲话，充分肯定了临终关怀事业，并决定将其纳入全国医疗卫生事业发展规划，促进其健康发展。因此临终关怀获得了更多的社会关注，相关的临终关怀机构也在全国多个省市相继建立。卫生部于1994年将"临终关怀科"列入了《医疗机构诊疗科目名录》，并且制定了《医疗机构基本标准（试行）》。1998年，李嘉诚基金会捐资在汕头大学医学院第一附属医院设立了宁养院，现有30多家宁养院分布于26个省、自治区、直辖市。1999年11月，卫生部制定的《全科医生培训大纲》和2000年7月制定的《社区护士岗位培训大纲》正式加入临终关怀内容。

2006年4月，我国成立了第一个关注人的生命晚期生存状态的临终关怀社会团体——中国生命关怀协会，标志着我国安宁疗护事业的发展迈出了历史性的一步。2010年成立了生前预嘱协会，通过公益网站"选择与尊严"（Choice And Dignity）推广生前预嘱文本《我的五个愿望》，使民众通过生前预嘱实现"尊严死"，从而推动了安宁疗护的发展。2012年1月11日，《上海市政府工作报告》明确把开展社区临终关怀服务作为政府工作的目标和任务。安宁疗护项目在2014年被评为上海市社会建设十大创新项目之首。随着上海启动新一轮社区卫生服务综合改革，安宁疗护服务已列入社区卫生服务中心的基本服务项目目录。

《中国护理事业发展规划纲要（2011—2015年）》首次将临终关怀纳入护理规划和长期医疗护理服务中。长期以来，中国大陆常把"hospice care"称为临终关怀，中国台湾称之为安宁疗护，中国香港则称之为善终服务。由于临终容易让人联想到死亡，与我国避讳死亡的传统文化相悖，而安宁疗护显得比较温暖，直观体现出让患者舒适的服务目标，避讳了临终和死亡等字眼。因此，我国颁布的政策法规中逐渐采用了安宁疗护的表述，具体体现在《"健康中国2030"规划纲要》《基本医疗卫生与健康促进法》等文件之中。例如，《基本医疗卫生与健康促进法》第三十六条规定：各级各类医疗卫生机构应当分工合作，为公民提供预防、保健、治疗、护理、康复、安宁疗护等全方位和全周期的医疗卫生服务。国家卫生和计划生育委员会于2017年发布的《安宁疗护实践指南（试行）》等给安宁疗护下了一个操作性定义：以临终患者和家属为中心，多学科协作，着力控制疼痛及其他症状，实践舒适照护，提供心理、精神及社会支持等。在临床实践中，当患者预期生存时间不足6个月，医护人员可根据其主观意愿决定是否实施安宁疗护，并不再采取以治愈疾病为目标的治疗措施。我国开展的安宁疗护实践对临终患者常见的疼痛、呼吸困难等多种症状进行治疗和护理，并提供心理支持和人文关怀。

2016年8月全国卫生与健康会议在北京召开，大会的主题是"健康中国"，强调把人民健康放在优先发展的战略地位，努力全方位全周期保障人民健康。2016年中共中央、国务院印发的《"健康中国2030"规划纲要》提出，"实现从胎儿到生命终点的全程健康服务和健康保障，全面维护人民健康"；2017年国家卫生和计划生育委员会连发《安宁疗护中心基本标准（试行）》《安宁疗护中心管理规范（试行）》和《安宁疗护实践指南（试行）》等3个安宁疗护工作相关文件，为我国安宁疗护的发展指明了道路。2017年5月，安宁疗护试点工作研讨会在北京召开，由国家卫生和计划生育委员会家庭发展司主持。2017年9月，安宁疗护试点工作启动会在上海市召开，在全国选定北京市海淀区、上海市普陀区、吉林省长春市、河南省洛阳市、四川省德阳市作为全国首批安宁疗护工作试点城（区）。2017年12月，全国安宁疗护试点工作人才队伍能力建设培训班在北京举办，由国家卫生和计划生育委员会家庭发展司委托北京协和医院老年医学科举办，旨在提升安宁疗护试点机构从业人员的业务水平及人文素养。政府一系列政策的相继出台，标志着我国安宁疗护事业已经进入发展的春天。

2019年，全国人大常委会通过了《中华人民共和国基本医疗卫生与健康促进法》，规定"各级各类医疗卫生机构应当为公民提供包括安宁疗护在内的全方位全周期的医疗卫生服务"。首次从立法层面将安宁疗护纳入国家健康体系的管理中，更具合法性。2019年5月，第二批全国安宁疗护试点工作启动。2022年，《"十四五"健康老龄化规划》中强调："稳步扩大安宁疗护试点，完善安宁疗护多学科服务模式，提高临终患者生命质量。根据医疗卫生机构的功能和定位，推动相应医疗卫生机构合理开设安宁疗护病区或床位，按照'充分知情、自愿选择'原则，为疾病终末期患者提供疼痛及其他症状控制、舒适照护等服务，对患者及家属提供心理支持和人文关怀。发展社区和居家安宁疗护服务。建立医院、基层医疗卫生机构和家庭相衔接的安宁疗护工作机制和转诊流程。建立健全安宁疗护服务涉及的止痛、麻醉等药物配备和监管制度。"随着一系列政策的推出和落实，我国安宁疗护服务已经进入快速发展的阶段，呈现出良好的发展态势。

2023年，国家卫生健康委员会印发《关于开展第三批安宁疗护试点工作的通知》，安宁疗护试点规模扩大到全国185个市（区）。近年来，我国积极推动安宁疗护服务发展，实施安宁疗护人才服务能力提升项目，已培训约4000名安宁疗护骨干医护人员，全国设有安宁疗护科的医疗卫生机构超4000家，不断用心呵护患者"最后一程"。

第二章　安宁疗护的核心与内涵、目的与意义及实践价值

一、安宁疗护的核心与内涵

安宁疗护以患者为核心，结合患者家属的意愿，为患者提供全方位的照顾。安宁疗护由医生、护士、社会工作者、心理咨询师等多个主体共同合作，放弃无意义的急救手段，让患者在生命最后一段时间能舒适、安详、有尊严地活着，达到降低患者痛苦、提高患者生命终末期生存质量的效果。

安宁疗护的主要内涵：①肯定生命，认同临终是人生的正常历程。②认同死亡是生命的一种自然的过程，既不加速也不延缓死亡的来临。③尽可能缓解疼痛和其他痛苦的症状。④给临终患者提供心理、社会和精神层面的整体照护。⑤提供支持系统，帮助临终患者尽可能以积极态度生活，直到死亡自然来临。⑥协助家属积极面对临终患者的疾病过程及哀伤历程。⑦以整合多学科医疗团队合作模式来处理和满足临终患者和家属的需求。⑧提高临终患者及其家属的生活质量。

二、安宁疗护的目的与意义

安宁疗护主要让患者在生命最后一段时间内不受精神恐惧的干扰，稳定心理状态，缓解疼痛，消除内心的恐惧与不安，从而平静地面对死亡。据世界卫生组织报道，全球每年需要安宁疗护的人数大约有5680万人，但只有14%有需求的人最终得到了相关服务。

一般说来，安宁疗护的主要目的是：为疾病终末期或老年患者在临终前提供身体、心理、精神等方面的照料和人文关怀等服务，控制痛苦和不适症状，提高生命质量；帮助患者舒适、安详、有尊严地离世；协助和支持患者，让其在生命的最后一段时间可以安心地度过。

安宁疗护的意义在于：①为重症患者及其家属提供症状缓解、情绪支持、人性照顾与其他综合资源。②使患者在有限的时间内，仍可以享

有较高的生活质量,有尊严地走完人生最后一段旅程。③安宁疗护的实施,主要是为了维护临终患者尊严,提高临终患者的生存质量;安抚亲友,解决家庭照料困难和不良情绪;节约费用,优化利用医疗资源;转变对死亡的观念,真正体现人道主义精神。④同时,安宁疗护有效解决了患者家属的心理问题,使患者家属在面对亲人因重大疾病即将走向死亡的过程中,能够更加平静,能够以理性的态度对待生死,并在患者去世后,逐渐调整心理状态,过好自己的生活,积极面对自己的人生。

三、安宁疗护的实践价值

随着时代发展,人类对生命的认识也更加理性,越来越重视生命的质量。安宁疗护的萌芽、发展与壮大,有效地提高了患者在生命最后一段时间内的生存质量,让患者平静地走向死亡,而患者家属也可以在此期间更加安宁、更加理性,不会因为亲人的离去而产生心理阴影或人生遗憾。安宁疗护体现出了浓浓的人道主义精神,体现了当代社会对人格的尊重,也是生命价值在新时期的新体现。安宁疗护的实践价值主要体现在对患者的全面关怀,对医护人员的支持,以及对医疗体系的补充等方面。

(1)对患者的全面关怀　安宁疗护着重于终末期患者的症状管理、舒适照顾、社会支持与精神抚慰四位一体的全人照顾,即从身体、社会、心理、精神层面上给予患者全方位的照顾,满足患者各层面的需要,减轻身体疼痛不适、满足未尽心愿、消除对死亡的恐惧,最后协助其有尊严地死亡。

(2)对医护人员的支持　志愿者参与安宁疗护,作为团队的重要补位,关注服务对象的情感、心理和社会需求,减轻医护人员及组织的压力,提高安宁疗护服务的可及性。安宁疗护护士的相互关怀和自我关怀能使安宁疗护护士更好地实施对患者的关怀。

(3)对医疗体系的补充　安宁疗护是医学与人文的有机结合,秉承以患者为中心的理念,强调将对人的关心、关怀和尊重作为工作重点与价值导向。安宁疗护实践不一定仅限于在特定的安宁病房或病床进行,从业者更容易在日常工作和普通病房中进行带有安宁疗护理念的医疗实践。安宁疗护从业者的工作嵌入医疗体系,临终照护与安宁疗护实践也嵌入医疗体系中。

出生和死亡并没有本质的区别,都是我们不得不遵从的自然规律,是客观的、不可更改的,每个人都要经历生与死。安宁疗护会对患者进行死亡教育，以减轻患者在生理和精神上的痛苦，使患者能够正视死亡，珍惜生命，在面对生命的挑战时，能够以清醒理智的态度应对。对于清醒的患者，相关人员可以告知实情，让其做好心理准备，并在人生最后一段时间内完成自己的心愿，做好临终前的决策，从容地面对死亡。

第二章　安宁疗护的核心与内涵、目的与意义及实践价值

中　篇
中医膳养与安宁疗护

第三章　中医营养学在安宁疗护中的价值

一、中医营养学的概念

营养是生命赖以生存的物质基础，也是人类生长发育、改善健康状况的重要条件。

"营养"一词，从字面而言，营是"谋求"，养是"养身""养料"。营养就是谋求养身，或者说是谋求养料。

"营养"一词，中医古代早有记载。据《普济方·一百八十八卷》记载，"夫人之所以滋养其身者，唯气与血。血为营，气为卫。营行脉中，卫行脉外……血之周流于身，上透泥丸（注：百会穴），下至涌泉，灌溉诸经，营养百脉"。"营"，有经营、营造、谋取之意；"养"，有滋养、养护之意。

营养不足或营养过度均可引发疾病，如"肝气不足则血弱，肾气不足则精衰，血弱精衰，不能营养于目，渐致昏暗"（《圣济总录·卷一百八》）；"疗疮之生，膏粱人居其半，皆因营养过度，火毒外发所致"（《华佗神方·卷五》）。

在古代中医文献中，"营养"与"荣养"两者相通。《华佗神方·卷一》记载："肺生肾，肾生肝，肝生心，心生脾，脾生肺，上下荣养，无有休息。"《雷公炮制药性解·卷一》记载：酒"厚肠胃，驻颜色，通行血脉，荣养肌肤。"

中医学中的营养，实际上就是机体摄取、消化、吸收和利用食物或养料，以维持正常生命活动的过程。人们摄取食物，经过胃的受纳腐熟、脾的运化吸收，将食物中的各种精微物质输送到全身，以营养五脏六腑、四肢百骸及皮毛筋骨等组织器官，生命得以生生不息，健康得以维系。

现代营养学的研究并不早，起步于20世纪20年代，至今也仅百年左右的历史。现代营养学建立在化学、生理学、微生物学、医学等多种学科的基础上，是科学实验不断有所发现的成果。现代营养学从食物营养成分与人体摄取利用过程这两个方面来进行研究。至今的研究证明，食物中对人体有必需营养作用的营养素大约有40种，并且还在不断地从研究中发现一些食物含有对人体有作用的植物化学成分，类似这样的研究目前还存在很多未确定的因素，故现代营养学对食物的认识也是有限的。通过这种科学实验的方法来确定自然食物对人体的作用，就是现代营养学。

我国在两千多年前的《黄帝内经》一书中就提出了食物营养的指导方针："五谷为养，五果为助，五畜为益，五菜为充。"五谷、五果、五畜、五菜，代表粮食、水果、肉类、蔬菜。养、助、益、充，指它们在营养中的作用与地位。我国古代还有许多阐述饮食营养的古籍，诸如《食经》《千金食治》《食疗本草》《食医心鉴》《饮膳正要》等。我国的传统营养学是与传统医学一脉相承的。中医营养学已有两千多年的历史，它自成体系，为中华民族的繁衍与健康作出了巨大的贡献，这是一个亟待挖掘的宝库。

中医营养学是研究中医饮食理论及其应用的一门学科。它与中医养生、中药、针灸、推拿、气功等学科一样，都是中医学的重要组成部分，在预防医学、临床医学、康复医学、老年医学各领域中占有重要地位。中医营养学不同于中医药膳学，它研究的是健康人群、亚健康人群、患病者的饮食问题，而中医药膳学研究的是食药同用问题，二者不应混淆。笔者认为，中医营养学应该包含中医食养、食补、食疗等内容，当然也应该包含药膳内容。

二、中医营养学的主要内容

1. 理论研究内容

探讨与研究中医营养学的发展历史、理论体系、基本原则、主要特色、食物调养、食物补益、食物治疗、食物禁忌，以及营养成分、食疗功效、现代研究、食疗验方、药膳应用等相关内容。

2. 食材

食材指可以提供给各类人群食用，满足各种营养需要、能够用于烹饪的天然食物。食材包括水与饮品、粮食类、豆类、薯芋类、蔬菜类、鲜果类、干果类、菌藻类、畜肉类、家禽类、蛋类、奶类、水产类、调味品类等。以上食材给人体提供必需的营养精微物质，也是中医营养学研究与应用的基本内容。

3. 常见传统食品类别

食品由食材加工而成，是食物的升华，是食物与烹饪技艺相结合的产物。我国古代与近代均创造、研制出一批传统的与现代的食品，它们都具备较高的养生保健与辅助治疗疾病的功效。常见的养生食疗食品有鲜汁类、茶类、饮料类、羹类、小吃类、冷菜类、热菜类、汤菜类、粥类、饭类、蜜膏类、酒类、果品类等数十种，它们在古代中医方书、本草古籍中均有记载。

4. 食养

食养即饮食养生。"食养"一词，较早见于《黄帝内经》。《素问·五常政大论》说："谷肉果菜，食养尽之。"不同季节、不同地域、不同体质、不同年龄的不同饮食，是中医食养的重要内容之一。唐代大医学家孙思邈说："安身之本，必资于食。""不知食宜者，不足以生存也。"的确，一个人要想身体健康，注重饮食养生是非常必要的。在古代中医文献中，有关论述饮食养生的著作颇多，诸如《黄帝内经》《食经》《千金食治》《食疗本草》《食医心鉴》《饮膳正要》。我国的传统营养学是与传统医学一脉相承的，是一个亟待挖掘的遗产，也是饮食养生的指导思想。世间的食物尽管多种多样，但是人类生存所必需的营养物质主要是蛋白质、脂肪、糖类、维生素、无机盐、膳食纤维和水。在这几大类营养物质中，人体不可缺少的达40多种，如蛋白质中的8种必需氨基酸，糖类中的淀粉和单糖，必需脂肪酸，13种维生素和15种无机盐等。由于各种食物所含营养物质不尽相同，因此平时进食不宜偏嗜，而要泛尝。中医营养学的古籍中记载了许多食物具有养生保健的功效，如壮骨、润肤、美白、乌发、生发、聪耳、明目、益智、悦神、增力、轻身、肥健、固齿、延年、壮骨、强筋、壮阳和助孕等，种类繁多，内容丰富。

5. 食补

在古代，中医营养学十分重视食物的补益作用，认为各种食物都有不同的补益作用，一贯主张通过食物的寒、热、温、凉、平五性和辛、酸、甘、苦、咸五味来调补各个脏腑的虚损之症，以满足儿童、青少年的生长、发育需求，改善人体不同的营养需求，并主张春季宜平补、夏季宜清补、秋季宜润补、冬季宜温补。中医营养学认为：春天为万物生发之始，阳气回升，适宜升补，应多食清淡蔬菜、豆类及豆制品，不宜多吃油腻辛辣之物，以免助阳生热。夏季气温炎热、多雨，由于暑热挟湿，脾阳受困，容易食欲不振，故适宜清补，应多食清淡的食品，少食油腻、性寒味甘的食品，多食用绿豆汤、荷叶粥及冬瓜、西瓜、苦瓜等

17

清暑解热的食物。秋季万物收敛,凉风初长,霜露下降,如早晚受凉易引发咳嗽痰喘,此时宜多食萝卜、梨、杏仁、百合、薏苡仁,以清肺、降气、化痰。冬季宜多食用温补类厚味食物,如黄花鱼、狗肉、羊肉、猪肝、鳝鱼、鹿肉、虾、姜、核桃、红糖、桂圆等,同时注意增加食用菌、藻类和各种蔬菜的供给,每天要补充适量水果,以维持膳食酸碱平衡。

6. 食治

唐代著名医学家孙思邈说:"夫为医者,当须先洞晓病源,知其所犯,以食治之;食疗不愈,然后命药。"可见,中医历来重视食疗,"食疗"即饮食治疗,是指利用饮食及其食疗方来预防、治疗疾病的方法。食疗是中医疗法和自然疗法中的重要内容,它有丰富的理论和具体措施。历代方书和本草著作中记载了大量的食疗验方,如《伤寒论》中的当归生姜羊肉汤便是一款著名的食疗方与药膳方。我国民间流传了不少行之有效的食疗经验方,如风寒感冒服用生姜葱白红糖饮便是百姓皆知的食疗效方。近代营养学家、食疗专家、中医学者研创了数以万计的食疗验方,它们对许多常见病、疑难病均有显著的辅助治疗作用,而一些营养处方和食疗妙方对疾病初期、康复期还可直接发挥治疗效果。

7. 饮食有节、合理营养

《素问·上古天真论》中所强调的"食饮有节"是饮食有节的较早记载。饮食有节是指合理营养、平衡膳食,还包括饮食方法、方式及烹调方法等内容。

饮食有节、合理营养是指膳食营养在满足机体需要方面能合乎要求,也就是说膳食提供人体的营养素,种类齐全,数量充足,能保证机体各种生理活动的需要。符合合理营养要求的膳食一般称为平衡膳食,其基本要求如下。

(1)膳食中的热量和各种营养素必须满足生理和活动的需要 即膳食中必须含有蛋白质、脂肪、糖类、维生素、无机盐、膳食纤维和水等人体必需的营养素。七大营养素,一个也不能少,而且要保持各营养素之间的物量平衡,避免有的缺乏、有的过剩。食物应多样化,因为任何一种天然食物都不能提供人体所必需的一切营养素,所以多样化食物是保证膳食平衡的必要条件。

(2)合理的饮食制度 进食多少应安排得当,可采取早晨吃好、中午吃饱、晚上吃少的原则。

(3)适当的烹调方法 要通过合理加工烹调,尽可能地减少食物中各种营养素的损失,并增强其消化和吸收。

(4)改善食物的感官性状　要使其多样化,促进食欲,满足饱腹感。

(5)食品必须卫生且无毒　食物本身清洁无毒害,不受污染,不含对人体有害物质,食之无害。

人类需要多种多样的食物,它们各有其营养优势,除母乳之外,没有任何一种食物可替代其他的食物。因此,食物无好坏之分。应科学地选择食物的种类和数量进行膳食搭配。膳食搭配有优劣,按需搭配十分重要。比如说肥肉,其主要的营养成分是脂肪,还含有胆固醇,对于能量不足或能量需要较大的体力劳动者来说是一种很好的提供能量的食物,但对能量过剩的人(如老年人、高脂血症患者)来说则是不应选择的食物。

正因为人体必需的营养素有40多种,而各种营养素的需要量又各不相同(多的每天需要数百克,少的每天仅是几微克),并且每种天然食物中营养成分的种类和数量也各有不同,所以必须由多种食物合理搭配才能组成平衡膳食,即从食物中获取足够种类和数量的营养成分,以满足人体的需要而又不过量。《中国居民平衡膳食宝塔(2022)》就是将水,谷类、薯类,蔬菜类、水果类,动物性食物,奶及奶制品、大豆及坚果类,盐、油等物质合理搭配,构成了符合我国居民营养需求的平衡膳食模式。

8. 饮食禁忌

饮食禁忌,中医营养学简称其为"食忌"。有关食之"非所宜"指的就是"食忌"。

(1)疾病的饮食禁忌　如水肿患者忌过咸饮食;消渴病、肥胖症者忌肥甘食物;痰湿者忌滋腻食物;痛风者忌高嘌呤食物;等等。

(2)食物禁忌　如螃蟹不可与柿子同食,否则令人腹痛、腹泻。脾胃虚寒、外邪未清或素有皮肤湿疹、癣症、皮炎、疮毒、瘙痒者也应忌食或慎食螃蟹。柿子涩寒,不宜一次过多食用,空腹忌食,不应服食不成熟的青柿子。又如,大蒜性热,刺激性强,阴虚火旺者忌食等。

(3)药物禁忌　某些药食两用的食物也有配伍禁忌,如实证、热证者忌食人参;服人参期间忌食萝卜、忌喝茶,以免影响药效;人参不可与藜芦、莱菔子、五灵脂同服。又如,肉桂辛温,阴虚火旺、内有实热或血热妄行者忌用等。

第四章　中医营养学的基本原则

一、平衡膳食

现代营养学才近百年历史，而两千多年前的《黄帝内经》便提出了世界上最早的膳食指南，《素问·脏气法时论》曰："五谷为养，五果为助，五畜为益，五菜为充，气味合而服之，以补精益气。"这段经文是十分科学的平衡膳食的经典论述。

"五谷为养"这句话最早见于《周礼》。五谷原指黍、稷、菽、麦、稻。黍指玉米，也包括黄米，而稷指粟，菽指豆类。现代所说的五谷泛指谷类和豆类，如米、谷、麦、豆类等五谷杂粮。"养"有给养、滋养之意。谷物来源广泛，性味比较平和，有补脾胃的作用。脾胃健旺才能运化水谷，气血生化有源，以供养五脏之气。谷物是我国膳食的主体，为日常生活中的主食。五谷主要的营养成分是糖类，其次是植物蛋白质，脂肪含量不高。古代医家认为，五谷能养五脏之真气。1997年中国营养学会通过的《中国居民膳食指南》第一条就是"食物多样，谷类为主"，它强调人们日常所必需能量和蛋白质应主要由粮食供给，粮食是摄取营养素的主体和根本。可见，粮食在人们的饮食结构中是排在第一位的。古人强调，"为养"的基本原则也是"精细搭配，杂食五谷"。

五果原指枣、李、栗、杏、桃五种果品，后泛指水果与干果。"助"有辅助、帮助之意。水果有益肺、生津、开胃、消食等作用，辅助五谷滋养人体。我国地域辽阔，果品资源极为丰富，水果是膳食中维生素（维生素C、胡萝卜素及B族维生素）、矿物质（钾、镁、钙）和膳食纤维（纤维素、半纤维素和果胶）的重要来源。红色和黄色水果（如芒果、柑橘、木瓜、山楂、沙棘、杏、刺梨等）中胡萝卜素含量较高；枣类（鲜枣、酸枣）、柑橘类（橘、柑、橙、柚）和浆果类（猕猴桃、沙棘、黑加仑、草莓、刺梨等）中维生素C含量较高；香蕉、黑加仑、枣、山楂、龙眼等水果的钾含量较高。成熟水果所含的营养成分一般比未成熟的水果高。

五畜原指牛、羊、狗、猪、鸡等五种畜禽，古称为牛、羊、犬、豕、鸡，后泛指家畜、家禽等。有的也包括其附属品奶、蛋在内。"益"有补益、滋补之意。精血不充，非草木之类的食物所能益，是必以血之属动物肉类以补之，故精不足者补之以味。动物肉类为血肉之品，滋补性强，多有健脾益气、补肾填精的作用。肉类分为畜肉和禽肉两种。畜肉包括猪肉、牛肉和羊肉等；禽肉包括鸡肉、鸭肉和鹅肉等。它们能提供人体所需要的蛋白质、脂肪、矿物质和维生素等。肉类营养成分因动物种类、年龄、部位及肥瘦程度有很大差异。蛋白质含量一般为10%～20%；糖类含量很低，平均为1%～5%；维生素含量以动物的内脏，尤其是肝脏为最多，其中不仅含有丰富的B族维生素，还含有大量的维生素A；矿物质总量为0.6%～1.1%，一般瘦肉中的含量较肥肉中的多，而内脏器官中的又较瘦肉中的多。由于肉类食品能提供人体所需要的蛋白质、脂肪、矿物质和维生素等，因此对患者十分重要。畜肉、禽肉中蛋白质的氨基酸组成基本相同，含有人体需要的各种必需氨基酸，并且含量高，其比例也适于合成人体蛋白质，生物学价值在80%以上，所以称为完全蛋白质或称为优质蛋白质。但是，在氨基酸组成比例上，苯丙氨酸和甲硫氨酸偏低，赖氨酸较高，因此宜与含赖氨酸少的谷类食物搭配食用。肉类脂肪的组成以饱和脂肪酸居多，不易被人体消化和吸收。猪肉的脂肪含量因肥瘦程度及部位不同有较大差异。如猪肥肉脂肪含量达90%，而猪里脊为7.9%、前肘为31.5%、五花肉35.3%。如果吃大鱼大肉过多，很容易使脂肪摄入量过多，从而对健康产生不利的影响。

五菜原指葵、韭、藿、薤、葱五种蔬菜。"充"有补充、充实之意。蔬菜功多疏利，可以补充五谷、五畜之不足。蔬菜是每天必吃的副食，它含水分多、能量低、富含植物化学物质，是提供微量元素、膳食纤维和天然抗氧化物的重要来源。一般新鲜蔬菜含65%～95%的水分，多数蔬菜含水量在90%以上。蔬菜含纤维素、半纤维素、果胶、淀粉等成分，大部分能量较低〔209kJ（50kcal）/100g〕，所以蔬菜是一类低能量食物。蔬菜是胡萝卜素、维生素B_1、维生素B_2、维生素C、叶酸、钙、磷、钾、铁的良好来源。

《黄帝内经》强调，日常膳食应以谷物为养，肉类、蛋乳作为补益，以蔬菜水果作为辅助补充，这样配置的膳食，"谷肉果菜，食养尽之"（《素问·五常政大论》），是平衡膳食的重要方针，也是中医营养学的基本原则之一，有益于身体健康。

二、辨证施膳

辨证论治是中医治病的基本原则。"辨证",就是运用望、闻、问、切四种检查方法,全面收集病情资料,按一定的规律加以分析、综合、归纳,来判决疾病是何种性质的"证候",根据辨证的结果,确定相应的治疗措施。辨证是决定治疗的根据,论治是制定治疗的法则。在疾病发展过程中,对不同性质的矛盾,需以不同的方法去解决,这就是辨证论治的实质。

辨证论治在中医营养学中则体现为辨证施膳。辨证是决定施膳方法的前提与依据,施膳是养生与治疗的手段与方法。

中医学中的辨证方法颇多,如八纲辨证、脏腑辨证、气血津液辨证等。

(一)八纲辨证

八纲辨证是中医学辨证的基本方法,即把疾病状况分为表、里、虚、实、寒、热、阴、阳八个证。阴阳为八纲之总纲。表证、热证、实证属于阳证;里证、寒证、虚证属于阴证。

表证:属病位在肌表,病势较浅,多为外感病初期,宜给予发散解表的膳食,如风寒感冒,可喝生姜葱白红糖水,促进汗出邪去。

里证:属病位在内,脏腑失调,病情较重,多由于内脏功能活动失调,代谢障碍,以致痰饮、水湿、瘀血等病理产物停留体内,宜给予调理脏腑的膳食,如脾虚湿盛所致的水肿、小便不利,可服用冬瓜皮玉米须饮,以利水消肿。

寒证:属感受寒邪或阴盛阳虚引起的寒冷证候,宜给予温中散寒的膳食,如胃寒疼痛,可用干姜肉桂粥、生姜羊肉汤等,以温暖胃脘。

热证:属感受热邪,或阳盛、阴虚引起的温热证候,宜给予寒凉之品,如发热口渴,可予西瓜汁、凉拌番茄等,以清热生津。

虚证:属人体正气不足而引起的虚弱证候,宜配补益之品。阳虚者形寒肢冷、形不足者,温之以气,如羊肉粥、鹿肉汤等甘温之品,使阳气旺盛;阴虚者身体消瘦、精不足者,补之以味,则要用厚味之物,如清炖甲鱼、牛奶猪肉羹、鸭蛋汤等,补益精血,使阴精充足。

实证:属邪气亢盛,正气未衰,正邪相争所表现的一类证候,配膳应以泻实祛邪为主,如风湿痹证,可予以木瓜薏苡仁粥,以渗除水湿、舒筋除痹。

（二）脏腑辨证

脏腑辨证是中医临床最为常用的辨证方法，也是中医营养学食养食补，尤其是食疗的常用辨证方法。它根据脏腑的生理与病理特点，辨明所属脏腑的虚实寒热病证，再施以相应的饮食（包括食疗方、药膳方），方能收到更为明显的效果。

1. 心

（1）心气虚　面色淡白无华，心悸，心中有空虚感，胸闷气短，活动则加重，体倦乏力，舌质较淡，舌体胖嫩，苔白，脉虚。治宜补心气。可选用人参、龙眼肉、大枣、茯苓、五味子、炙甘草等。

（2）心血虚　面色萎黄或淡白无华，头晕目眩，心悸怔忡，健忘失眠，唇舌色淡，脉细弱。治宜补心血。可选用猪心、猪血、阿胶、龙眼肉等。

（3）心阴虚　心悸，五心烦热，低热潮热，手足心热，盗汗，口干，健忘失眠，舌质红，少苔，脉细数。治宜补心阴。可选用阿胶、百合、五味子、酸枣仁、西洋参、龟甲等。

（4）心阳虚　形寒肢冷，面色苍白，心胸憋气，心悸，怔忡，气短，经常自汗，舌淡或紫暗，脉细弱或结代。甚则大汗淋漓，四肢厥冷，口唇青紫，呼吸微弱，脉微欲绝。治宜温阳。可选用人参、桂枝、肉桂、薤白、干姜、大枣、刺五加等。

（5）心神不宁　心血虚、心阴虚均可导致心神失养，而出现失眠，健忘，易惊等症。除可用补心血、补心阴的药物以外，还可用养心安神或镇心宁神的药物。治宜养心安神。可选用酸枣仁、首乌藤、合欢皮、合欢花、五味子、柏子仁等。

（6）心火旺盛　心中烦热，急躁失眠，口渴，口舌糜烂疼痛，舌尖红或舌质红，脉数。治宜清心泻火。可选用水牛角、牛黄、莲子心、百合、竹叶。

（7）心血瘀阻　心悸，心前区刺痛或闷痛，并向左臂内侧放射，时发时止，严重者并有面、唇、指甲青紫，四肢逆冷，舌质暗红或见紫色斑，苔少，脉微细或涩。治宜活血祛瘀、理气止痛。可选用桃仁、红花、三七、毛冬青、银杏叶、荜茇、檀香等。

2. 肝

（1）肝阴虚　头痛眩晕，两目干涩，视物模糊，两胁隐痛，耳鸣失眠，五心烦热，口干咽燥，盗汗，肢体麻木，指甲干枯，舌红，少苔，脉弦细或细数。治宜滋养肝阴。可选用枸杞子、桑椹、黑芝麻、菊花、龟甲、鳖甲等。

（2）肝血虚　眩晕，四肢发抖或震颤，失眠，两目干涩，月经少或经闭不行，面色萎黄，唇舌色淡，脉细弱。治宜补养肝血。可选用动物肝脏、阿胶、枸杞子、桑椹等。

（3）肝气郁结　胁肋胀痛，胸闷不舒，情绪低落，食欲不振，头晕目眩，舌苔薄白，脉弦，妇女可有月经不调、痛经或经前乳房作胀等症。治宜疏肝解郁。可选用青橘皮、金橘叶、佛手、绿萼梅、玫瑰花等。

（4）肝阳上亢　头痛头胀，眩晕，面部烘热，头重脚轻，时轻时重，耳鸣耳聋，口燥咽干，两目干涩，失眠健忘，肢麻震颤，舌红少津，脉弦细数。治宜平肝潜阳。可选用桑叶、菊花、决明子、牡蛎等。

（5）肝火上炎　头痛眩晕，耳鸣耳聋，面红耳赤，口苦，尿黄，舌红，苔黄，脉弦数，甚则咯血、衄血。治宜清肝泻火。可选用桑叶、菊花、苦丁茶、决明子、青黛、旱芹、荠菜、菊花脑等。

（6）肝胆湿热　胁肋满闷疼痛，黄疸，小便短赤或尿黄而浑浊，或带下色黄臭，外阴瘙痒，或睾丸红肿热痛，舌苔黄腻，脉弦数。治宜清肝胆湿热。可选用垂盆草、蒲公英、车前草等。

（7）寒滞肝脉　小腹胀痛，牵及睾丸，或睾丸胀大下坠，或阴囊冷缩，舌润，苔白，脉多沉弦。治宜温肝散寒。可选用肉桂、小茴香、肉苁蓉、花椒、橘核、荔枝核等。

3. 脾

（1）脾虚失运　饮食减少，食后腹胀，便溏或肢体浮肿，小便不利，并伴有身倦无力，气短懒言，面色萎黄，舌质淡嫩，苔白，脉缓弱。治宜健脾益气、助消化。可选用猪肚、牛肚、茯苓、山药、炒薏苡仁、炒白扁豆、砂仁、陈皮、鸡内金、焦神曲、焦山楂、焦麦芽等。

（2）脾虚下陷　子宫脱垂，脱肛，胃下垂，慢性腹泻，并见饮食减少，食后作胀，小腹下坠，体倦少气，气短懒言，面色萎黄，舌淡，苔白，脉虚。治宜健脾益气、补气升提。可选用人参、陈皮、葛根、枳实等。

（3）脾不统血　面色苍白或萎黄，饮食减少，倦怠无力，气短，肌肤出血，便血以及妇女月经过多或崩漏，舌质淡，脉细弱。治宜补脾摄血、引血归经。可选用大枣、阿胶、海螵蛸、艾叶炭、藕节炭、炮姜等。

（4）脾阳虚　形寒肢冷，身倦无力，面色苍白，饮食减少，气短懒言，腹中冷痛，胀满，得温则舒，泄泻或完谷不化，舌质淡，苔薄白，脉细弱。治宜温补脾阳。可选用肉桂、干姜、吴茱萸、肉豆蔻、砂仁、豆蔻、益智等。

（5）寒湿困脾　脘腹胀满，头身困重，饮食减少，泛恶欲吐，口不渴，便溏，小便过少，妇女带下过多，舌苔白腻或厚，脉迟缓而濡。治宜温脾化湿。可选用藿香、佩兰、炒薏苡仁、茯苓、草豆蔻、干姜等。

（6）脾胃湿热　面目皮肤发黄，鲜明如橘色，脘腹胀满，不思饮食，厌恶油腻，恶心呕吐，体倦身重，发热，口苦，尿少而黄，舌苔黄腻，脉濡数。治宜清化湿热。可选用马齿苋、茯苓、薏苡仁、车前草、垂盆草等。

4. 肺

（1）肺气虚　咳声低怯无力，气短懒言，声音低微或语言断续无力，稍一用力则气喘，全身乏力，经常自汗，容易感冒，面色苍白，舌质淡嫩，脉虚弱。治宜补益肺气。可选用人参、大枣、黄精、猪肺、山药、蛹虫草等。

（2）肺阴虚　咳嗽日久，干咳无痰或痰少而黏，或痰中带血，咽喉干痒或声音嘶哑，身体消瘦，舌红少津，脉细无力。阴虚火旺者，还可见咳痰带血，干渴思饮，午后低热，盗汗，两颧发红，舌质红，脉细数。治宜滋养肺阴。可选用西洋参、冬虫夏草、白木耳、燕窝、阿胶、石斛、百合、制黄精等。

（3）风寒束肺　咳嗽或气喘，咳痰稀薄，色白而多泡沫，口不渴，常伴有鼻流清涕或发热恶寒，头痛，周身酸楚等症状，舌苔薄白，脉浮或弦紧。治宜宣肺通鼻、散寒化痰。可选用生姜、紫苏叶、桂枝、炒杏仁、莱菔子等。

（4）风热犯肺　咳嗽，咯黄稠痰，不易咳出，甚至咳吐脓腥臭痰，伴有咽喉疼痛，鼻流浊涕，口渴欲饮，舌尖红，脉浮数。治宜疏风散热，清肺化痰。

清肺热：可选用枇杷叶、桑白皮、石膏、梨、瓜蒌皮、地骨皮、芦根、白茅根等。

化痰热：可选用浙贝母、竹沥、天竹黄、梨、荸荠、胖大海、蛤壳、瓜蒌、枇杷叶等。

疏风散热：可选用桑叶、薄荷、芦根、金银花等。

（5）痰浊阻肺　咳嗽痰多，色白而黏，容易咯出或见气喘胸闷，呕恶，苔白腻，脉滑。治宜燥湿化痰。可选用陈皮、茯苓、草果、紫苏子、莱菔子、皂角、冬瓜皮等。

5. 肾

（1）肾阴虚　头晕目眩，耳鸣耳聋，腰膝酸痛，牙齿松动，形体消瘦，面色暗黑，眼眶发黑，尿频，失眠，遗精，口咽干燥，五心烦热，盗汗，舌红，脉细数。治宜滋补肾阴。可选用枸杞子、冬虫夏草、黑芝麻、穞豆衣、制黄精、阿胶、龟甲、鳖甲等。

（2）肾阳虚　形寒肢冷，精神不振，眩晕耳鸣，面色淡白或黧黑，腰膝酸软或阳痿不举，精冷不育或宫寒不孕，小便清长，夜尿频、五更泄泻，舌淡，苔白，脉沉迟，尺脉无力。治宜温补肾阳。可选用鹿肉、肉桂、鹿角胶、肉苁蓉、狗肉、虾、韭菜、海马、黄狗肾、冬虫夏草、韭菜子等。

（3）肾气不固　滑精早泄，尿后余沥，小便频数而清，甚至不禁，腰膝酸软，面色淡白，听力减退，舌淡，苔白，脉细弱。治宜固涩肾气。可选用五味子、芡实、莲须、益智、桑螵蛸、刺猬皮、蛤蚧、山药、鱼鳔、白果等。

（4）肾不纳气　气短喘促，动则喘甚，声低气怯，易汗，四肢不温，恶风寒，面部虚浮，舌质淡，脉虚而浮。治宜补肾纳气。可选用桃仁、五味子、紫河车、白果、蛤蚧、冬虫夏草等。

（5）肾虚水泛　全身浮肿，下肢尤甚，按之凹陷没指，腰酸痛，腹胀满，尿少或兼呼吸气促，面色淡白，心悸乏力，喘咳痰鸣，舌质淡，舌体胖，苔白，脉沉细。治宜温阳利水。可选用肉桂、桂枝、干姜、茯苓、鹿肉、薏苡仁、车前子、冬瓜皮等。

6. 胃

（1）胃阳不振　胃脘疼痛，轻则绵绵不止，重则拘急剧痛，阵阵发作，遇寒加重，得热则缓，呕吐清水，舌苔白滑，脉沉迟或沉弦。治宜温胃散寒。可选用肉桂、干姜、高良姜、桂枝、荜茇、生姜、羊奶、豆蔻、丁香、饴糖等。

（2）胃中郁热　胃脘灼热而疼痛，烦渴多饮或渴欲冷饮，消谷善饥，牙龈肿痛，口臭，泛酸嘈杂，舌红，苔黄，脉滑数。治宜清泻胃火。可选用生石膏、蒲公英、苦瓜、苦菜、芦根、白茅根、枇杷叶等。

（3）食滞胃脘　脘腹胀满，呕吐酸腐，嗳气泛酸，不思饮食，或矢气酸臭，大便泄泻或秘结，舌苔厚腻，脉滑。治宜消食导滞。可选用焦神曲、焦山楂、焦麦芽、焦谷芽、炒鸡内金、莱菔子、槟榔、茶叶、砂仁等。

（4）胃气上逆 恶心呕吐，呃逆嗳气，不思饮食，脘腹满闷，或食后则吐。治宜理气降逆。可选用陈皮、生姜、枇杷叶、竹茹、柿蒂、刀豆壳等。

（5）胃阴虚 口咽干燥，多以睡后明显，不思饮食，或知饥不食，并有心烦，低热，大便不通，干呕作呃，舌红，少苔或无苔，脉细数。治宜滋养胃阴。可选用石斛、丝瓜、西红柿、芦根、制黄精、乌梅等。

7. 大肠

（1）大肠湿热 腹痛下痢，里急后重，或便脓血，肛门灼热，小便短赤，舌苔黄腻，脉滑数。治宜清利湿热。可选用葛根、马齿苋、铁苋菜、槐花、地锦草等。

（2）大肠津亏 大便秘结干燥，难于排出，往往数天1次，可兼见头晕、口臭，舌红少津，脉细。治宜润肠通便。可选火麻仁、郁李仁、桃仁、杏仁、瓜蒌仁、柏子仁、黑芝麻、松子仁、何首乌、肉苁蓉、桑椹、蜂蜜等。

8. 膀胱

膀胱湿热 尿频，尿急，小便不利，尿黄、浑浊或有脓血，舌质偏红，苔淡黄，脉细数。治宜清化湿热。可选用车前子、车前草、苦菜、冬瓜、西瓜、荠菜、茯苓、鸭跖草、玉米须等。

三、食性相顺

食性分为寒、热、温、凉、平五种，与药性相同，是依据它们对机体所施加的影响来决定的，即从药食作用于机体所产生的反应概括出来的。《神农本草经》说："疗寒以热药，疗热以寒药。"凡能减轻或消除热证的药物或食物，其性寒凉；反之，能够减轻或消除寒证的药物，其性温热。

从阴阳的角度分析，正常健康的机体应该是阴阳协调平衡的，但事实上，即使是"健康"的机体，也存在不同程度的阴阳偏颇，只是未打破阴阳的动态平衡而形成疾病。所谓疾病，则无非是阴阳的偏盛或偏衰。药膳的保健和治疗作用，就是利用药物和食物的寒热之性来纠正机体的阴阳失调，这就要求药性和食性必须与病性相反，即药食之四气相顺，作用才能相互协调。如寒证患者宜选用具有温热之性的食药，应忌食生冷、瓜果之类；热证患者则宜食用具有寒凉之性的药膳，而忌食辛辣、煎炸之物。因此，一般情况下寒热属性相反的食物与药物是很少在一起配伍应用的。例如，温阳补肾的肉苁蓉强身粥，方中的肉苁蓉、精羊肉二者均具温热之性，配伍应用能提高温阳效果。再如，清解暑热的蔗菊茶，以甘寒滋润的甘蔗配疏散风热的菊花能共收清暑热、滋阴液之效。

在实际应用过程中，平性药或稍具温、凉之性的药、食在很多情况下还是允许灵活配伍使用的。在养生保健药膳中，甚至可以利用相反的食性而调节食物的寒、温之性，如水产品鱼、鳖之类多有寒、凉之性，烹调时多佐以葱、姜等调味品，或加料酒，可借其辛、温之性以消除水产食物的寒、凉之性。但对阴阳失调的患者来说，寒、热之性较为明显的，特别是大寒之品与大热之品，则不允许同时服食，否则，便违背了食性相顺的原则，不能获得良好的疗效。

四、谨和五味

《素问·至真要大论》曰："辛甘发散为阳，酸苦涌泄为阴，咸味涌泄为阴，淡味渗泄为阳。"不同的药物及食品其阴阳属性和作用均有差异。同时，不同味的食物又各归于不同的脏腑，《灵枢经·五味》说："水谷皆入于胃，五脏六腑皆禀气于胃。五味各走其所喜，谷味酸，先走肝，谷味苦，先走心，谷味甘，先走脾，谷味辛，先走肺，谷味咸，先走肾。"可见五味与治病的关系极为密切。在药膳配伍中应充分运用五味对机体所产生的影响来提高疗效。

1. 未病者，五味不可偏嗜

五味各有所归之脏，兼有寒热之性，欲使人体阴阳平衡、气血充盛、脏腑协调，必须均衡地摄入五味。善养生者，必不使五味有所偏胜，以保正气旺盛，身体健壮。故《素问·六节藏象论》说："五味入口，藏于肠胃，味有所藏，以养五气，气和而生，津液相成，神乃自生。"相反，若长期偏嗜五味中的某一味或某几味，则会使脏腑功能失调而变生诸证，正如《素问·五脏生成》说："多食咸，则脉凝泣而变色；多食苦，则皮槁而毛拔；多食辛，则筋急而爪枯；多食酸，则肉胝䐢而唇揭；多食甘，则骨痛而发落，此五味之所伤也。"《素问·生气通天论》则说："味过于酸，肝气以津，脾气乃绝。味过于咸，大骨气劳，短肌，心气抑。味过于甘，心气喘满，色黑，肾气不衡。味过于苦，脾气不濡，胃气乃厚。味过于辛，筋脉沮弛，精神乃央。"这都说明五味有所偏嗜，则脏气有所偏伤，甚至累及其他脏腑而引发各种病变。

2. 既病者,五味有所宜忌

既然五味与五脏,各有其亲和性,人体的精、神、气、血都由五味所资生,那么任何疾病都可以通过选择地食用或禁忌某一味或某几味的食物,而促使脏腑功能复归于协调与平衡,使机体康复。

《黄帝内经》的"五味所禁"理论就认为,适量摄入五味可以补益五脏,若摄食无度,则过犹不及,反而会使相应的脏腑组织器官发生病变。如《素问·宣明五气》说:"辛走气,气病无多食辛;咸走血,血病无多食咸;苦走骨,骨病无多食苦;甘走肉,肉病无多食甘;酸走筋,筋病无多食酸。"《灵枢经·五味论》也提到:"酸走筋,多食之,令人癃;咸走血,多食之,令人渴;辛走气,多食之,令人洞心;苦走骨,多食之,令人变呕;甘走肉,多食之,令人悗心。"当然,食物五味对病变的影响是相当复杂的,对上述经典论述应依据病情灵活运用,而不能拘于条文,当作教条。例如,脾主肌肉,五味之中甘入于脾,故甘味能益脾和胃,使肌肉丰满,若因脾气虚弱、运化无力致使肌肉消瘦,羸弱无力,应适当用甘味的药膳,以健运脾气,此"肉病"宜多食甘。相反,若人食欲亢进,肌肉壅满,形体肥胖,则此"肉病"无多食甘,现代医学也主张单纯性肥胖患者应戒甜食,控制食欲。所以五脏之病究竟是否宜食其五行所入之味,应分清疾病的寒、热、虚、实,具体问题,具体分析。

《素问·脏气法时论》的五脏苦欲理论更进一步阐明了可以利用五味分别对五脏进行补泻治法,认为药物或食物具有五味,而五脏各有苦欲喜恶的不同,对虚实不同的病变可以结合脏气之苦恶和药食之五味加以分析,以便正确掌握药味的补泻作用。

"肝苦急,急食甘以缓之。"筋脉拘急疼痛宜选甘味药食,如大枣等。"肝欲散,急食辛以散之,用辛补之,酸泻之。"肝喜条达而恶抑郁,辛味的八角、茴香等条达肝气,纾解郁滞。

"心苦缓,急食酸以收之。"心气涣散,血行迟缓之心悸不安,善惊恐可以用炙甘草、五味子补气收敛。"心欲软,急食咸以软之,用咸补之,甘泻之。"心血瘀阻,脉络不通之胸闷心痛,可选用海带等软坚消散,通行血脉。

"脾苦湿,急食苦以燥之。"脾不健运,水湿内停之泄泻腹满可用苍术、白术等以苦燥湿,除满止泻。"脾欲缓,急食甘以缓之,用苦泻之,甘补之。"大枣、蜂蜜、饴糖等能缓中补虚。

"肺苦气上逆,急食苦以泄之。"肺失清肃,肺气上逆之咳嗽痰喘,可用苦杏仁、白果降逆止咳定喘。"肺欲收，急食酸以收之，用酸补之，辛泻之。"肺气虚弱耗散者可服五味子、乌梅以收敛肺气。

"肾苦燥，急食辛以润之。"肾阴亏虚，可选用枸杞子以滋肾润燥。"肾欲坚，急食苦以坚之，用苦补之，咸泻之。"牡蛎、莲子心可用于肾阴虚亏、相火亢盛之遗精等证，具有泻火存阴（坚阴）之功。

五味宜忌与治病疗效之间的关系是极为复杂的，应进一步从临床实践中加以挖掘、整理和完善提高，以防食材五味搭配不当而影响疗效或引起不良反应。

五、讲究归经

"归经"二字，归，意谓归属；经，指脏腑经络。归经就是指药物对某脏腑经络的疾病有主要治疗作用，而对其他经络脏腑则作用较小，甚至没有作用。它说明每种食物均有自己特殊的、比较突出的适用范围，因而在治疗方面也具有一定的选择性。如同属寒性食物，虽然都具有清热的作用，但有的偏清肺热，有的偏清肝热，有的偏清胃火，各有所专；同一补食，有的是补脾，有的是补肾，有的是补肺，各自不同。因此，中医营养学就根据脏腑经络学说，结合食物对不同脏腑经络的病变发挥不同的治疗作用，进行了归纳，得出某食物能治某经的病，某食物便归入某经某脏腑，这就形成了食物归经的理论。归经是以脏腑经络理论为基础，以所治病证为依据，形成了应用规律的总结。随着实践中应用范围的扩大，现代的归经理论也在不断地扩大，不必墨守成规。

现将食物（包括国家卫生健康委员会划定的药食两用物品）的归经举例介绍如下。

1. 归心经食物

莲子心、莲子、小麦、浮小麦、赤小豆、青椒、辣椒、龙眼肉、百合、酸枣、酸枣仁、大枣、干姜、肉桂、猪心等。

2. 归肺经食物

梨、苹果、甘蔗、杏、橘子、罗汉果、荸荠、枇杷、枇杷叶、萝卜、芫荽、冬瓜、白木耳、白果、牛奶、猪肺、鸭肉、鸭蛋、燕窝、海带、紫菜等。

3. 归脾经的食物

粳米、糯米、荞麦、大麦、薏苡仁、龙眼肉、山药、蚕豆、洋葱、粟米、黄豆、豆腐、莲藕、菱角、芡实、大枣、猪肉、牛奶、鸡蛋、羊肉等。

4. 归肝经的食物

芹菜、油菜、胡萝卜、金针菜、小茴香、黑芝麻、松子、草莓、兔肉、螃蟹、泥鳅、鳝鱼等。

5. 归肾经的食物

山药、桑椹、黑芝麻、核桃仁、黑豆、粟子、狗肉、鹿肉、虾、黑鱼、甲鱼、乌骨鸡、海参等。

6. 归胃经的食物

粳米、粟米、马铃薯、苦瓜、绿豆芽、蘑菇、猴头菇、糯米、白扁豆、土豆、牛肉、鸡肉、猪肝、猪肚、鱼、牛乳等。

7. 归膀胱经的食物

刀豆、冬瓜、黄豆芽、绿豆、白菜、水芹、鲤鱼、玉米须等。

8. 归小肠经的食物

冬瓜、苋菜、荠菜、西瓜、菠菜、莴笋、食盐等。

9. 归大肠经的食物

荞麦、马铃薯、马齿苋、竹笋、油菜、香蕉、茄子、白菜、菠菜、萝卜、木耳、猪肠等。

在药膳配伍中经常要涉及药材的选择,中药学历来讲究药物归经。现根据《珍珠囊》的记载,将常用的引经药物介绍如下,仅供参考。

足厥阴肝经:柴胡、青皮、川芎、吴茱萸。

足少阳胆经:柴胡、青皮。

手少阴心经:黄连、细辛。

手少阳小肠经:黄柏、藁本。

足太阴脾经:升麻、苍术、葛根、白芍。

足阳明胃经:石膏、升麻、葛根、白芷。

手太阴肺经:桔梗、升麻、白芷、葱白。

手阳明大肠经:升麻、石膏、白芷。

足少阴肾经:细辛、肉桂、独活、知母。

足太阳膀胱经:羌活。

手少阳三焦经:柴胡、连翘、地骨皮(上)、青皮(中)、附子(下)。

手厥阴心包经:柴胡、牡丹皮。

六、升降浮沉

人体在各种疾病的病机和证候上常表现出向上(如嗳气、呃逆、呕吐、咳喘)、向下(如泻痢、便血、崩漏、脱肛),或者向外(如自汗、盗汗）、向里（如表证不解而传里）等病势趋向，因此，能够针对病情改善或者消除这些病证的食物与药物，相对来说也就分别具有升、降、浮、沉的作用趋向。这些性能可以纠正机体功能失调，使其康复，或者因势利导，助邪外出。

升、降、浮、沉是针对食物与药物作用于人体的趋向而言。具体地说，升就是上升、升提的意思；降就是下降、降逆的意思；浮就是轻浮、上行发散的意思；沉就是下行泻利的意思。

总之，凡具有上行、向外，如升阳、发表、散寒、催吐等作用的药物属于升浮药。凡具有下行、向里，如清热、泻下、利水、降逆、平喘、潜阳等作用的食物与药物属于沉降药。

升、降、浮、沉作为选择食物与用药的基本原则，它与食疗有着密切关系。这是因为人体发生病变的部位有上、下、表、里的不同，病势有上逆和下陷的差别，所以在进行食疗时就需要针对病情，根据药物升、降、浮、沉的不同特性而选用相应的食物与药物。一般地说，凡病势上逆者，宜降不宜升，如胃气上逆的恶心及呕吐，当用陈皮、刀豆壳、竹茹来降逆止呕，不能用瓜蒂催吐；病势下陷者，宜升不宜降，如久泻脱肛，宜用牛肉、鳝鱼、葛根等益气升提，不能用香蕉、郁李仁之类以泻下；病位在表者，宜发表而不宜收敛，如外感表证，当用香蕉、郁李仁等升浮药来发表，而不能用浮小麦、桃奴收敛止汗；病位在里者，或用苦瓜以清热，或用郁李仁以泻下，但不宜用解表药等。

综上所述，可以看出，食物的升、降、浮、沉与防病治疗有着十分密切的关系。只有详细了解药物的这一特性，才能达到预期的防治目的。

食物的升、降、浮、沉与下列诸因素有关。

1. 与食物的气味有关

凡味属辛、甘，性属温、热的食物，大都为升浮食物；味属苦、酸、咸，性属寒、凉的食物，大都为沉降食物。故前人有酸咸无升、辛甘无降、寒无浮、热无沉的说法。如生姜、葱白、淡豆豉等辛温之品，属升浮药；苦瓜、蒲公英等苦寒食物，属沉降之品。

2. 与食物及药物质地轻重有关

凡属花、草、叶及其他质轻的食物与药物，大都为升浮药，如金银花、细辛等。而果实、种子、矿物及其他质重的药物，大多为沉降食物，如枳实、紫苏子、磁石等。

3. 与食物及药物的炮制方法有关

一般来说，酒炒的食物与药物多升，如酒炒干姜；姜炒的食物与药物多散，如姜汁炒厚朴；醋炙的食物与药物多收敛，如醋炙五味子；盐水炙的食物与药物又多下行，如盐水炙泽泻；等等。

此外，食物与药物升、降、浮、沉的特性与其配伍有一定的关系。如升浮食物与药物在大队沉降食物与药物中，便随之下降；沉降食物与药物在大队升浮食物与药物中，也能随之上升。可见食物与药物的升、降、浮、沉并不是一成不变的。因此，在临床用药或配膳时，除掌握一般原则外，还应知道影响升、降、浮、沉的关系。

七、配伍得当

在食疗与药膳方中单独应用一种食物食养或食疗的情况比较少，常常是几种食物混合在一起搭配使用。将两种以上的食物调配在一起称为配伍。《神农本草经》将各种配伍关系归纳为"有单行者，有相须者，有相使者，有相畏者，有相恶者，有相反者，有相杀者，凡此七情，合和视之"。这"七情"之中除单行者（单味使用）外都谈配伍关系。食物的配伍有以下几种。

1. 相须

相须就是两种功效相似的食物配合应用，可以增强原有食物的功效。如大枣与粳米配合，能增强健脾益气的作用；龙眼肉配桑椹，可以增强补血养血的作用。

2. 相使

相使就是以一种食物为主，另一种食物为辅，二者合用，可以提高主料的功效。如姜糖饮中，以辛温发散的生姜为主料，以红糖为辅料，增强温中散寒的功效。一主一辅，相辅相成。辅料能提高主料的疗效，即是相使的配伍。

3. 相畏

相畏就是一种食物的不良作用，能被另一种食物减轻或消除。如螃蟹大寒，食后容易引起腹痛、腹泻，能够被生姜所减轻。

4. 相杀

相杀就是一种食物能减轻或消除另一种食物的不良作用。如生姜能减轻或消除螃蟹的大寒之性。由此可知，相畏、相杀属于同一配伍关系，只是不同角度的两种说法。

5. 相恶

相恶就是两种食物合用，一种食物能够减低另一食物的功效。如萝卜能减低补气类食物(大枣等)的功效。

6. 相反

相反就是两种食物合用，可能产生不良反应，古代记载颇多。如猪肉忌荞麦、鸽肉、鲫鱼、黄豆；羊肉忌醋；狗肉忌蒜；鲤鱼忌芥菜、猪肝；猪血忌黄豆；猪肝忌荞麦、豆酱、鲤鱼肠子、鱼肉；鲤鱼忌狗肉；龟肉忌苋菜、酒、瓜果；鳝鱼忌狗肉、狗血；雀肉忌猪肝；鸭蛋忌桑椹、李子；鸡肉忌芥末、糯米、李子；鳖肉忌猪肉、兔肉、鸭肉、苋菜、鸡蛋等。以上大多缺乏科学实验的依据，有待于今后进一步研究和探讨。

对一般的养生保健或较为轻浅的病证而言，有时可服用一种食物而获得疗效，如糯米粥和中养胃、菊花茶清肝明目、山楂汁开胃消食等。其特点是价格低廉、制作简便、行之有效，民间广为流传。但是，更多的临床病证较为复杂，而且人们对保健品的要求日益提高，所以食疗方与药膳食物大多采用多种原料配伍加工而成。然而，任何两种食物或药物的功效都不可能完全相同，这就要求不同的原料在配伍应用时要尽量使其功效相得益彰，以提高治疗效果；而能相互牵制降低疗效，甚至产生毒副作用的应该避免配合使用。妇科常见病月经先期，若见神疲乏力，月经量多色淡、质地清稀等，乃气虚无力摄血所致，宜补气摄血，可选用人参蒸乌鸡。其中，人参大补元气、固脱生津，乌鸡健脾益气、补精养血，两者配伍，药力互助，疗效倍增。相反，若食物搭配不当，轻则药力尽消，甚则有害机体。如服用补气之人参、黄芪等不可配萝卜等破气之品，否则使人参的滋补作用被抵消。在清热生津之类药膳中，应尽量少用姜、椒之类辛热调味品。而解表散邪的食品不宜配酸味食品或调料，如山楂、醋等，两者一辛一散、一酸一收，作用相反，不利于解表退热。

总之，食物配伍得当，方可更好地发挥食养、食补、食疗作用。

八、顾护脾胃

脾胃为后天之本，《素问·平人气象论》说："人以水谷为本，故人绝水谷则死，脉无胃气亦死。"饮食入口，容纳于胃，经过胃的消化腐熟后，下传于小肠，其精微物质才得以布散周身以发挥其营养功能。因此机体生理活动的维持和气血津液的化生，均与胃的受纳腐熟功能密不可分，正如《灵枢经·玉版》所谓："人之所受气者，谷也。谷之所注者，胃也。胃者，水谷气血之海也。"《素问·玉机真脏论》更明确指出："五脏者皆禀气于胃，胃者五脏之本也。"脾胃强健，正气充盛，则很少发病，即使发病亦易于调治；相反，脾胃不足，正气衰微，无力御邪，可变生各种疾病，病后胃气更弱，药食难入，治之亦难。《脾胃论·脾胃虚实传变论》说："元气之充足，皆有脾胃之气无所伤，而后能滋养元气。若胃气之本弱，饮食自倍，则脾胃之气既伤，而元气亦不能充，而诸病之所由生也。"所以中医食疗十分重视胃气，常把"察胃气"作为诊病之常规，把"保胃气"作为治病之原则。

食疗膳食在顾护胃气方面有着药物治疗无可比拟的优越性，因为药食合一，隐药于食，减少了药物对胃肠的刺激性，使药随食入，发挥预期的治疗作用。所以在施行食疗药膳的全过程中，如何更好地保护胃气，提高"胃纳脾运"的效率，最大限度地为机体提供必需的营养，是食治成功与否的关键，也是古今医家共同关注的问题。相反，若不注意保护胃气，或因配餐不当伤损了胃气，尽管临床辨证准确，选药合理，也会因"胃纳脾运"不力，而使元气受挫而达不到最终治疗的目的。至于食疗中如何保护脾胃之气，历代医家普遍认为，调理脾胃关系是其中的关键，因为只有正常的"胃纳"，才能为脾提供运化水谷的物质基础。反之，只有"脾运"功能旺盛，才能散精于五脏，使"脾为胃行其津液"，两者共成后天之本。至于顾护胃气的具体措施，提倡四时皆以胃气为本。为了减少药物可能对脾胃产生的损害，治病宜先用食疗，食治不愈，然后用药。一般饮食要顺应四时的寒热温凉，进软熟食物，忌食黏硬生冷；主张"食不欲杂"，宜"频频少量"，令"谷气长存"；切忌"顿饱"及"暴饮暴食"；谨防"五味偏嗜"，不可贪食"膏粱厚味"；等等。这些观点在今天看来仍不失其科学价值。

《素问·上古天真论》曰："上古之人，其知道者，法于阴阳，和于术数，食饮有节，起居有常，不妄作劳，故能形与神俱，而尽终其天年，度百岁乃去。"食饮有节即饮食有节。它包括了饮食应该节制，既要防止营养不良，更要防止营养过剩，还包涵了饮食必须要有规律，从小应养成良好的进餐习惯，这些都是顾护脾胃的措施。

第五章　合理食疗在安宁疗护中的重要作用

一、食疗方、药膳方在安宁疗护中的作用

食疗方是应用生活中人们经常食用的谷物类、薯蓣类、豆类、蔬菜类、食用菌类、果品类、畜禽类、乳蛋类、水产类、调料类等食物，以及国家公布的106种既是食物又是药物的品种制成的米面食品、汁饮食品、菜肴食品、汤羹食品来治疗和辅助治疗各种疾病的食疗经验方。在安宁疗护中有特殊的功效，食疗方可增加疾病终末期患者的营养，减轻其痛苦，提高生活质量，延长生命。中医食疗有悠久的历史和丰富的经验，积累并留下了大量的食疗经验方。中国药膳学是中医传统理论和烹饪技艺相结合而形成的专门学科。

药膳食品是以食物和可以食用中药材为主要原料，在中医药基础理论和防治原则指导下，采用传统制作方法结合现代生产工艺加工而成的。它兼具药物防治疾病和食品营养保健的双重作用。所以，中国药膳学的特点主要体现在：以中医药基础理论为核心，强调整体观念，辨证论治，提倡药食同源，隐药于食，以及药食性味功效的统一；重视药食宜忌，顾护胃气，从而最大限度地增进药食的吸收和利用，是一种比较理想的医疗保健措施，也是中医营养学的主要内容之一、特色之一。学习并研究中国药膳，将有助于继承和发掘传统中医营养学，使传统饮食文化中的这一奇葩为人们的健康事业发挥其更大的作用。历代医家著述，可见多数医学图书均按药膳食品的医疗作用对其进行分类，即以病为纲将药膳食疗诸方分为若干类，每类之中各载有饭、粥、酒、饮等不同加工方法所制的各种剂型。这种分类方法与方剂的分类方法基本一致。到了现代，药膳食品的种类更加繁多，而且逐渐发展成为一门独立的学科。药膳食品的特征是色鲜味美，其形为佳肴；祛病强身，其性为良药。故仅按中药或方书的分类方法，会给应用带来一定的困难。笔者综合历代分类方法和现代分类思路，分别按药膳食品的治疗作用、制作

方法和应用,以及药膳食品的原料等方面进行分类。药膳是在中医药理论的指导下,将某些可以食用的中药和食物相配伍,运用传统的烹调技术和现代加工方法制成的具有保健和治疗作用的食品。药,即中药;膳,即饭食。药与食均具有不同的性味和疗效,可以调节脏腑功能,用以防治疾病。但两者对机体的影响不同,《圣济经》指出:"谷者,养真之物,冲和寓焉;药者,攻邪之物,剽悍出焉","况谷入于口,聚于胃,胃为水谷之海,喜谷而恶药,药之所入,不若谷气之先达,治病之法,必以谷为气为先。"食物可以治病,但作用和缓,且偏于扶正补虚,若病邪较重,则食疗之力不足以敌病邪,此时宜以"毒药攻邪"较为迅捷。然药性之峻猛,每易伤正气,败脾胃,且良药苦口,患者多难以接受,若以药食相合而为膳,将药性隐于食味之中,药食并举,互用互补,其祛病力强而不伤正,兼有一般食疗和药疗的双重功效,既可养生防病,又可疗病。许多药膳良方在安宁疗护中具有特殊的功效。药食相合,无毒副作用,无明显异常气味特色疗法,充实了安宁疗护的内涵与内容。

二、安宁疗护患者的合理营养与忌口

大量的临床实践报道,疾病终末期患者与癌症患者单纯使用化疗及放疗的疗效只有20%,如果改善膳食、增加营养、进行合理营养与食物疗法,其疗效可以提高到50%。增强营养就是增加人体免疫力,就可以遏制癌瘤的发展。饮食调理还可减轻药物的毒副反应。不少药物只有与血浆蛋白结合才能发挥作用,营养不良时血浆蛋白浓度下降,药物浓度升高,毒副反应就增加,疗效反而下降,因此,改善饮食、增加营养是完成化疗、放疗的重要条件之一。

化疗、放疗期间的饮食原则是高蛋白质、高热量、高维生素、高无机盐(矿物质)和适量的纤维素、水分。各种瘦肉、鱼类、豆类、蛋类均为高蛋白质、高热量类食物;各种蔬菜和水果均是可以补充各种维生素、无机盐、纤维素的食物。根据癌症患者的病理特点和生理需求,提倡做好以下几个方面。①食物多样化,以谷类为主,经常更换食物品种,注意粗细搭配。②多吃蔬菜、水果和薯类,萝卜、洋葱、花菜、蘑菇、山楂、猕猴桃、无花果、红薯等不但营养丰富,还含有抗癌的活性物质。③常吃奶类、豆类及其制品,最好每天都能吃到牛奶及豆制品。④经常吃适量的鱼、禽、蛋、瘦肉,少吃肥肉和荤油。⑤食量与体力活动尽量要平衡,保持适当的体重。⑥吃清淡少盐的膳食。⑦不饮酒、不吸烟。

关于饮食禁忌这个问题，社会上流传的各种说法许多是不科学的。有的患者连鸡、鸡蛋、带鱼、鲫鱼等都不吃，认为这些都是"发物"，吃后癌症要"发"。有的患者患病后从不敢吃母鸡，不敢吃鸡蛋，其实是没有道理的。癌细胞会消耗人体内的大量蛋白质，癌症患者如果不补充丰富的营养，就会使人消瘦，免疫力降低。这样反而容易被细菌和病毒感染，发生并发症。化疗、放疗期间补充营养可以减轻毒副反应，提高疗效。所以，营养丰富的食物不仅可以吃，而且可以适当多吃一些，但也要考虑自身的消化、吸收功能，不要滋补过头。癌症患者的忌口是相对的，可根据患者是虚证还是实证，是热证还是寒证，选择相应的食物。服中药时要按中医的要求忌口。有些调味品如肉桂、茴香、花椒等也应少食。

化疗、放疗期间及之后患者常出现骨髓抑制、白细胞减少，免疫功能抑制、体质虚弱，食欲下降，肝脏损伤或肝功能异常等情况。肝癌在化疗、放疗后出现中毒性肝炎；食管癌在化疗、放疗后出现肺部炎症、气管炎症；肺癌在化疗、放疗后出现肺阴受损，痰热内盛；大肠癌在化疗、放疗后出现放射性结肠炎、放射性膀胱炎；宫颈癌在化疗、放疗后出现放射性结肠炎；鼻咽癌在化疗、放疗后咽痛声哑；乳腺癌在化疗、放疗后低热口干；膀胱癌在化疗、放疗后尿道感染；白血病在化疗、放疗后出现造血系统毒性反应、胃肠道毒性反应、肺部毒性反应；等等。在《癌症患者吃什么》和《化疗放疗毒副反应食物疗法》两本书中，对以上常见的九大肿瘤化疗、放疗反应的食疗方法，以及化疗药物性骨髓抑制、消化道反应、肝损伤、心脏损害、肺脏损害、泌尿系统损伤、神经系统损害、放射性口腔炎、放疗性骨髓抑制、食管炎、胃炎、直肠炎等十二种毒副反应的食疗方法作了具体的介绍，对食疗的原料、制法、吃法、功效、评价均作了详细的介绍，大多为经过临床验证的效方、良方，限于篇幅，这里无法详细介绍。

三、国家规定的 106 种食药同源品种

在我国传统饮食文化中，一些中药材在民间往往作为食材被广泛食用，这些既是食品又是中药材的物质简称为食药物质。《中华人民共和国食品安全法》规定，生产经营的食品中不得添加药品，但是可以添加食药物质。食药物质目录由国务院卫生行政部门会同国务院食品安全监督管理部门制定、公布。为规范食药物质目录管理，国家卫生健康委员

会制定《食药物质目录管理规定》，明确由省级卫生健康行政部门结合辖区实际，提出增补修订食药物质目录的申请，同时应按相关要求组织安全性资料，与申请一并提交。国家卫生健康委员会收到申请后组织审查，对符合食品安全要求的会同国家市场监督管理总局发布公告纳入目录。

截至目前，国务院卫生行政部门共发布了4批次既是食品又是中药材的名单。共计106种物质。

《卫生部关于进一步规范保健食品原料管理的通知》（卫法监发〔2002〕51号）：丁香、八角茴香、刀豆、小茴香、小蓟、山药、山楂、马齿苋、乌梢蛇、乌梅、木瓜、火麻仁、代代花、玉竹、甘草、白芷、白果、白扁豆、白扁豆花、龙眼肉（桂圆）、决明子、百合、肉豆蔻、肉桂、余甘子、佛手、杏仁（甜、苦）、沙棘、牡蛎、芡实、花椒、赤小豆、阿胶、鸡内金、麦芽、昆布、枣（大枣、酸枣、黑枣）、罗汉果、郁李仁、金银花、青果、鱼腥草、姜（生姜、干姜）、枳椇子、枸杞子、栀子、砂仁、胖大海、茯苓、香橼、香薷、桃仁、桑叶、桑椹、橘红、桔梗、益智、荷叶、莱菔子、莲子、高良姜、淡竹叶、淡豆豉、菊花、菊苣、黄芥子、黄精、紫苏、紫苏籽、葛根、黑芝麻、黑胡椒、槐米、槐花、蒲公英、蜂蜜、榧子、酸枣仁、鲜白茅根、鲜芦根、蝮蛇、橘皮、薄荷、薏苡仁、薤白、覆盆子、藿香。

《关于当归等6种新增按照传统既是食品又是中药材的物质公告（2019年第8号）》：当归、山柰、西红花（在香辛料和调味品中又称"藏红花"）、草果、姜黄、荜茇。

《关于党参等9种新增按照传统既是食品又是中药材的物质公告（2023年第9号）》：党参、肉苁蓉（荒漠）、铁皮石斛、西洋参、黄芪、灵芝、山茱萸、天麻、杜仲叶。

《关于地黄等4种按照传统既是食品又是中药材的物质的公告》（2024年第4号）：地黄、麦冬、天冬、化橘红。

下 篇
辨证施膳体现中医的大智慧

第六章　恶心及呕吐

恶心及呕吐是肿瘤患者及其他危重病症终末期常见的症状，常合并其他症状一并出现，属于中医学"恶心""反胃"呕吐的范围。

一、西医对恶心及呕吐病因的认识

1. 肿瘤本身的原因

肿瘤本身的原因，尤其是消化道肿瘤，以及胆道疾病、胰腺疾病、肿瘤肝转移、脑转移等疾病的终末期。

2. 晚期肿瘤出现的并发症

（1）功能性消化不良症。

（2）便秘和腹泻。

（3）代谢异常。

（4）高钙血症。

（5）化学药物对胃的刺激。

（6）肿瘤及其他疾病引起的严重疼痛。

（7）焦虑等精神因素。

二、中医对恶心及呕吐病因病机的认识

（1）正虚邪实　正气亏虚是肿瘤及其他严重疾病终末期发生、发展的基本病理因素，邪气（如痰、瘀、毒）是直接病理因素。

（2）痰凝湿聚　呕吐是胃失和降、胃气上逆，使胃内容物、痰涎由口中吐出的现象。肿瘤患者化疗、放疗后脾失健运，土虚木乘，肝脾不调、胃失和降而出现恶心及呕吐。

（3）气滞血瘀　肿瘤及其他严重疾病患者平素易情志不舒，引起肝气郁结，横逆犯胃，胃失和降而呕吐，或忧思伤脾，影响运化功能，食停难化，发为呕吐。

（4）肝郁气滞　焦虑等其他精神因素状态下的患者发生恶心及呕吐的机会也会增加。

三、恶心及呕吐的辨证施膳

（一）痰湿困脾证

证候：化疗后呕吐，呕吐物多为清水痰涎，饮水即吐，口渴不欲饮，脘腹胀满，伴头晕、心悸、纳少、便溏，舌淡红，苔白腻或滑，脉滑。

治法：温化痰饮，和胃降逆。

食疗药膳方：

1. 二陈茶

【原料】陈皮3g，姜半夏5g，茯苓3g。

【制法】将以上3味原料放入杯中，用沸水冲泡，加盖闷5分钟即成。

【吃法】代茶，频频饮用，当天饮完。

【适应证】适用于痰湿困脾、痰浊内阻证恶心及呕吐。

2. 半夏竹茹茶

【原料】姜半夏10g，炒竹茹10g，炙甘草2g。

【制法】将以上3味原料入锅，加适量水，煎煮30分钟，去渣取汁即成。

【吃法】代茶，频频饮用，当天饮完。

【适应证】适用于各类恶心及呕吐，尤其适用于痰湿困脾、痰浊内阻证恶心及呕吐。

3. 青柑皮粉

【原料】青柑皮250g。

【制法】每年5～6月份收采自落的柑橘幼果，晒干，切丝或切片；7～8月份收采未成熟的柑橘果实，在果皮上纵剖成四瓣至基部，除尽瓤肉，晒干，切片或切丝备用。将青柑皮研成细粉，即成。

【吃法】每天2次，每次6g，用温开水送服。

【适应证】适用于痰湿困脾、痰浊内阻证恶心及呕吐。

4. 九制陈皮

【原料】鲜甜橙皮500g，食盐250g，白矾2.5g，甘草粉20g，砂糖100g，甜蜜素少许，梅卤（熬制盐梅子的卤水）400g。

【制法】

（1）将500g鲜甜橙皮与250g梅卤、2.5g白矾，一起放入缸内浸渍。1天后捞出橙皮，在沸水中烫漂2分钟，再放入清水中漂洗，一般需要半天。捞出沥干水分后再加250g食盐及150g梅卤，进行盐渍（时间为10天左右）。捞出干燥，即成橙皮坯。

（2）将甘草煮水，滤去渣子，在滤液中加入砂糖和少量甜蜜素，一起溶解制成原汁，待用。

（3）将陈皮坯放入缸中，倒入煮沸的原汁，加盖闷1小时，取出橙皮晾晒至干燥后再放入缸内，加入原汁，再闷再晾，连续多次，把原汁用完。待干燥后撒上少量甘草粉，拌和均匀，即为九制陈皮。

【吃法】当零食，随意适量服用。

【适应证】适用于痰湿困脾、痰浊内阻证恶心及呕吐，也适用于各类厌食症。

5. 蜜汁橘皮

【原料】鲜橘皮500g，蜂蜜150g。

【制法】将鲜橘皮洗净，沥水，切成斜条状，浸泡于蜂蜜中腌渍1周即成。

【吃法】当零食，随意适量服用。

【适应证】适用于痰湿困脾、痰浊内阻证恶心及呕吐。

6. 茯苓薏苡仁粥

【原料】茯苓10g，生薏苡仁50g，生姜3片，陈皮5g。

【制法】将生薏苡仁淘洗干净，用温水浸泡1小时，与生姜、茯苓、陈皮同入锅中，加适量水，用大火煮沸后改小火煨至稠粥即成。

【吃法】早、晚2次分食。

【适应证】适用于痰湿困脾、痰浊内阻证恶心及呕吐。

7. 化橘红小米粥

【原料】化橘红15g，小米60g，生姜3片。

【制法】将化橘红、小米淘洗干净，用温水浸泡1小时，与生姜同入锅中，加适量水，用大火煮沸后改小火煨至稠粥即成。

【吃法】早、晚2次分食。

【适应证】适用于痰湿困脾、痰浊内阻证恶心及呕吐。

8. 沉香曲粳米粥

【原料】沉香曲6g，白术10g，粳米60g，生姜3片。

【制法】将沉香曲、白术淘洗干净，装入玉米纤维袋中用温水浸泡1小时，与淘洗干净的粳米、生姜同入锅中，加适量水，用大火煮沸后改小火煨至稠粥，去除玉米纤维袋即成。

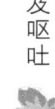

【吃法】早、晚 2 次分食。

【适应证】适用于痰湿困脾、痰浊内阻证恶心及呕吐。

(二) 肝气犯胃证

证候：胃脘胀满，脘腹不舒，胸膈痞塞，嗳气频频，呕吐酸水，多因情志不舒加重，舌暗红，苔薄白，脉沉弦。

治法：疏肝理气，和胃止吐。

食疗药膳方：

1. 三花茶

【原料】玫瑰花 3g，绿梅花 3g，代代花 3g。

【制法】将以上 3 味原料同入杯中，用沸水冲泡。

【吃法】代茶，频频饮用，当天饮完。

【适应证】适用于肝气犯胃证恶心及呕吐。

2. 二花砂仁茶

【原料】玫瑰花 5g，合欢花 5g，砂仁 2g。

【制法】春末夏初玫瑰花将开放时分批采摘，及时低温干燥。合欢花要在每年 6~7 月份采摘花朵及花蕾，用小火烘干备用。将砂仁打碎。将玫瑰花、合欢花、砂仁同入有盖杯中，用沸水冲泡，加盖闷 3 分钟，即成。

【吃法】代茶，频频饮用，每天 1 剂，一般冲泡 3~5 次。

【适应证】适用于肝气犯胃证恶心及呕吐。

3. 糖渍金橘饼

【原料】鲜金橘 1000g，白糖 250g。

【制法】先将鲜金橘洗净压扁，去小核；后将白糖 200g 溶解于 800ml 温开水中，再将去核的扁鲜金橘浸渍其中，24 小时后用小火煎至汁尽停火，冷却后将余下的白糖加入金橘饼中拌匀，风干即成。

【吃法】当蜜饯，随意食用，每天不宜超过 30g。

【适应证】适用于肝气犯胃证恶心及呕吐。

4. 柴胡疏肝蜜茶

【原料】柴胡 10g，枳壳 6g，青皮 6g，陈皮 6g，郁金 10g，白芍 15g，炙甘草 3g，蜂蜜 30g。

【制法】将前 7 味原料洗净，入锅，加适量水，用大火煮沸后改小火煎煮 30 分钟，去渣取汁，待药汁转温后兑入蜂蜜搅匀即成。

【吃法】代茶，频频饮用，每天 1 剂，当天饮完。

【适应证】适用于肝气犯胃证恶心及呕吐。

5. 橘皮竹茹柿饼茶

【原料】橘皮30g，竹茹30g，柿饼30g，生姜3g，白糖适量。

【制法】将前4味原料洗净，入锅，加适量水，同煎20分钟，去渣取汁，加入白糖。

【吃法】代茶，频频饮用，每天1剂，当天饮完。

【适应证】适用于肝气犯胃证恶心及呕吐。

6. 橘络枳实茶

【原料】橘络5g，枳实5g，丝瓜络10g，柴胡5g，蜂蜜适量。

【制法】将前4味原料放入砂锅中，加2杯水，煮至1杯，去渣取汁，加入少许蜂蜜调味即成。

【吃法】代茶，频频饮用，每天1剂，当天饮完。

【适应证】适用于肝气犯胃证恶心及呕吐。

7. 二梗茶

【原料】紫苏梗20g，藿梗15g，陈皮10g，绿茶2g。

【制法】将紫苏梗、藿梗、陈皮洗净，放入锅中，加适量水，用大火煮沸后改小火煎煮20分钟，去渣取汁，趁热冲泡绿茶，加盖闷10分钟即成。

【吃法】代茶，频频饮用，每天1剂，当天饮完。

【适应证】适用于肝气犯胃证恶心及呕吐。

8. 佛手代代花茶

【原料】佛手15g，代代花6g。

【制法】将佛手洗净，切碎，晒干或烘干，与代代花同放入有盖杯中，用沸水冲泡，闷15分钟即可饮用。

【吃法】代茶，频频饮用，可连续冲泡3～5次，每天1剂，当天饮完。

【适应证】适用于肝气犯胃证恶心及呕吐。

9. 金橘粳米粥

【原料】鲜金橘5枚，粳米30g，白糖适量。

【制法】将粳米加水如常法煮粥，粥将煮稠时，把鲜金橘切成4瓣，加入粥内，熟后加入少量白糖。

【吃法】早餐顿食。

【适应证】适用于肝气犯胃证恶心及呕吐，对胃脘胀闷者尤为适宜。

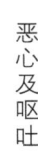

10. 猴头菇代代花粥

【原料】猴头菇 30g，代代花 3g，粳米 100g，食盐、熟食用调和油、姜末、味精、食用碱各适量。

【制法】将代代花用水漂洗干净，切成米粒大小。将猴头菇用热水泡软（第一次泡猴头菇的水留着备用），捞出挤干，去根蒂，再换热水泡发，加入适量食用碱，反复数次，直至菌体完全酥软，捞出，再用清水反复洗去食用碱，切成小块。将粳米淘洗干净，与猴头菇一同放入锅中，倒入澄清的第一次泡猴头菇的水，调入食盐，用大火烧开，撇去浮沫，淋上熟食用调和油、姜末，盖紧，小火慢煮 1 小时左右，揭开盖，放入代代花、味精，调匀即成。

【吃法】早、晚 2 次分食。

【适应证】适用于肝气犯胃证恶心及呕吐。

11. 橘饼嚼食方

【原料】鲜橘皮 30g，白糖适量。

【制法】将鲜橘皮反复洗净，切碎，加少量白糖腌渍 2 小时后捣烂压制成小饼。

【吃法】分 2～3 次，缓缓嚼食。

【适应证】适用于肝气犯胃证恶心及呕吐。

12. 紫苏梗黄连蜜饮

【原料】紫苏梗 10g，黄连 3g，蜂蜜 5g。

【制法】将紫苏梗、黄连洗净，放入砂锅，加适量水，煎煮 30 分钟，过滤取汁，待温后加入蜂蜜即成。

【吃法】上午、下午分服。

【适应证】适用于肝气犯胃证恶心及呕吐，对口苦尤为适宜。

13. 木香蜜饮

【原料】木香 10g，延胡索 15g，蜂蜜 10g。

【制法】将木香、延胡索洗净，放入砂锅，加适量水，用大火煮沸后改小火煎煮 20 分钟，去渣留汁，待药汁转温后加入蜂蜜即成。

【吃法】上午、下午分服。

【适应证】适用于肝气犯胃证恶心及呕吐，对胃脘胀痛明显者尤为适宜。

14. 木香砂仁蛋面

【原料】木香 3g，砂仁 2g，白面粉 60g，鸡蛋 1 枚。

【制法】将木香、砂仁共研成细粉，同面粉混匀，打入鸡蛋，加适量水，把面擀成面条，入沸水锅中煮熟，捞出加入调料即成。

【吃法】当面点，随意食用。

【适应证】适用于肝气犯胃证恶心及呕吐。

(三) 脾胃湿热证

证候：恶心及呕吐伴胃脘部灼热疼痛，胃中嘈杂不适，泛酸，口干，渴不喜饮，口苦，口中黏腻不爽，进食甜食则泛吐酸水，纳差，身体困重，四肢倦怠乏力，小便色黄，大便不爽，舌红，苔黄腻，脉滑数。

治法：清热化湿，理气和中。

食疗药膳方：

1. 蒲公英淡盐水凉茶

【原料】鲜蒲公英500g，食盐2g。

【制法】将开花前或刚开花时的春、夏蒲公英连根挖取，洗净。将食盐用200ml温开水溶化。将蒲公英捣烂，取汁，兑入淡盐水中，即成凉茶。

【吃法】代茶，频频饮用，每天1剂，当天饮完。

【适应证】适用于脾胃湿热证恶心及呕吐。

2. 枳壳黄连蜜茶

【原料】枳壳10g，黄连6g，蜂蜜6g。

【制法】将枳壳、黄连放入锅中，加适量水，用大火煮沸后改中火煨15分钟，去渣留汁，待温后兑入蜂蜜即成。

【吃法】代茶，频频饮用，每天1剂，当天饮完。

【适应证】适用于脾胃湿热证恶心及呕吐。

3. 白花蛇舌草白扁豆羹

【原料】白扁豆50g，白花蛇舌草30g，大枣30g。

【制法】将白花蛇舌草洗净，放入锅中，加适量水，用大火煮沸后改中火煨30分钟，去渣取汁。将白扁豆、大枣洗净，倒入锅中，加入白花蛇舌草煎汁，并加适量清水，用大火煮沸后改小火煨煮30分钟即成。

【吃法】早、晚2次分食。

【适应证】适用于脾胃湿热证恶心及呕吐。

4. 蒲公英芦根粥

【原料】蒲公英30g（鲜品60g），芦根30g，粳米60g。

【制法】将蒲公英、芦根洗净，切碎，装入玉米纤维袋中备用；将

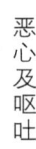

粳米淘洗干净，一同放入砂锅内，加适量水，煎煮成稠粥，去除玉米纤维袋即成。

【吃法】早、晚2次分食。

【适应证】适用于脾胃湿热证恶心及呕吐。

5. 半边莲竹茹粥

【原料】半边莲20g(鲜品40g)，竹茹15g，粳米60g。

【制法】将半边莲、竹茹洗净，切碎，装入玉米纤维袋中备用；将粳米淘洗干净，一同放入砂锅内，加适量水，煎煮成稠粥，去除玉米纤维袋即成。

【吃法】早、晚2次分食。

【适应证】适用于脾胃湿热证恶心及呕吐。

6. 半枝莲陈皮粥

【原料】半枝莲20g(鲜品40g)，陈皮10g，粳米60g。

【制法】将半枝莲、陈皮洗净，切碎，装入玉米纤维袋中备用；将粳米淘洗干净，一同放入砂锅内，加适量水，煎煮成稠粥，去除玉米纤维袋即成。

【吃法】早、晚2次分食。

【适应证】适用于脾胃湿热证恶心及呕吐。

7. 南沙参螺旋藻饮

【原料】螺旋藻干粉3g，南沙参15g，生薏苡仁15g，木香5g，蜂蜜20g。

【制法】将木香、生薏苡仁、南沙参洗净，放入砂锅，加适量水，用大火煮沸后改中火煎煮20分钟，去渣留汁；将螺旋藻干粉拌入，煎煮2~3分钟，待温后加入蜂蜜即成。

【吃法】上午、下午分服。

【适应证】适用于脾胃湿热证恶心及呕吐。

8. 南沙参薏苡仁蒲公英饮

【原料】南沙参10g，生薏苡仁15g，蒲公英10g，徐长卿6g，蜂蜜5g。

【制法】将南沙参、生薏苡仁、蒲公英、徐长卿洗净，放入锅中，加适量水，用大火煮沸后改中火煎30分钟，去渣留汁，待温后加入蜂蜜即成。

【吃法】代茶，频频饮用。

【适应证】适用于脾胃湿热证恶心及呕吐。

(四)脾胃虚寒证

证候：恶心呕吐，不思饮食，自觉胃脘部怕冷、喜温喜按，兼见面色㿠白，精神疲惫，懒言少气，大便清稀溏薄，舌质淡，苔薄白，脉沉弱或虚无力。

治法：温中散寒，降逆止呕。

食疗药膳方：

1. 参姜大枣茶

【原料】人参薄片2g，鲜生姜4片，大枣5枚。

【制法】将以上3味原料入锅，煎煮30分钟，取汁饮用。

【吃法】代茶，频频饮用，每天1剂，当天饮完。

【适应证】适用于脾胃虚寒证恶心及呕吐。

2. 双姜止吐方

【原料】高良姜15g，干姜15g，香附10g，红糖20g。

【制法】将高良姜、干姜、香附洗净，入锅，加适量水，用大火煮沸后改小火煎煮30分钟，去渣取汁，趁热加入红糖，待红糖溶化即成。

【吃法】代茶，频频饮用，每天1剂，当天饮完。

【适应证】适用于脾胃虚寒证恶心及呕吐。

3. 干姜葱白红糖茶

【原料】干姜10g，葱白10g，红糖20g。

【制法】将干姜切片、葱白洗净后切段。将干姜先入锅中，加适量水，煎煮15分钟，再入葱白、红糖，共煮5分钟，去渣取汁，即成。

【吃法】代茶，频频饮用，每天1剂，当天饮完。

【适应证】适用于脾胃虚寒证恶心及呕吐。

4. 黄芪半夏陈皮茶

【原料】炙黄芪颗粒剂1袋（含生药10g），党参颗粒剂1袋（含生药10g），白芍颗粒剂1袋（含生药10g），姜半夏颗粒剂1袋（含生药10g），陈皮颗粒剂1袋（含生药3g），干姜颗粒剂1袋（含生药6g）。

【制法】将以上颗粒剂放入杯中，用沸水冲泡，颗粒充分溶化即成。

【吃法】代茶，频频饮用，每天1剂，当天饮完。

【适应证】适用于脾胃虚寒证恶心及呕吐。

5. 黄芪肉桂白芍茶

【原料】黄芪15g，肉桂6g，白芍12g，生姜10g，甘草3g，大枣10枚，蜂蜜30g。

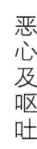

【制法】将前6味原料洗净,入清水中浸泡片刻,同入砂锅,加适量水,煎煮2次,每次30分钟,合并2次煎汁,过滤后调入蜂蜜,搅拌均匀即成。

【吃法】代茶,频频饮用,每天1剂,当天饮完,最后嚼食大枣。

【适应证】适用于脾胃虚寒证恶心及呕吐。

6. 生姜茶

【原料】生姜8片,绿茶3g,刀豆子10g,红糖适量。

【制法】将以上原料放入保温杯中,用沸水冲泡片刻。

【吃法】代茶,频频饮用,可连续冲泡3~5次,每天1剂,当天饮完。

【适应证】适用于脾胃虚寒证恶心及呕吐。

7. 黄芪姜枣蜂蜜羹

【原料】黄芪饮片20g,生姜片10g,大枣10枚,蜂蜜30g,藕粉适量。

【制法】将黄芪饮片用冷水浸泡20分钟,与生姜片、大枣同入锅中,加适量水,用小火煎煮30分钟,去渣留汁,趁热调入适量藕粉,离火,兑入蜂蜜,调匀即成。

【吃法】上午、下午分食。

【适应证】适用于脾胃虚寒证恶心及呕吐。

8. 苏叶砂仁茶

【原料】苏叶5g,砂仁2g,红茶3g。

【制法】将苏叶、砂仁洗净,研成粗末,与红茶同放入杯中,用沸水冲泡,加盖闷15分钟即成。

【吃法】代茶,频频饮用,可连续冲泡3~5次,每天1剂,当天饮完。

【适应证】适用于脾胃虚寒证恶心及呕吐。

9. 半夏姜枣茶

【原料】法半夏6g,生姜3g,大枣3g。

【制法】将法半夏、生姜、大枣洗净,一同放入砂锅中,加适量水,煎汤。

【吃法】代茶,频频饮用,每天1剂,当天饮完,最后嚼食大枣。

【适应证】适用于脾胃虚寒证恶心及呕吐。

10. 橘皮大枣茶

【原料】橘皮10g,大枣10枚。

【制法】将橘皮切丝、大枣炒焦后同放入盖杯内,用沸水冲泡,盖闷10分钟即成。

【吃法】代茶,频频饮用,可连续冲泡3~5次,每天1剂,当天饮完,最后嚼食大枣。

【适应证】适用于脾胃虚寒证恶心及呕吐。

11. 干姜羊肉汤

【原料】干姜20g,羊肉200g,食盐、料酒、葱、胡椒粉、味精等适量。

【制法】将羊肉洗净,漂入清水中,换水,肉呈白色时放入沸水锅中煮3分钟,捞起。将羊肉用食盐反复揉搓片刻,用温水洗净,再入沸水中氽1分钟,捞出,切成片。将干姜切成片,与羊肉片同入砂锅,加料酒、葱,用小火煨炖至肉烂,加入食盐、胡椒粉、味精等调料即成。

【吃法】上午、下午分服,吃肉喝汤,以喝汤为主。

【适应证】适用于脾胃虚寒证恶心及呕吐。

12. 参桂米饭

【原料】党参片20g,肉桂2g,粳米200g。

【制法】将党参片用冷水浸泡20分钟,加水煎煮30分钟,去渣留汁,兑入淘洗干净的粳米,加适量水,煮成软米饭。将肉桂研成极细粉,兑入饭中调匀,即成。

【吃法】上午、下午分服。

【适应证】适用于脾胃虚寒证恶心及呕吐。

13. 双姜粥

【原料】干姜50g,高良姜50g,粳米60g。

【制法】将干姜、高良姜切片备用;将粳米洗净,放入锅中,加适量清水,用大火煮沸,加入干姜、高良姜,再用小火煮成稠粥即成。

【吃法】早、晚2次分食。

【适应证】适用于脾胃虚寒证恶心及呕吐。

14. 豆蔻生姜饮

【原料】豆蔻3g,鲜生姜10g。

【制法】把豆蔻连壳捣碎,或剥去果壳,取仁捣碎。将鲜生姜洗净刮皮,切薄片。再把豆蔻末和姜片同放入茶杯内,用滚开水冲泡,加盖闷5~7分钟,去渣即成。

【吃法】早、中、晚分服。

【适应证】适用于脾胃虚寒证恶心及呕吐。

15. 桂夏乌及粉

【原料】肉桂 6g，姜半夏 10g，海螵蛸 50g，白及 50g。

【制法】将肉桂、海螵蛸、白及、姜半夏晒干或烘干，共研为细末，装瓶备用。

【吃法】每天 2 次，每次 5g，用米汤或温开水调服。

【适应证】适用于脾胃虚寒证恶心及呕吐。

16. 理中莲子羹

【原料】党参 10g，白术 10g，干姜 6g，炙甘草 3g，大枣 10 枚，莲子 50g。

【制法】将莲子去心，与大枣一起洗净后用温水浸泡 1 小时。将党参、白术、干姜、炙甘草洗净，装入纱布袋中，扎紧口，与莲子、大枣一同放入锅中，加适量水，用大火煮沸后改小火煨煮至莲子熟烂，取出药袋即成。

【吃法】早、晚 2 次分食，当天食完。

【适应证】适用于脾胃虚寒证恶心及呕吐。

（五）胃阴不足证

证候：反复呕吐，每次量少，或仅呕吐涎沫，脘痞腹胀，饥不欲食，食后腹胀加重，口咽干燥，口渴喜饮，全身消瘦伴乏力，大便干结，舌红而干或光剥无苔，脉细数。

治法：养阴益胃，和胃降逆。

食疗药膳方：

1. 麦冬二参茶

【原料】麦冬 9g，党参 9g，北沙参 9g，玉竹 9g，天花粉 9g，乌梅 6g，知母 6g，甘草 6g。

【制法】将以上原料共研为粗末，放入茶杯中，加入沸水冲泡，加盖稍闷即成。

【吃法】代茶，频频饮用，可连续冲泡 3~5 次，每天 1 剂，当天饮完。

【适应证】适用于胃阴不足证恶心及呕吐。

2. 梅香养胃茶

【原料】乌梅 10g，木香 6g，麦冬 10g。

【制法】将乌梅、木香、麦冬洗净，共入砂锅，加适量水，用中火煮沸 15 分钟，用干净纱布过滤，弃渣取汁即成。

【吃法】代茶，频频饮用，可连续冲泡3~5次，每天1剂，当天饮完。

【适应证】适用于胃阴不足证恶心及呕吐。

3. 麦冬石斛茶

【原料】麦冬18g，石斛6g，绿茶3g。

【制法】将麦冬、石斛同研成粗末，与绿茶一同放入大杯中，用沸水冲泡，加盖闷10分钟即成。

【吃法】代茶，频频饮用，可连续冲泡3~5次，每天1剂，当天饮完。

【适应证】适用于胃阴不足证恶心及呕吐。

4. 鲜石斛甘蔗凉茶

【原料】鲜石斛30g，鲜甘蔗汁150g。

【制法】将鲜石斛洗净，切段，入锅，加适量水，用大火煮沸后改小火煎煮30分钟，去渣取汁，待药汁置凉后加入鲜甘蔗汁，调匀即成凉茶。

【吃法】代茶，频频饮用，可连续冲泡3~5次，每天1剂，当天饮完。

【适应证】适用于胃阴不足证恶心及呕吐。

5. 玉竹双花山楂蜜茶

【原料】玉竹30g，金银花15g，菊花10g，山楂30g，蜂蜜30ml。

【制法】将山楂洗净、切片，与玉竹、金银花、菊花一同放入锅中，加2000ml水，煎煮30分钟，取汁后再加适量水煎取第2次汁，调和2次汁液，置温，加入蜂蜜，搅匀即成。

【吃法】代茶，频频饮用，每天1剂，当天饮完。

【适应证】适用于胃阴不足证恶心及呕吐。

6. 四汁凉茶

【原料】雪梨150g，荸荠150g，芦根150g，鲜藕150g。

【制法】将雪梨、荸荠、芦根、鲜藕洗净，分别用温开水浸泡片刻，捣烂取汁，混匀备用。

【吃法】代茶，频频饮用，每天1剂，当天饮完。

【适应证】适用于胃阴不足证恶心及呕吐。

7. 养胃茶

【原料】乌梅3g，玉竹10g，北沙参10g，石斛10g，白糖适量。

【制法】将前4味原料研成粗末，略加煎煮，取汁加适量白糖后

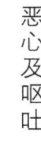

饮用。

【吃法】代茶，频频饮用，可连续冲泡 3～5 次，每天 1 剂，当天饮完。

【适应证】适用于胃阴不足证恶心及呕吐。

8. 麦冬养胃茶

【原料】麦冬 9g，党参 9g，北沙参 9g，玉竹 9g，天花粉 9g，乌梅 6g，知母 6g，甘草 6g。

【制法】将以上原料共研为粗末，置保温瓶中，用沸水冲泡，盖闷 30 分钟左右即成。

【吃法】代茶，频频饮用，可连续冲泡 3～5 次，每天 1 剂，当天饮完。

【适应证】适用于胃阴不足证恶心及呕吐。

9. 麦冬薏苡仁茶

【原料】麦冬 10g，薏苡仁 20g，陈皮 3g。

【制法】将以上 3 味原料洗净，入锅，加适量水，用大火煮沸后改小火煎煮 30 分钟，去渣取汁即成。

【吃法】代茶，频频饮用，每天 1 剂，当天饮完。

【适应证】适用于胃阴不足证恶心及呕吐。

10. 西洋参石斛茶

【原料】西洋参 3g，上等石斛 10g。

【制法】将西洋参切成薄片、上等石斛切碎，用沸水冲泡后代茶饮用，也可用小火将西洋参、石斛煎煮后饮用。

【吃法】代茶，频频饮用，可连续冲泡 3～5 次，每天 1 剂，当天饮完。

【适应证】适用于胃阴不足证恶心及呕吐。

11. 生津茶

【原料】青果 5 个，金石斛 10g，菊花 10g，竹茹 6g，麦冬 10g，桑叶 10g，鲜藕 10 片，黄梨 2 个，荸荠 5 个，鲜芦根 2 支。

【制法】先将青果捣碎、黄梨去皮、荸荠洗净、鲜芦根切成小段，再与其他原料一起煎煮取汁即成。

【吃法】代茶，频频饮用，每天 1 剂，当天饮完。

【适应证】适用于胃阴不足证恶心及呕吐。

12. 鲜葡萄姜汁茶

【原料】鲜葡萄 50g，嫩姜 10g，绿茶 3g。

【制法】将鲜葡萄、嫩姜洗净,分别榨汁。将绿茶放入大杯中,用沸水冲泡,加盖闷10分钟,加入鲜葡萄汁、嫩姜汁即成。

【吃法】早、中、晚分服。

【适应证】主治胃阴虚亏型化疗药物性消化道反应,滋养胃阴,和胃止吐,对呕吐频繁者尤为适宜。

13. 柠檬姜汁速溶液

【原料】鲜柠檬2只,生姜汁10ml,白糖20g。

【制法】将鲜柠檬肉切碎,用洁净的纱布绞取汁液,加入生姜汁,先用大火煎煮,后用小火煎煮成膏状,待冷却后加适量白糖将汁膏吸干,拌匀晒干,再压碎装瓶备用。

【吃法】每天2次,每次10g,用沸水冲化后饮用。

【适应证】主治胃阴虚亏型化疗药物性消化道反应,滋养胃阴,和胃止吐,对呕吐频繁者尤为适宜。

14. 甘蔗粳米粥

【原料】甘蔗500g,粳米50g。

【制法】将甘蔗去皮切段,压缩取汁。将粳米淘净,加适量水,煮成稠粥,粥将成时加入甘蔗汁即成。

【吃法】早、晚2次分食。

【适应证】主治胃阴虚亏型化疗药物性消化道反应,滋养阴液,生津开胃,对厌食、干呕者尤为适宜。

15. 海参乌梅粥

【原料】海参50g,乌梅10g,大枣15枚,莲子30g,粟米100g,姜末、食盐、味精、葱花、黄酒各适量。

【制法】将海参拣洗干净,放入锅中,加适量水,用中火煮30分钟,移入清水中浸泡6小时,捞出切丝。将乌梅、大枣、莲子、粟米洗净,同入砂锅,加适量水,用大火煮沸后倒入海参丝,拌匀,改用小火煨煮1小时,待粟米、莲子煨烂后加入姜末、食盐、味精、葱花、黄酒,拌匀,煮3~5分钟即成。

【吃法】早、晚2次分食。

【适应证】主治胃阴虚亏型化疗药物性消化道反应,滋养胃阴,健脾开胃,对厌食、便溏明显者尤为适宜。

(六)阴虚内热证

证候:呃逆频频,干呕为主,口干,喜冷饮,不欲饮食,胃脘嘈

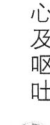

杂，唇燥咽干，舌红嫩，苔黄，脉虚数。

治法：清热益胃，降逆止呃。

食疗药膳方：

1. 鲜芦根石斛粥

【原料】鲜芦根 100g，石斛 20g，粳米 100g。

【制法】将鲜芦根洗净、切段，与石斛一起放入锅中，加适量水，煎煮 30 分钟，去渣取汁，与洗净的粳米同煮成稠粥。

【吃法】上午、下午分服。

【适应证】适用于阴虚内热证恶心及呕吐，对口干咽燥、食欲不振者尤为适宜。

2. 五汁饮

【原料】鲜石斛汁 10ml，雪梨汁 60ml，荸荠汁 60ml，芦根汁 60ml，鲜藕汁 60ml。

【制法】将以上 5 种鲜汁混合即成。

【吃法】代茶，频频饮用，每天 1 剂，当天饮完。

【适应证】适用于阴虚内热证恶心及呕吐。

3. 陈皮芦根粥

【原料】陈皮 10g，芦根 30g，姜半夏 10g，粳米 60g。

【制法】将陈皮、芦根、姜半夏研成粗末，装入玉米纤维袋中，与淘洗干净的粳米同入锅中，加适量水，用大火煮沸后改小火煮成稠粥，去除玉米纤维袋即成。

【吃法】上午、下午分服。

【适应证】适用于阴虚内热证恶心及呕吐。

4. 玉竹大黄山楂茶

【原料】玉竹 15g，生大黄 6g，生山楂 15g，陈皮 6g。

【制法】将以上 4 种原料洗净后同入锅中，加适量水，用大火煮沸后改中火煨 15 分钟，去渣留汁即成。

【吃法】代茶，频频饮用，每天 1 剂，当天饮完。

【适应证】适用于阴虚内热证恶心及呕吐。

5. 石斛黄连蜜茶

【原料】石斛 10g，黄连 2g，蜂蜜 10g。

【制作】将石斛、黄连放入锅中，加适量水，用大火煮沸后改中火煨 15 分钟，去渣留汁，待温后兑入蜂蜜即成。

【吃法】代茶，频频饮用，每天 1 剂，当天饮完。

【适应证】适用于阴虚内热证恶心及呕吐。

6. 白芍甘草茶

【原料】白芍 15g，炙甘草 3g，绿茶 2g。

【制法】将上述 3 味原料研成粗末，置保温瓶中，用适量沸水冲泡，盖闷 15 分钟后去渣饮用。

【吃法】代茶，频频饮用，当天饮完。

【适应证】主治阴虚胃热型放射性胃炎，滋阴养胃，清胃止痛，对胃脘疼痛明显者尤为适宜。

7. 石斛黄连牛奶

【原料】石斛 10g，黄连 3g，陈皮 3g，蜂蜜 10g，牛奶 100ml。

【制法】将石斛、黄连、陈皮洗净一起放入砂锅，加适量水，用大火煮沸后改中火再煮 15 分钟，取渣留汁，调入煮沸的牛奶，待温后调入蜂蜜即成。

【吃法】早、晚 2 次分服。

【适应证】适用于阴虚内热证恶心及呕吐。

8. 无花果荸荠汁

【原料】鲜荸荠 500g，无花果 150g。

【制法】将鲜荸荠放入清水中浸泡片刻，把外表皮刷洗干净，转入温开水中冲一下，切去荸荠头和根，连皮切成片或切碎，盛入碗中备用。将无花果洗净，切成片或切碎，与荸荠片同放入家用榨汁机中，视需要可酌加适量冷开水，打成浆汁，用洁净的纱布过滤（滤渣勿弃，可食用），收取滤汁即成。

【吃法】早、晚分 2 次服用，或当饮料分数次饮用，当天吃完，鲜荸荠、无花果滤渣也可同时嚼食。

【适应证】适用于阴虚内热证恶心及呕吐。

9. 五汁鲜饮

【原料】甘蔗汁 50ml，生梨汁 50ml，鲜橘汁 50ml，芦根汁 50ml，鲜藕汁 50ml，生姜汁 20ml，鲜牛奶 80ml。

【制法】将前 5 味原料混合均匀，备用。将生姜切片、制汁，与以上五汁同放入砂锅，搅拌均匀，调入刚煮沸的鲜牛奶，拌匀即成。

【吃法】当饮料，分 3 次饮用，当天服完。

【适应证】适用于阴虚内热证恶心及呕吐。

10. 青果绿豆饮

【原料】青果 10 个，绿豆 30g，梨 1 个，冰糖 10g。

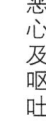

【制法】将青果、绿豆洗净，入锅，加适量水，先煎煮至绿豆熟烂，再将梨切片放入锅中，加入冰糖，煮沸即成。

【吃法】上午、下午分服。

【适应证】适用于阴虚内热证恶心及呕吐，干呕者尤为适宜。

11. 陈皮梅饮

【原料】陈皮梅6粒。

【制法】将市售陈皮梅切成小碎块，放入茶杯中，用沸水冲泡，加盖闷10分钟即成。

【吃法】代茶，频频饮用，当天吃完。

【适应证】适用于阴虚内热证恶心及呕吐，对食欲不振者尤为适宜。

第七章　厌　食

厌食是以长期厌恶饮食、消瘦疲乏为主要表现的疾病，是食欲缺乏的医学术语。各种原因（包括肿瘤、恶病质等）产生的一系列代谢产物，如乳酸、炎症因子等物质，会造成患者厌食。治疗过程中使用抗生素、化疗、放疗、患病后的紧张和焦虑等情绪也都是产生厌食的原因。厌食在晚期肿瘤及慢性疾病晚期患者中发病率较高，80%～90%的患者都会出现。

一、西医对厌食病因的认识

西医认为，造成厌食的病因主要包括全身性疾病、药物、微量元素缺乏、气候变化、不良饮食习惯等。

（1）全身性疾病　肿瘤患者接受放疗、化疗后会出现厌食。许多急性感染性疾病、慢性感染性疾病都有厌食的表现，其中消化道疾病尤为明显，如消化性溃疡、急性肝炎、慢性肝炎、急性肠炎、慢性肠炎等。其中胃、肠动力不足引起的厌食目前更受到重视。

（2）药物　几乎所有抗生素长期应用都会引起肠道菌群紊乱，微生态失衡，造成腹胀、恶心与厌食。

（3）微量元素缺乏　锌缺乏常表现为厌食，某些内分泌激素不足如甲状腺功能减退、肾上腺皮质激素相对不足也可表现为厌食。

（4）气候变化　如夏天气温高、湿度大，可影响胃、肠功能，消化液分泌减少，消化酶活性降低，胃酸减少等，也是引起厌食的原因。

（5）不良饮食习惯　片面追求高蛋白质、高脂肪或高级营养滋补品，生活无规律等原因也可造成消化功能紊乱。

二、中医对厌食病因病机的认识

（1）癌症患者大多经过化疗、放疗等治疗，脾、胃功能会受毒副反应的影响，厌食是最早出现的一种脾胃系统常见的病症。

（2）临终患者受长期病痛折磨，极容易出现厌食、腹胀、呕吐等脾、胃失调的症状。

（3）癌症等疾病终末期患者大多出现情志悲观、精神抑郁、焦虑烦躁等多种情志异常的变化而导致肝郁气滞，肝属木，脾胃属土，肝木乘脾土，而出现肝胃不和引起厌食。

（4）肿瘤等疾病终末期极易产生痰湿内阻、瘀血凝滞、癌毒侵扰，导致胃气壅滞、胃气困顿而出现厌食。

（5）癌症及其他严重疾病终末期，患者长期卧床，极少外出活动，正气不足，极易感受外邪，尤其是胃肠型感冒，导致脾胃运化失常，影响脾胃功能而导致厌食。

三、厌食的辨证施膳

（一）外邪犯胃证

证候：厌食，畏寒发热，鼻流清涕，头痛，骨节酸痛，喷嚏多，鼻塞，舌淡红，苔白，脉浮紧。

治法：解表祛邪，醒脾开胃。

食疗药膳方：

1. 葱白生姜饮

【原料】葱白3根，生姜3片，红糖少许。

【制法】将葱白洗净后切成段，生姜洗净后切成薄片，同入锅中，加适量水，煎煮20分钟，去渣取汁，调入红糖即成。

【吃法】早、晚2次趁热分服。

【适应证】适用于外邪犯胃证厌食，对轻度风寒表证厌食者尤为适宜。

2. 紫苏叶防风茶

【原料】紫苏叶颗粒剂1袋（含生药5g），防风颗粒剂1袋（含生药6g），砂仁颗粒剂1袋（含生药2g），炙甘草颗粒剂1袋（含生药3g）。

【制法】将以上颗粒剂一同放入杯中，用沸水冲泡即成。

【吃法】上午、下午趁热分服。

【适应证】适用于外邪犯胃证厌食，对风寒表证厌食者尤为适宜。

3. 姜汁砂仁粥

【原料】生姜汁20g，砂仁30g，粳米100g。

【制法】将砂仁、粳米淘洗干净，加适量水煮粥，待粥成时调入生姜汁即成。

【吃法】日服1剂，分数次食用。

【适应证】适用于外邪犯胃证厌食，对风寒表证厌食者尤为适宜。

4. 金银花板蓝根甜饮

【原料】金银花颗粒剂1袋（含生药10g），板蓝根颗粒剂1袋（含生药20g），陈皮颗粒剂1袋（含生药6g），薄荷颗粒剂1袋（含生药6g），炙甘草颗粒剂1袋（含生药3g）。

【制法】将以上颗粒剂一同放入杯中，用沸水冲泡即成。

【吃法】上午、下午趁热分服。

【适应证】适用于外邪犯胃证厌食，对风热表证厌食者尤为适宜。

5. 金银花桑菊茶

【原料】金银花10g，桑叶10g，菊花6g，薄荷6g。

【制法】将以上4味原料洗净，烘干，研成粗末，装入棉纸袋中，每袋5g。

【吃法】代茶，频频饮用，每袋可连续冲泡3~5次，每天1~2袋，当天饮完。

【适应证】适用于外邪犯胃证厌食，对风热表证厌食者尤为适宜。

6. 藿香佩兰饮

【原料】藿香10g，佩兰10g，荷叶10g，砂仁3g，薄荷6g，炙甘草3g。

【制法】将藿香、佩兰、荷叶、炙甘草用冷水浸泡20分钟，入锅，加适量水，煎煮15分钟，再加入砂仁、薄荷，煎煮3分钟，去渣取汁即成。

【吃法】代茶，频频饮用，当天饮完。

【适应证】适用于外邪犯胃证厌食，对暑湿表证（胃肠型感冒）厌食者尤为适宜。

（二）肝胃不和证

证候：胸闷不舒，两胁胀痛，精神抑郁，厌食，随情志变化而加重，舌淡红或红，苔薄白或薄黄，脉弦或兼数。

治法：疏肝解郁，理气开胃。

食疗药膳方：

1. 疏肝开胃饮

【原料】柴胡颗粒剂1袋（含生药10g），金橘叶颗粒剂1袋（含生药10g），陈皮颗粒剂1袋（含生药6g），砂仁颗粒剂1袋（含生药3g）。

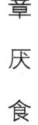

【制法】将以上颗粒剂一同放入杯中,用沸水冲泡即成。
【吃法】上午、下午趁热分服。
【适应证】适用于肝胃不和证厌食。

2. 砂仁鲫鱼汤

【原料】鲜鲫鱼 150g,砂仁 3g,陈皮 6g,生姜、葱、食盐各适量。
【制法】将鲜鲫鱼刮鳞去鳃,剖腹去内脏,洗净,将砂仁放入鱼腹中,然后与陈皮共同放入锅内(以砂锅最好),加适量水,用大火烧开,放入适量的生姜、葱、食盐,煮至汤浓味香即可。
【吃法】吃鱼饮汤。
【适应证】适用于肝胃不和证厌食。

3. 豆蔻馄饨

【原料】豆蔻 15g,猪瘦肉 250g,生姜 40g,猪腿骨 1000g,胡椒粉少许,面粉、食盐适量。
【制法】将豆蔻洗净,去杂质,略烘脆打成细末,取用 10g,加胡椒粉和食盐拌成椒食盐。将猪腿骨洗净,拍破,放入锅中,加入清水适量。将生姜 20g 拍破后放入锅内,用大火烧沸,打去浮沫,用小火炖约 1.5 小时吊成汤。将猪瘦肉冲洗干净后放在绞肉机内,连绞 4 次成茸,装在盘内;将生姜 20g 洗净,榨取生姜汁,用纱布包好挤入盘内,再加胡椒粉、豆蔻末 5g、食盐适量和清水,用力不断搅拌成馅。将面粉倒在案板上,加适量水,揉成面团,擀成馄饨皮。将馄饨皮逐个加馅包成坯,锅内水烧沸后下入馄饨煮熟;另用碗放入胡椒粉、食盐少许,冲入原汤即成,每碗装 10 个馄饨,每服 1 碗。
【吃法】当点心食用。
【适应证】适用于肝胃不和证厌食。

4. 柴胡桃仁速溶茶

【原料】柴胡颗粒剂 2 袋(含生药 12g),桃仁颗粒剂 1 袋(含生药 10g),红茶颗粒剂 1 袋(含生药 6g),炙甘草颗粒剂 1 袋(含生药 3g)。
【制法】将以上颗粒剂放入杯中,用沸水冲泡,颗粒充分溶化即成。
【吃法】代茶,频频饮用,每天 1 剂,当天饮完。
【适应证】适用于肝胃不和证厌食。

5. 豆蔻粥

【原料】肉豆蔻 5~10g,生姜 2 片,粳米 50g。
【制法】先把肉豆蔻捣碎并研为细末,把粳米煮粥,待煮沸后加入肉豆蔻末及生姜片,同煮为粥。

【吃法】早、晚温热服食，3～5天为1个疗程。
【适应证】适用于肝胃不和证厌食。

6. 柴胡白芍速溶茶

【原料】柴胡颗粒剂1袋（含生药6g），白芍颗粒剂1袋（含生药10g），枳实颗粒剂1袋（含生药6g），砂仁颗粒剂1袋（含生药3g），炙甘草颗粒剂1袋（含生药3g）。

【制法】将以上颗粒剂放入杯中，用沸水冲泡，颗粒充分溶化即成。

【吃法】代茶，频频饮用，每天1剂，当天饮完。

【适应证】适用于肝胃不和证厌食。

7. 木香二皮速溶茶

【原料】木香颗粒剂1袋（含生药6g），青皮颗粒剂1袋（含生药6g），陈皮颗粒剂1袋（含生药6g），白芍颗粒剂1袋（含生药10g），香附颗粒剂1袋（含生药10g），砂仁颗粒剂1袋（含生药3g），炙甘草颗粒剂1袋（含生药3g）。

【制法】将以上颗粒剂放入杯中，用沸水冲泡，颗粒充分溶化即成。

【吃法】代茶，频频饮用，每天1剂，当天饮完。

【适应证】适用于肝胃不和证厌食。

8. 紫苏梗郁金速溶茶

【原料】紫苏梗颗粒剂1袋（含生药10g），藿梗颗粒剂1袋（含生药10g），枳壳颗粒剂1袋（含生药6g），郁金颗粒剂1袋（含生药10g），砂仁颗粒剂1袋（含生药3g），白芍颗粒剂1袋（含生药10g），炙甘草颗粒剂1袋（含生药3g）。

【制法】将以上颗粒剂放入杯中，用沸水冲泡，颗粒充分溶化即成。

【吃法】代茶，频频饮用，每天1剂，当天饮完。

【适应证】适用于肝胃不和证厌食。

9. 砂仁粥

【原料】砂仁4g，粳米60g，食盐少许。

【制法】将砂仁碾为细末，装入玉米纤维袋中备用；将淘洗干净的粳米放入砂锅中，加适量水，煮成稠黏的米汤后将砂仁袋放入粥中，改用小火煮2分钟，除去砂仁玉米纤维袋即成。

【吃法】早、晚2次分食。

【适应证】适用于肝胃不和证厌食，也适用于各类厌食。

（三）脾胃虚弱证

证候：面色少华，精神萎靡，食欲不振，食量减少，四肢乏力，少

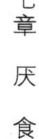

气懒言，便溏腹泻，舌淡，苔薄白，脉细缓无力。

治法：健脾开胃，促进食欲。

食疗药膳方：

1. 黄芪建中速溶茶

【原料】炙黄芪颗粒剂 1 袋（含生药 10g），党参颗粒剂 1 袋（含生药 10g），白芍颗粒剂 1 袋（含生药 10g），砂仁颗粒剂 1 袋（含生药 3g），陈皮颗粒剂 1 袋（含生药 3g），干姜颗粒剂 1 袋（含生药 6g）。

【制法】将以上颗粒剂放入杯中，用沸水冲泡，颗粒充分溶化即成。

【吃法】代茶，频频饮用，每天 1 剂，当天饮完。

【适应证】适用于脾胃虚弱证厌食。

2. 黄芪砂仁白芍茶

【原料】黄芪 15g，砂仁 3g，白芍 12g，生姜 10g，甘草 3g，大枣 10 枚，蜂蜜 30g。

【制法】将前 6 味原料洗净，入清水中浸泡片刻，同入砂锅，加适量水，煎煮 2 次，每次 30 分钟，合并 2 次煎汁，过滤后调入蜂蜜，搅拌均匀即成。

【吃法】代茶，频频饮用，每天 1 剂，当天饮完，最后嚼食大枣。

【适应证】适用于脾胃虚弱证厌食。

3. 黄芪姜枣蜂蜜茶

【原料】黄芪饮片 20g，生姜片 10g，大枣 10 枚，蜂蜜 30g。

【制法】将黄芪饮片用冷水浸泡 20 分钟，与生姜片、大枣同入锅中，加适量水，用小火煎煮 30 分钟，去渣留汁，离火，兑入蜂蜜，调匀即成。

【吃法】代茶，频频饮用，每天 1 剂，当天饮完。

【适应证】适用于脾胃虚弱证厌食。

4. 松糕

【原料】糯米 50g，粳米 250g，豆沙 100g，猪板油 50g，绵白糖 50g，桂花、大枣适量。

【制法】

（1）将糯米、粳米混合，淘洗干净，沥干水分，磨成粗粉。将猪板油去皮擦净，切成小方丁，加入 25g 绵白糖拌匀，腌制 7 天。

（2）将糕粉放入盆中，加入绵白糖 25g，清水 30g，拌匀揉透。将糕粉静置 20 分钟，使其吸水、吸糖均匀。在蒸笼底部铺上一块清洁纱布，先在纱布上轻轻撒一层糕粉，然后将豆沙捏扁，均匀而有间歇地铺在糕粉上，再盖上一层糕粉，将糕粉刮平，再将适量桂花、大枣、板油丁均匀放在糕粉表面。

(3)将蒸笼放沸水锅上蒸4分钟后揭开锅，蘸冷水均匀地洒在糕面上，再蒸20分钟，待糕面发亮成透明状，即为成品。

【吃法】当主食，适量食用。

【适应证】适用于脾胃虚弱证厌食。

5. 山楂香糕

【原料】糯米粉500g，面粉550g，绵白糖100g，花生油100g，桂花50g，山楂果酱400g。

【制法】

(1)将糯米粉、面粉炒熟，花生油烧沸后冷却。

(2)将糯米粉、面粉、绵白糖一起倒入盆中，搅拌均匀，加入花生油、山楂果酱、桂花，拌匀，再加水揉均匀。加水量的多少应以面粉不结块、挤压能成块为准。

(3)将混合好的面粉、糯米粉过筛，将粉料放入模具中，挤压成块即成。

【吃法】当主食，适量食用。

【适应证】适用于脾胃虚弱证厌食。

6. 玫瑰香酥糕

【原料】熟糯米粉500g，白面粉500g，白糖500g，花生油100g，玫瑰200g，芝麻酱200g，蜂蜜50g。

【制法】先将粉料混合均匀，再加入花生油、芝麻酱、蜂蜜、白糖和玫瑰，最后加水。其他工序同山楂香糕的制作工序。

【吃法】当主食，适量食用。

【适应证】适用于脾胃虚弱证厌食。

7. 红豆甜羹

【原料】红小豆500g，琼脂30g，绵白糖20g，蜂蜜20g，饴糖、白砂糖、蜜饯、山楂糕各少许。

【制法】

(1)将红小豆洗净、去除杂物后放入锅中煮〔红小豆与水的比例为1:(2.5~3)〕，当豆煮开时，改为小火焖煮，至红小豆无硬芯时捞出并放在10目钢丝筛中摩擦，使豆皮和豆沙分离，再将豆沙装进布袋压缩水分。

(2)将琼脂切碎，放入20倍的水中，浸泡10小时，待琼脂化开为止。

（3）在锅中放少量水，将绵白糖化开，然后加入化开的琼脂。待琼脂、绵白糖溶液煮沸10分钟后加入饴糖、豆沙，搅拌均匀。在不断搅拌下继续加热，当用铲子蘸取少许白砂糖液，糖液从铲子流下呈不断黏状物时便可离火，倒入有一定形状的容器中，冷却凝固，上面可撒蜜饯和山楂糕，切开即可食用。

【吃法】当甜点，适量食用。

【适应证】适用于脾胃虚弱证厌食。

8. 蚕豆糕

【原料】蚕豆600g，白糖20g。

【制法】将蚕豆洗净，加水浸泡2天，倒去泡豆水。将蚕豆加水煮烂，用磨浆机磨碎，过40目筛，去除皮壳，装袋压干，便可得到蚕豆沙，加白糖20g混匀，放入模具，挤压成块即成。

【吃法】当甜点，适量食用。

【适应证】适用于脾胃虚弱证厌食。

9. 豆浆酱菜饮

【原料】鲜豆浆150ml，什锦酱菜6g。

【制法】将鲜豆浆入锅，用小火煮沸，加入切碎的什锦酱菜即成。

【吃法】早、晚2次分食。

【适应证】适用于脾胃虚弱证厌食。

10. 山药橘皮粥

【原料】山药10g，鲜橘皮10g，粟米60g。

【制法】将山药去皮、洗净、切片。将鲜橘皮洗净，撕成小块。将粟米淘净，与山药、鲜橘皮同入锅中，加适量水，煮成稠粥。

【吃法】早、晚2次分食。

【适应证】适用于脾胃虚弱证厌食。

11. 山药鸡内金粥

【原料】山药20g，鸡内金6g，粳米50g，白糖适量。

【制法】将山药、鸡内金研成细末，与粳米共煮粥，米熟烂后加适量的白糖调味即成。

【吃法】早、晚2次分食。

【适应证】适用于脾胃虚弱证厌食。

12. 健脾开胃羹

【原料】炒麦芽10g，炒谷芽10g，焦山楂10g，莲子肉15g，山药

20g，红糖10g。

【制法】将炒麦芽、炒谷芽、焦山楂分别拣去杂质、洗净、晒干或烘干，共研为细末。将莲子肉、山药分别洗净，山药晾干后切成片，与莲子肉同放入砂锅，加水浸泡片刻，用大火煮沸后改小火煨煮40分钟，调入炒麦芽、炒谷芽、焦山楂细末，并加入红糖，继续用小火煨煮10分钟，待羹成稠糊状即成。

【吃法】早、晚2次分食。

【适应证】适用于脾胃虚弱证厌食，对便溏不成形者尤为适宜。

13. 山药陈皮大枣羹

【原料】鲜山药10g，陈皮10g，大枣10枚，白糖适量。

【制法】将鲜山药去皮洗净，切片，与陈皮、大枣同入锅中，加适量水，煨煮成稀羹，加入少量白糖，调匀即成。

【吃法】上午、下午分食。

【适应证】适用于脾胃虚弱证厌食，对便溏不成形者尤为适宜。

14. 健脾消食茶

【原料】党参6g，陈皮3g，去核大枣3枚，麦芽10g，鸡内金2g，爆浆山楂球30g（管吸），鲜牛奶100ml，三氯蔗糖适量。

【制法】将前6味原料放入锅中，加适量水，用大火煮沸后改小火煨煮30分钟，过滤取汁，调入鲜牛奶、三氯蔗糖即成。

【吃法】上午、下午分服。

【适应证】适用于脾胃虚弱证厌食。

（四）胃阴不足证

证候：厌食，饥而不欲食，胃脘嘈杂发痞，口燥咽干，大便干结难解，舌质红，苔少，少津，脉细小。

治法：滋阴开胃，促进食欲。

食疗药膳方：

1. 西瓜皮荷叶茶

【原料】鲜西瓜皮250g（干西瓜皮100g），鲜荷叶30g。

【制法】将鲜西瓜皮、鲜荷叶洗净同入锅，加适量水，煎煮30分钟，取汁即成。

【吃法】代茶，频频饮用，每天1剂，当天饮完。

【适应证】适用于胃阴不足证厌食。

2. 枸杞子莲子心苦丁茶

【原料】苦丁3g，莲子心1g，砂仁3g，枸杞子10g。

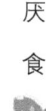

【制法】将以上4味原料放入杯中，用沸水冲泡，加盖闷10分钟后即成。

【吃法】代茶，频频饮用，可连续冲泡3~5次，每天1剂，当天饮完，最后嚼食枸杞子。

【适应证】适用于胃阴不足证厌食。

3. 绿豆百合茶

【原料】绿豆50g，百合20g，冰糖适量。

【制法】将绿豆、百合洗净，同放入锅中，加适量清水，煮至熟烂后加入冰糖调味即成。

【吃法】代茶，频频饮用，每天1剂，当天饮完。

【适应证】适用于胃阴不足证厌食。

4. 三仙陈皮茶

【原料】焦谷芽10g，焦麦芽10g，六神曲10g，陈皮10g，麦冬10g。

【制法】将以上原料同入锅中，加适量水，煎煮30分钟，去渣取汁即成。

【吃法】代茶，频频饮用，每天1剂，当天饮完。

【适应证】适用于胃阴不足证厌食。

5. 梅香开胃茶

【原料】乌梅10g，木香6g，麦冬10g，砂仁3g，陈皮6g，薄荷6g。

【制法】将以上6种原料洗净，共入砂锅，加适量水，用中火煮沸15分钟，用干净纱布过滤，弃渣取汁即成。

【吃法】代茶，频频饮用，可连续冲泡3~5次，每天1剂，当天饮完。

【适应证】适用于胃阴不足证厌食。

6. 麦冬枸杞子大枣茶

【原料】麦冬8g，枸杞子8g，大枣2枚，蜂蜜适量。

【制法】将麦冬、枸杞子、大枣放入锅中，加适量水，煎煮10分钟，加入适量蜂蜜调味即成。

【吃法】代茶，频频饮用，每天1剂，当天饮完。

【适应证】适用于胃阴不足证厌食。

7. 玉竹金银花枸杞子茶

【原料】玉竹30g，金银花15g，枸杞子10g，蜂蜜适量。

【制作】将玉竹、金银花、枸杞子一同放入锅中，加2000ml水，煎煮30分钟，加入适量蜂蜜，搅匀即成。

【吃法】代茶，频频饮用，每天1剂，当天饮完。
【适应证】适用于胃阴不足证厌食。

8. 乌梅开胃茶

【原料】乌梅3g，玉竹10g，北沙参10g，石斛10g，白糖适量。
【制法】将前4味原料研成粗末，略加煎煮，取汁加适量白糖后饮用。
【吃法】代茶，频频饮用，可连续冲泡3~5次，每天1剂，当天饮完。
【适应证】适用于胃阴不足证厌食。

9. 天冬养胃茶

【原料】天冬9g，砂仁3g，北沙参9g，薄荷3g，天花粉9g，乌梅6g，甘草3g。
【制法】将以上原料共研成粗末，置于保温瓶中，用沸水冲泡，加盖闷30分钟左右即成。
【吃法】代茶，频频饮用，可连续冲泡3~5次，每天1剂，当天饮完。
【适应证】适用于胃阴不足证厌食。

10. 麦冬开胃茶

【原料】麦冬10g，薏苡仁20g，陈皮3g，砂仁3g，焦山楂10g。
【制法】将以上原料洗净，入锅，加适量水，用大火煮沸后改小火煎煮30分钟，去渣取汁即成。
【吃法】代茶，频频饮用，每天1剂，当天饮完。
【适应证】适用于胃阴不足证厌食。

11. 生津开胃茶

【原料】青果5个，金石斛10g，菊花10g，砂仁3g，麦冬10g，桑叶10g，鲜藕10片，黄梨2个，荸荠5个，鲜芦根2支。
【制法】先将青果捣碎、黄梨去皮、荸荠洗净、鲜芦根切成小段，再与其他原料一起加水煎煮，取汁即成。
【吃法】代茶，频频饮用，每天1剂，当天饮完。
【适应证】适用于胃阴不足证厌食。

12. 砂仁乳鸽汤

【原料】砂仁6g，乳鸽1只，怀山药30g，葱段10g，生姜4片，胡椒、食盐、味精各适量。
【制法】将乳鸽剥净，抹干血水。起锅烧油，放入生姜、葱段和乳

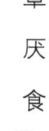

鸽，爆乳鸽至微黄。将怀山药、胡椒洗净，与乳鸽放入清水锅，先用大火煮沸后改小火煲 2 小时，再放入砂仁（打碎）继续煲 20 分钟，点入食盐、味精调味即成。

【吃法】佐餐食用，吃鸽肉饮汤，以饮汤为主。

【适应证】适用于胃阴不足证厌食。

13. 美味西米羹

【原料】西米 100g，青梅 20g，干莲子 10g，皂角米 50g，白糖 20g，碱面 30g，糖桂花少许。

【制法】

（1）将皂角米、西米淘洗干净，放入锅中，加凉水，用大火烧沸后改小火煎煮，煮时要用勺搅拌几次，以防米黏糊锅底，待煮成稠粥后装入 5 个小碗内，晾凉。

（2）将干莲子放在砂锅内，放入碱面 10g，用开水浇烫后立即用竹刷搅刷 1 分钟，把水倒入，继续再放入碱面 10g，任按上法浇烫、搅刷，第三次不必用开水浇烫，只放入碱面 10g 搅刷，直到把莲子皮刷掉，用清水漂净，然后将去皮的莲子逐个切去两端，用竹签捅去莲子芯，放入凉水盆中，上笼蒸 30 分钟即熟。

（3）将青梅切成细丝，用温开水浸泡 1 小时，上笼蒸 30 分钟。

（4）把莲子和青梅等果料按照一定的图案花纹，分别摆在 5 碗西米羹上，浇上糖桂花汁，在冰箱内冷却，把白糖加适量水，用小火熬成糖汁，及时将糖汁浇在莲子羹上即成。

【吃法】当主食，适量食用。

【适应证】适用于胃阴不足证厌食。

14. 草菇橘皮茶

【原料】草菇 10g，橘皮 3g，绿茶 3g。

【制法】将草菇洗净，晒干后研成粉末，与橘皮、绿茶混合均匀，放入大杯中，用沸水冲泡，加盖闷 10 分钟即成。

【吃法】代茶，频频饮用，当天吃完。

【适应证】适用于胃阴不足证厌食，对口干、胃胀者尤为适宜。

第八章　消化不良

消化不良的主要症状包括餐后饱胀感、早饱感、上腹疼痛不适和上腹烧灼感、缺乏食欲、嗳气、恶心等，这些症状会导致患者生活质量下降。功能性胃肠病罗马Ⅲ诊断标准将消化不良分为餐后不适综合征（PDS）和上腹痛综合征（EPS）。其中多达60%的多数消化不良患者的消化不良症状反复发作且长期存在，不同程度地影响了其生活质量，并常伴其他症状，如头晕、背痛等。消化不良症状的严重程度与抑郁、躯体化症状等因素相关，但躯体化症状因素的影响更大。

一、西医对消化不良病因的认识

西医认为，消化不良的病因多样，包括生活习惯、精神紧张、药物影响、胃酸分泌改变、幽门螺杆菌感染等。其中，生活习惯、精神紧张和药物影响是主要原因，而胃酸分泌改变、幽门螺杆菌感染、癌症的化疗和放疗也是常见的诱发因素。

（1）生活习惯　不良的饮食习惯，如过量饮酒、过多食用刺激性食物、不规律进食或暴饮暴食等，都可能导致消化不良。长期的便秘也可能导致消化不良。

（2）精神紧张　精神紧张和压力会引起神经系统和内分泌调节失常，引发消化不良。焦虑抑郁及恐惧紧张的情绪也是导致功能性消化不良的重要心理因素。

（3）药物影响　某些药物，如非类固醇消炎药、阿司匹林等，会刺激胃肠道，影响消化功能。

（4）胃酸分泌改变　胃酸过多或过少会影响消化功能。有些患者即使胃酸分泌正常，但由于胃黏膜对胃酸的敏感性发生变化，也会出现消化不良。

（5）幽门螺杆菌感染　寄生于胃内的幽门螺杆菌是一种耐酸菌，可导致胃炎、胃溃疡甚至胃癌。

（6）癌症化疗和放疗　癌症的化疗、放疗对消化系统的毒副反应。

二、中医对消化不良病因病机的认识

严重心脑血管疾病等疾病的终末期或肿瘤患者较长时间的化疗、放疗，常常可以导致脾、胃损伤或胃肠道毒副反应，出现胃脘及腹部痞闷、胀闷不适、终日有饱腹感、上腹部疼痛不适、胃脘有烧灼感、食欲不振、嗳气频频、恶心、矢气增多等消化不良情况；临终患者长期卧床，活动量过少，能量消耗过少，脾、胃消功能逐渐减弱，也可出现消化不良；患者长期失眠、精神抑郁，情志不畅、焦虑不安，也可导致消化不良。中医认为，消化不良的病因病机很多，大多为肝胃不和、气机郁滞，脾胃虚弱、运化无力，脾胃虚寒、升降失调，或饮食积滞、中焦郁滞等证型。

三、消化不良的辨证施膳

（一）肝胃不和证

证候：胸闷不舒，两胁胀痛，精神抑郁，喜太息，脘腹胀满，嗳气频频，随情志变化而加重，舌红，苔薄白，脉弦。

治法：疏肝和胃，理气消痞。

食疗药膳方：

1. 木香青陈皮茶

【原料】木香 10g，青皮 6g，陈皮 6g，枳壳 6g，郁金 10g，炙甘草 3g。

【制法】将以上原料用冷水浸泡 30 分钟，同入砂锅中煎煮 30 分钟，去渣取汁即成。

【吃法】代茶，频频引用，当天饮完。

【适应证】适用于肝胃不和证消化不良。

2. 陈皮山楂乌龙茶

【原料】陈皮 10g，山楂 30g，乌龙茶 3g。

【制法】将陈皮、山楂入锅内，加适量水，煎煮 30 分钟，去渣取汁，冲泡乌龙茶，加盖闷 10 分钟即成。

【吃法】代茶，频频饮用，每天 1 剂，当天饮完。

【适应证】适用于肝胃不和证消化不良。

3. 佛手姜茶

【原料】佛手片 10g，嫩生姜 3g，红茶 3g。

【制法】将佛手片研成粗末、嫩生姜洗净剁碎，与红茶一同放入大杯中，用沸水冲泡，加盖闷数分钟即成。

【吃法】代茶，频频饮用，可连续冲泡3～5次，每天1剂，当天饮完。

【适应证】适用于肝胃不和证消化不良。

4. 佛手花厚朴花绿茶

【原料】佛手花4g，厚朴花3g，绿茶3g。

【制法】将佛手花、厚朴花撕碎，与绿茶同放入大杯中，用沸水冲泡，加盖闷10分钟即成。

【吃法】代茶，频频饮用，可连续冲泡3～5次，每天1剂，当天饮完。

【适应证】适用于肝胃不和证消化不良。

5. 紫苏梗砂仁陈皮茶

【原料】紫苏梗5g，砂仁2g，青皮3g，陈皮3g。

【制法】将紫苏梗、砂仁、青皮、陈皮研成粗末，同放入杯中，用沸水冲泡，加盖闷15分钟即成。

【吃法】代茶，频频饮用，可连续冲泡3～5次，每天1剂，当天饮完。

【适应证】适用于肝胃不和证消化不良。

6. 香橼皮佛手饮

【原料】香橼皮10g，佛手10g，绿梅3g，陈皮3g。

【制法】将香橼皮、佛手、陈皮分别洗干净并切成丝或切成片，与洗净的绿梅同放入砂锅，加水浸泡片刻，用中火煨煮15分钟，用洁净的纱布过滤，去渣取汁即成。

【吃法】上午、下午分服。

【适应证】适用于肝胃不和证消化不良。

7. 玫瑰金橘饼饮

【原料】玫瑰花瓣6g，金橘饼半块。

【制法】将玫瑰花瓣洗净晾干，与切碎的金橘饼同放有盖杯中，用刚煮沸的水冲泡，加盖闷15分钟即成。

【吃法】代茶，频频饮用，可冲泡3～5次，当天吃完，玫瑰花瓣、金橘饼也可一并嚼服。

【适应证】适用于肝胃不和证消化不良。

8. 橘皮橘核橘络饮

【原料】橘皮 30g，橘核 50g，橘络 10g，蜂蜜 30g。

【制法】先将橘皮、橘络分别拣杂，洗净，橘皮晾干后切成细丝，与橘络同放入砂锅，加水浸泡片刻，待用。再将橘核洗干净，晾干后捣成碎块，倒入砂锅，搅拌均匀，视需要再加适量清水。煎煮 30 分钟，用洁净的纱布过滤，去渣，取滤汁放入容器，趁其温热时调入蜂蜜，搅拌均匀即成。

【吃法】上午、下午分服。

【适应证】适用于肝胃不和证消化不良。

9. 代代花糕

【原料】面粉 500g，面肥 50g，食用碱 5g，鲜代代花 100g，白糖 50g，葡萄干 20g、青梅 20g。

【制法】将面肥用温水调匀，倒入盆内，再加入面粉及适量水，和成面团发酵。将鲜代代花洗净搓碎，青梅切成小丁与葡萄干拌合在一起，备用。在面团发起后加食用碱揉匀，再加入鲜代代花和白糖，揉均匀，然后擀成 3 厘米厚的四方形面片，将面片逐个擀好后面朝上放在屉上，将青梅、葡萄干均匀地撒在上面，用大火蒸 30 分钟即熟，取出晾凉，切成块即成。

【吃法】当点心，随意食用。

【适应证】适用于肝胃不和证消化不良。

10. 新橘汁

【原料】新鲜橘子 500g。

【制法】将新鲜橘子清洗干净，放入家用料理机中加 500ml 温开水，研磨成鲜汁即成。

【吃法】当饮料，适量饮用。

【适应证】适用于肝胃不和证消化不良。

11. 砂仁藕粉

【原料】砂仁 1g，木香粉 2g，藕粉 20g，白糖适量。

【制法】将砂仁研成细末，与木香粉、藕粉、白糖一起，用沸水调成糊即成。

【吃法】每天晨起冲服 1 剂。

【适应证】适用于肝胃不和证消化不良。

12. 石斛双皮茶

【原料】铁皮石斛 10g，陈皮 5g，佛手 5g，茯苓 10g，绿茶 1g，爆浆西米30g(管吸)，三氯蔗糖适量。

【制法】将前6味原料放入锅中，加适量水，用大火煮沸后改小火煨煮30分钟，过滤取汁，调入三氯蔗糖即成。

【吃法】上午、下午分服。

【适应证】适用于肝胃不和证消化不良。

(二)脾胃虚弱证

证候：胃脘痞胀不适，饮食稍多则加剧，食欲不振，食入难以消化，或伴胃脘隐痛，面色苍白无华，精神不振，四肢乏力，口干而不欲饮，大便溏薄，舌淡，苔薄，脉濡。

治法：健脾养胃，理气消胀。

食疗药膳方：

1. 白扁豆赤小豆茶

【原料】白扁豆30g，赤小豆30g，水适量。

【制法】将白扁豆和赤小豆洗净，去除杂质后加水浸泡1小时。将浸泡后的白扁豆和赤小豆放入锅中，加入适量清水。用大火煮沸后转小火煮40分钟至1小时，直至豆子软烂。将煮好的豆汤过滤，取汁饮用。煮烂的白扁豆和赤小豆也可以一起食用，增加营养。

【吃法】代茶，频频饮用，每天1剂，当天饮完。

【适应证】适用于脾胃虚弱证消化不良。

2. 山楂白术茶

【原料】焦山楂15g，白术10g，佩兰6g，枳壳6g。

【制法】将上述原料加适量水煎服。

【吃法】代茶，频频饮用，每天1剂，当天饮完。

【适应证】适用于脾胃虚弱证消化不良。

3. 青皮白术茶

【原料】青皮15g，白术10g，藿香10g，郁金10g。

【制法】将上述原料加适量水煎服。

【吃法】代茶，频频饮用，每天1剂，当天饮完。

【适应证】适用于脾胃虚弱证消化不良。

4. 党参小米茶

【原料】党参10g，炒小米30g。

【制法】将党参、炒小米加1000ml水，煮至500ml。

【吃法】代茶，频频饮用，每天1剂，当天饮完。

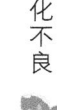

【适应证】适用于脾胃虚弱证消化不良。

5. 异功散蜜茶

【原料】党参10g，白术10g，茯苓10g，陈皮6g，大枣6枚，甘草3g，生姜4g，蜂蜜30g。

【制法】将前7味原料洗净，入锅，加适量水，用大火煮沸后改小火煎煮30分钟，去渣取汁，待药汁转温后兑入蜂蜜，搅匀即成。

【吃法】代茶，频频饮用，每天1剂，当天饮完。

【适应证】适用于脾胃虚弱证消化不良。

6. 陈皮山药大枣茶

【原料】陈皮10g，怀山药60g，大枣10枚。

【制法】将怀山药切片，与陈皮、大枣同入锅中，加适量水，煨煮成稠汁，去渣兑入少量白糖，调匀即成。

【吃法】代茶，频频饮用，每天1剂，当天饮完，最后嚼食大枣。

【适应证】适用于脾胃虚弱证消化不良。

7. 参芪绞股蓝速溶茶

【原料】炙黄芪颗粒剂1袋（含生药10g），党参颗粒剂1袋（含生药10g），白术颗粒剂1袋（含生药10g），绞股蓝颗粒剂1袋（含生药10g），青皮1袋（含生药6g），陈皮1袋（含生药6g），白芍颗粒剂1袋（含生药10g），炙甘草颗粒剂1袋（含生药3g）。

【制法】将以上颗粒剂放入杯中，用沸水冲泡，颗粒充分溶化即成。

【吃法】代茶，频频饮用，每天1剂，当天饮完。

【适应证】适用于脾胃虚弱证消化不良。

8. 四君甘露茶

【原料】山药30g，茯苓20g，甘草5g，薏苡仁5g。

【制法】将以上原料洗净，烘干，研成粗末，装入棉纸袋中，每袋5g。

【吃法】代茶，频频饮用，每袋可连续冲泡3~5次，每天1~2袋，当天饮完。

【适应证】适用于脾胃虚弱证消化不良。

9. 参芪饮

【原料】黄芪20g，党参10g，陈皮20g，蔗糖15g。

【制法】将黄芪、党参、陈皮洗净，入锅，加适量水，煎煮2次，每次40分钟，合并滤液，调入蔗糖，搅匀即成。

【吃法】代茶，频频饮用，每天1剂，当天饮完。

【适应证】适用于脾胃虚弱证消化不良。

10. 黄芪陈皮茶

【原料】生黄芪40g，陈皮5g，红糖10g。

【制法】将生黄芪、陈皮洗净，放入砂锅内熬煎，去渣取汁，连续3次，将3次药液加入红糖混合即成。

【吃法】代茶，频频饮用，每天1剂，当天饮完。

【适应证】适用于脾胃虚弱证消化不良。

11. 黄芪枳实茶

【原料】炙黄芪30g，枳实20g，蜂蜜15g。

【制法】将炙黄芪、枳实洗净，入锅，加适量水，用大火煮沸后改小火煎煮30分钟，去渣取汁，待药汁转温后兑入蜂蜜，搅匀即成。

【吃法】代茶，频频饮用，每天1剂，当天饮完。

【适应证】适用于脾胃虚弱证消化不良。

12. 枳术甜茶

【原料】枳实30g，白术20g，白糖20g。

【制法】将枳实、白术洗净，入锅，加适量水，煎煮2次，每次30分钟，合并滤液，调入白糖，搅匀即成。

【吃法】代茶，频频饮用，每天1剂，当天饮完。

【适应证】适用于脾胃虚弱证消化不良。

13. 鲫鱼山药粥

【原料】鲫鱼1条（250g左右），山药100g，粳米60g，葱白、姜末、料酒、味精、食盐各适量。

【制法】将鲫鱼去鳞及内脏，切成2段，放入锅中，加入适量清水及葱白、姜末、料酒、食盐，煮至熟烂，用汤筛过滤，去渣留汁，放入去皮切成小块的山药和淘洗干净的粳米，加适量清水，用小火煮至黏稠时调入味精即成。

【吃法】当菜佐餐，吃鱼、山药，饮汤。

【适应证】适用于脾胃虚弱证消化不良。

14. 鲫鱼大枣粥

【原料】鲫鱼1条（250g左右），粳米60克，大枣10枚，葱白、姜末、料酒、味精、食盐各适量。

【制法】将鲫鱼去鳞及内脏，切成2段，放入锅中，加入适量清水及葱白、姜末、料酒、食盐，煮至熟烂，用汤筛过滤，去渣留汁，加入大枣和淘洗干净的粳米，加适量清水，用小火慢慢煮至米开花时调入味

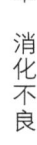

精即成。

【吃法】当菜佐餐，吃鱼、大枣，饮汤。

【适应证】适用于脾胃虚弱证消化不良。

15. 清汤猴头菇

【原料】发好的猴头菇 500g，净鸡肉 200g，猪肉 50g，熟火腿 30g，水发玉兰片、葱末、姜末、食盐、料酒、味精、胡椒粉、鸡油、高汤、嫩香菜各适量。

【制法】

（1）将水发玉兰片切成薄片，放开水锅中热一下，捞出沥水；熟火腿切成薄片；嫩香菜择洗干净，切段备用。

（2）将净鸡肉、猪肉合在一起，剁烂成泥，放入碗内，加少量清水调解，再放入葱末、姜末，搅拌均匀。

（3）将高汤倒入锅内，加入肉泥烧开，撇尽浮沫，端离火口，待汤凉后过滤，把发好洗净、蒸透的猴头菇，放入带盖的盆内，添足过滤后的高汤，加少许食盐、料酒，盖上盖，用小火再煮 30 分钟左右取出，盛入大汤碗中，放入少许味精、胡椒粉，撒上火腿片、玉兰片、香菜段、鸡油即成。

【吃法】当菜佐餐，吃肉、猴头菇，饮汤。

【适应证】适用于脾胃虚弱证消化不良。

（三）饮食积滞证

证候：胃脘痞闷，胀满不适，泛腐吞酸，无饥饿感，嗳气厌食，或有胃脘疼痛，舌苔厚腻，脉滑或沉实。

治法：消食导滞，理气和胃。

食疗药膳方：

1. 山楂荷叶茶

【原料】山楂 50g，荷叶 50g，陈皮 50g，葱白 30g。

【制法】将 4 味原料入锅，加适量水，煎煮 30 分钟，去渣取汁即成。

【吃法】代茶，频频饮用，每天 1 剂，当天饮完，最后嚼食山楂。

【适应证】适用于饮食积滞证消化不良。

2. 二皮麦芽茶

【原料】肉桂 5g，青皮 5g，麦芽 30g。

【制法】将 3 味原料择净，放入茶杯中，加入适量沸水，加盖浸泡

10分钟。

【吃法】代茶，频频饮用，可连续冲泡3~5次，每天1剂，当天饮完。

【适应证】适用于饮食积滞证消化不良。

3. 乌梅山楂甘草茶

【原料】乌梅75g，山楂50g，陈皮30g，甘草5g。

【制法】将乌梅、山楂、陈皮、甘草洗净，用500ml沸水浸泡3小时，无菌纱布过滤，滤出的渣再用500ml沸水浸泡2小时后过滤。将2次浸出液合并，冷却即成。

【吃法】代茶，频频饮用，每天1剂，当天饮完。

【适应证】适用于饮食积滞证消化不良。

4. 枳实大黄山楂茶

【原料】枳实15g，生大黄6g，生山楂15g。

【制作】将枳实、生山楂洗净后放入锅中，加适量水，用大火煮沸后改中火煨15分钟，加入生大黄，再煮5分钟，去渣留汁即成。

【吃法】代茶，频频饮用，每天1剂，当天饮完。

【适应证】适用于饮食积滞证消化不良，对伴有大便干结者尤为适宜。

5. 莱菔子绿茶

【原料】莱菔子10g，绿茶3g。

【制法】将莱菔子拣去杂质，洗净，敲碎，放入洁净的纱布袋中，扎口，与绿茶同放入大杯中，用沸水冲泡，加盖闷15分钟即可。

【吃法】代茶，频频饮用，可连续冲泡3~5次，每天1剂，当天饮完。

【适应证】适用于饮食积滞证消化不良，对矢气多者尤为适宜。

6. 山楂乌龙茶

【原料】陈皮10g，山楂30g，乌龙茶5g。

【制法】将陈皮、山楂入锅，加适量水，煎煮30分钟，去渣取汁，用汁冲泡乌龙茶，加盖闷10分钟即成。

【吃法】代茶，频频饮用，每天1剂，当天饮完。

【适应证】适用于饮食积滞证消化不良，对伴有动脉粥样硬化、血脂异常者尤为适宜。

7. 复方木香茶

【原料】木香颗粒剂1袋(含生药10g)，焦山楂颗粒剂2袋(含生药

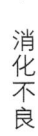

20g），鸡内金1袋（含生药10g）。

【制法】将以上颗粒剂同入杯子，用沸水冲泡，颗粒充分溶化即成。

【吃法】代茶，频频饮用，当天服完。

【适应证】适用于饮食积滞证消化不良。

8. 鸡内金陈皮粉

【原料】干鸡内金10g，陈皮8g。

【制法】将干鸡内金、陈皮共同碾成细粉即成。

【吃法】分上午、下午2次用温开水送服，当天吃完。

【适应证】适用于饮食积滞证消化不良。

9. 鲜山楂汁

【原料】鲜山楂100g。

【制法】将鲜山楂洗净，去核，与100ml温开水一同放入家用料理机中，搅拌成汁。

【吃法】当果汁饮用，上午、下午分服。

【适应证】适用于饮食积滞证消化不良。

10. 白萝卜橘皮汁

【原料】鲜白萝卜500g，鲜橘皮50g。

【制法】将鲜白萝卜洗净，切片，与洗净的鲜橘皮、100ml温开水一同放入家用料理机中，搅拌成汁。

【吃法】当果汁饮用，上午、下午分服。

【适应证】适用于饮食积滞证消化不良。

第九章 腹 泻

腹泻指24小时内超过3次比较急迫、不定形的排便，排便水分和排便次数明显增多，大便性状明显改变为特征的一种临床病症。腹泻是消化系统多种疾病及消化道肿瘤等多种肿瘤及多种肿瘤终末期的常见症状，也是肿瘤术后、放化疗毒副反应常见的病症。

一、西医对腹泻病因的认识

西医认为，胃源性疾病、肝胆胰源性疾病、内分泌疾病、神经内分泌肿瘤等病变部位的疾病，均可引起腹泻。胃泌素瘤、嗜铬细胞瘤、淋巴瘤、肝癌、大肠癌等肿瘤均可由于特异性和非特异性致病因素导致吸收与分泌平衡紊乱，均可引起肿瘤患者的腹泻。此外，胃肠道外科手术、胃肠道肿瘤手术、化学治疗、放射治疗也可引起腹痛、腹泻、便血。

二、中医对腹泻病因病机的认识

腹泻的中医病因病机主要与邪毒内蕴、脾胃虚弱、脾肾阳虚、肝郁脾虚等因素有关。其病位在脾、胃、大肠、小肠，但与肝、肾密切相关，且常可由肝气乘脾或脾肾阳虚所致。

中医认为癌性腹泻的病因有以下几点。①邪毒内蕴：肿瘤患者久病失治，脾胃受损，日久伤肾，脾失温煦，运化失常，水湿内停，水谷不化，湿滞内生，易致腹泻。②脾胃虚弱：患病日久，多虚多瘀，脾胃气虚最为普遍，化疗药物使脾胃更加虚弱，脾胃运化无力，升降失常，清浊不分，从而出现泄泻。③脾肾阳虚：正气既虚，癌毒较盛，复因化疗及饮食失当，以至湿浊内生，引起脾胃运化障碍，久病之后，肾阳损伤，或因年老体衰，阳气不足，命门火衰，不能助脾胃腐熟水谷，水谷不化，乃发为泄泻。④肝郁脾虚：肿瘤患者情志不畅，肝气不调，复因化疗而伤脾胃，肝木乘脾土，气机逆乱，升降失司，发为泄泻。

中医认为癌性腹泻的主要病机如下。①脾胃受损，湿困脾土，肠道功能失司：肿瘤患者病后体虚，脾胃受损，日久伤肾，脾失温煦，运化失常，水湿内停，水谷不化，湿滞内生，易致腹泻。②脾虚湿盛是发病关键：脾胃虚弱，运化无力，升降失常，清浊不分，从而出现泄泻。

三、腹泻的辨证施膳

（一）寒湿内蕴证

证候：呕吐清水或食物，泻下稀薄淡黄粪便，胃脘发闷，腹部胀痛喜按，渴喜热饮，或恶寒，发热，头痛，舌体淡胖，苔白或白腻，脉濡。

治法：芳香化浊，温中燥湿。

食疗药膳方：

1. 二香陈皮茶

【原料】藿香6g，木香6g，陈皮6g，佩兰6g，苍术10g。

【制法】将以上5味原料装入玉米纤维袋中，放入杯中，用沸水冲泡，加盖闷10分钟。

【吃法】代茶，频频饮用，当天饮完。

【适应证】适用于寒湿内蕴证急性腹泻。

2. 木香苍术厚朴茶

【原料】木香10g，苍术10g，厚朴6g，紫苏6g。

【制法】将以上4味原料装入玉米纤维袋中，放入杯中，用沸水冲泡，加盖闷10分钟。

【吃法】代茶，频频饮用，当天饮完。

【适应证】适用于寒湿内蕴证急性腹泻。

3. 藿香佩兰干姜速溶茶

【原料】藿香颗粒剂1袋（含生药10g），干姜颗粒剂1袋（含生药5g），佩兰颗粒剂1袋（含生药10g），紫苏颗粒剂1袋（含生药6g），苍术颗粒剂1袋（含生药10g），厚朴颗粒剂1袋（含生药6g），木香颗粒剂1袋（含生药6g），陈皮颗粒剂1袋（含生药6g），炙甘草颗粒剂1袋（含生药3g）。

【制法】将以上颗粒剂装入杯中，用沸水冲泡，颗粒充分溶化即成。

【吃法】代茶，频频饮用，当天饮完。

【适应证】适用于寒湿内蕴证急性腹泻。

4. 豆蔻肉桂粉

【原料】豆蔻3g，肉桂3g，红糖10g。

【制法】将豆蔻、肉桂碾成极细粉，装瓶备用。

【吃法】早、晚2次分服，吃时用红糖调服。

【适应证】适用于寒湿内蕴证急性腹泻。

5. 肉桂干姜茯苓粉

【原料】肉桂3g，干姜5g，茯苓10g。

【制法】将肉桂、干姜、茯苓碾成极细粉，装瓶备用。

【吃法】早、晚2次分服。

【适应证】适用于寒湿内蕴证急性腹泻。

6. 肉桂焦锅巴粥

【原料】肉桂粉3g，焦锅巴30g，红糖15g。

【制法】将焦锅巴用温开水浸泡，入锅，加适量水，煮成稀粥，粥将成时调入肉桂粉，与红糖再煮2分钟即成。

【吃法】早、晚2次分食。

【适应证】适用于寒湿内蕴证急性腹泻。

7. 豆蔻干姜粥

【原料】豆蔻3g，干姜6g，粳米50g。

【制法】将豆蔻、干姜、粳米洗净，入锅，加适量水，熬煮成粥即成。

【吃法】早、晚2次分食。

【适应证】适用于寒湿内蕴证急性腹泻。

8. 肉桂干姜橘皮羹

【原料】肉桂粉2g，干姜粉2g，鲜橘皮30g，藕粉20g，红糖15g。

【制法】将鲜橘皮表面洗净，切成细块，与用冷水调匀的藕粉一同入锅，用小火煮沸，加入肉桂粉、干姜粉、红糖，再煮一沸即成。

【吃法】早、晚2次分食。

【适应证】适用于寒湿内蕴证急性腹泻。

9. 吴茱萸羊肉羹

【原料】吴茱萸2g，羊肉泥50g，小米50g。

【制法】将吴茱萸碾成细粉，与羊肉泥、淘洗干净的小米同入锅中，加适量水，用大火烧沸后改小火煮成稠羹即成。

【吃法】早、晚2次分食。

【适应证】适用于寒湿内蕴证急性腹泻。

10. 补骨脂茯苓粥

【原料】补骨脂4g，茯苓10g，粳米50g，红糖10g。

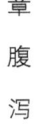

【制法】将补骨脂碾成细粉,与茯苓、淘洗干净的粳米同入锅中,加适量水,用大火烧沸后改小火煮成稠羹,粥将成时调入红糖即成。

【吃法】早、晚2次分食。

【适应证】适用于寒湿内蕴证急性腹泻。

11. 姜桂温脾茶

【原料】肉桂1g,干姜3g,茯苓2g,薏苡仁2g,玫瑰花2朵,山楂球30g,红糖适量。

【制法】将以上原料放入锅中,加适量水,用大火煮沸后改小火煨煮30分钟,过滤取汁,加红糖搅匀即成。

【吃法】上午、下午分服。

【适应证】适用于寒湿内蕴证急性腹泻。

(二)大肠湿热证

证候:呕吐酸腐食物和黏液,泻下深黄稀便、多泡沫、有热臭气或带有黏液血液,肛门灼热,胸闷,腹痛拒按,口渴心烦,小便黄,或伴有发热,舌红,苔黄腻,脉滑数。

治法:芳香泄浊,清热化湿。

食疗药膳方:

1. 葛根芩连饮

【原料】葛根10g,黄芩10g,黄连5g,木香6g,炙甘草3g。

【制法】将以上5种原料用冷水浸泡30分钟,入锅,加适量水,煎煮30分钟,去渣取汁即成。

【吃法】上午、下午分服。

【适应证】适用于大肠湿热证急性腹泻,也可用于慢性腹泻急性发作出现湿热证者。

2. 香连速溶茶

【原料】木香颗粒剂1袋(含生药10g),川黄连颗粒剂2袋(含生药6g),炒黄芩颗粒剂1袋(含生药10g),藿香颗粒剂1袋(含生药10g),佩兰颗粒剂1袋(含生药10g),青皮颗粒剂1袋(含生药6g),陈皮颗粒剂1袋(含生药6g),炙甘草颗粒剂1袋(含生药3g)。

【制法】将以上颗粒剂放入杯中,用沸水冲泡,颗粒充分溶化即成。

【吃法】代茶,频频饮用,每天1剂,当天饮完。

【适应证】适用于大肠湿热证急性腹泻。

3. 马齿苋橘皮汁

【原料】鲜马齿苋500g(干品200g),鲜橘皮100g。

【制法】将以上 2 味原料清洗干净（干品先用清水泡发），放入家用榨汁机中，加温开水 100ml，研磨成汁即成。

【吃法】早、中、晚 3 次温服。

【适应证】适用于大肠湿热证急性腹泻，也可用于慢性腹泻急性发作出现湿热证者。

4. 地锦草鲜汁

【原料】鲜地锦草 500g（干品 200g），鲜橘皮 100g。

【制法】将以上 2 味原料清洗干净（干品先用清水泡发），放入家用榨汁机中，加温开水 100ml，研磨成汁即成。

【吃法】早、中、晚 3 次温服。

【适应证】适用于大肠湿热证急性腹泻，也可用于慢性腹泻急性发作出现湿热证者。

5. 葛根御龙茶

【原料】葛根 10g，黄连 5g，橘皮 6g，藿香 6g。

【制法】将以上 4 味原料洗净，烘干，研成粗末，装入棉纸袋中，每袋 5g。

【吃法】代茶，频频饮用，每袋可连续冲泡 3～5 次，每天 1～2 袋，当天饮完。

【适应证】适用于大肠湿热证急性腹泻，也可用于慢性腹泻急性发作出现湿热证者。

6. 青陈皮黄连甜茶

【原料】青皮 6g，陈皮 6g，黄连 6g，红糖 10g。

【制法】将青皮、陈皮、黄连放入锅中，加适量水，用大火煮沸后改中火煨 15 分钟，去渣留汁，待温后兑入红糖即成。

【吃法】代茶，频频饮用，每天 1 剂，当天饮完。

【适应证】适用于大肠湿热证急性腹泻，也可用于慢性腹泻急性发作出现湿热证者。

7. 藿佩芩连茶

【原料】藿香 10g，佩兰 10g，黄芩 10g，黄连 5g，炙甘草 5g。

【制法】将以上 5 味原料用冷水浸泡 30 分钟，入锅，加适量水，煎煮 30 分钟，去渣取汁即成。

【吃法】上午、下午分服。

【适应证】适用于大肠湿热证急性腹泻，也可用于慢性腹泻急性发作出现湿热证者，尤其适宜夏季、秋季腹泻患者食用。

8. 复方白头翁饮

【原料】白头翁15g,黄连5g,木香10g,陈皮6g,炙甘草3g。

【制法】将以上5味原料用冷水浸泡30分钟,入锅,加适量水,煎煮30分钟,去渣取汁即成。

【吃法】上午、下午分服。

【适应证】适用于大肠湿热证急性腹泻,也可用于慢性腹泻急性发作出现湿热证者,对黏液便明显者尤为适宜。

9. 地榆槐花饮

【原料】地榆炭10g,槐花10g,黄连5g,木香10g,陈皮6g,炙甘草3g。

【制法】将以上6味原料用冷水浸泡30分钟,入锅,加适量水,煎煮30分钟,去渣取汁即成。

【吃法】上午、下午分服。

【适应证】适用于大肠湿热证急性腹泻,也可用于慢性腹泻急性发作出现湿热证者,对脓血便明显者尤为适宜。

10. 芩连茯苓速溶茶

【原料】黄芩颗粒剂1袋(含生药10g),黄连颗粒剂1袋(含生药3g),茯苓颗粒剂1袋(含生药10g),焦山楂颗粒剂1袋(含生药10g),豆蔻颗粒剂1袋(含生药3g)。

【制法】将以上颗粒剂放入杯中,用沸水冲泡,颗粒充分溶化即成。

【吃法】代茶,频频饮用,每天1剂,当天饮完。

【适应证】适用于大肠湿热证急性腹泻,也可用于慢性腹泻急性发作出现湿热证者。

(三)脾虚湿盛证

证候:多见于慢性腹泻,大便次数增多,粪汁稀溏,或大便不成形,或夹有少许黏液,食油腻食物或粗纤维蔬菜后加重,腹部(以左下腹为主)隐痛,喜暖喜按,舌淡,苔薄,脉细弱。

治法:健脾燥湿,温中助运。

食疗药膳验方:

1. 苍白术助运速溶茶

【原料】苍术颗粒剂2袋(含生药20g),白术颗粒剂2袋(含生药20g),怀山药颗粒剂1袋(含生药10g),炒薏苡仁颗粒剂1袋(含生药6g),厚朴颗粒剂1袋(含生药3g),防风颗粒剂1袋(含生药6g),焦楂曲颗粒剂1袋(含生药20g),炙甘草颗粒剂1袋(含生药3g)。

【制法】将以上颗粒剂放入杯中,用沸水冲泡,颗粒充分溶化即成。

【吃法】代茶,频频饮用,每天1剂,当天饮完。

【适应证】适用于脾虚湿盛证慢性腹泻。

2. 人参白术肉桂茶

【原料】人参3g,白术10g,肉桂2g。

【制作】将白术、人参和肉桂拣去杂质,切成薄片,放入大杯中,用沸水冲泡,加盖闷15分钟即成。

【吃法】代茶,频频饮用,可连续冲泡3~5次,每天1剂,当天饮完。

【适应证】适用于脾虚湿盛证慢性腹泻。

3. 参苓茶

【原料】茯苓10g,党参10g,炒薏苡仁10g。

【制法】将茯苓、党参、炒薏苡仁拣去杂质,切成薄片,放入大杯中,用沸水冲泡,加盖闷15分钟即成。

【吃法】代茶,频频饮用,可连续冲泡3~5次,每天1剂,当天饮完。

【适应证】适用于脾虚湿盛证慢性腹泻。

4. 党参米茶

【原料】党参30g,大米30g。

【制法】将大米放入炒锅中,加热,炒至米呈焦黄后与党参一起放入砂锅中,加适量清水,先用大火煮沸,再用小火煮至米烂汤稠即成。

【吃法】代茶,频频饮用,每天1剂,当天饮完。

【适应证】适用于脾虚湿盛证慢性腹泻。

5. 参芪白术粥

【原料】党参20g,生黄芪30g,白术15g,粳米60g,白糖少许。

【制法】将党参、生黄芪、白术切成薄片,用冷水浸泡30分钟,放入砂锅中煮沸后改小火煎成浓汁,取汁后再加冷水煎煮第二次,去渣,将2次煎煮的药汁合并,加入淘洗干净的粳米和适量清水,煮成粥,粥成后加入少许白糖。

【吃法】早、晚2次分食。

【适应证】适用于脾虚湿盛证慢性腹泻。

6. 芡实粥

【原料】芡实粉30g,莲子粉30g,大枣(去核)6枚,糯米50g,绵

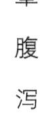

白糖少许。

【制法】将芡实粉、莲子粉用凉白水打成糊，放入沸水中，与糯米、大枣煮熟成粥糊，加入绵白糖即成。

【吃法】早、晚2次分食。

【适应证】适用于脾虚湿盛证慢性腹泻。

7. 白茯苓粥

【原料】白茯苓粉15g，粳米60g，鸡精、食盐、胡椒粉各适量。

【制法】将粳米淘洗干净，加白茯苓粉，放入锅内，加适量水，用大火烧沸后改小火煮至粥稠，食用时调入适量鸡精、食盐、胡椒粉。

【吃法】早、晚2次分食。

【适应证】适用于脾虚湿盛证慢性腹泻。

8. 薏苡仁莲子粥

【原料】薏苡仁100g，莲子20枚，粳米100g，冰糖粉少许。

【制法】将莲子泡开，剥皮去芯，与薏苡仁、粳米同入锅中，加适量水，煮成稠粥，放入冰糖粉。

【吃法】早、晚2次分食。

【适应证】适用于脾虚湿盛证慢性腹泻。

9. 山药薏苡仁粥

【原料】怀山药30g，薏苡仁30g，大枣20枚，肉桂0.5g。

【制法】将怀山药、薏苡仁、大枣、肉桂一同放入锅中，加适量水，煮粥。

【吃法】早、晚2次分食，每天1剂，连用4~5剂。

【适应证】适用于脾虚湿盛证慢性腹泻。

10. 山药莲子羹

【原料】鲜山药100g，莲子30g，藕粉20g。

【制法】将鲜山药洗净，去皮，捣碎，与莲子一同加水煮烂，调入藕粉制成稠羹即成。

【吃法】早、晚2次分食，每天1剂，连用4~5剂。

【适应证】适用于脾虚湿盛证慢性腹泻。

11. 铁棍山药粉

【原料】干铁棍山药片500g。

【制法】将干铁棍山药片放入家用粉碎机制成细粉，装瓶备用。

【吃法】早、晚各用温开水调服20g。

【适应证】适用于脾虚湿盛证慢性腹泻。

12. 健脾七宝粉

【原料】干山药片200g，莲子200g，芡实200g，茯苓200g，去核干大枣200g，炒薏苡仁200g，粉葛片200g。

【制法】将以上7味原料放入家用粉碎机中研磨成细粉，瓶装备用。

【吃法】用开水调和成糊状，早、晚各服20g。

【适应证】适用于脾虚湿盛证慢性腹泻。

13. 薏苡仁山药膏

【原料】薏苡仁300g，怀山药300g，5年内人工种植人参粉50g，茯苓300g，白扁豆250g，莲子150g，芡实150g，黄精150g，黄芪150g，赤小豆150g，大枣150g，陈皮100g，鸡内金50g，生山楂100g，炙甘草50g，植物果糖或罗汉果苷适量。

【制法】按传统膏方制作工艺制作，可装瓶备用。

【吃法】早、晚各1勺，约15g，用温开水冲服。

【适应证】适用于脾虚湿盛证慢性腹泻。

(四)脾肾阳虚证

证候：多见于慢性腹泻日久不愈，五更作泻，便下清稀，滑脱不禁，或夹有黏液，畏寒肢冷，口淡无味，饮食不香，舌质淡，苔薄白，脉虚细。

治法：温补肾阳，健脾化湿。

食疗药膳方：

1. 四神饮

【原料】补骨脂10g，肉豆蔻5g，吴茱萸3g，五味子10g，苍术10g，白术10g，炙甘草3g。

【制法】将以上7味原料同入锅中，加适量水，煎煮2次，每次30分钟，合并滤汁即成。

【吃法】上午、下午2次分服。

【适应证】适用于脾肾阳虚证慢性腹泻。

2. 补骨脂肉豆蔻速溶茶

【原料】补骨脂颗粒剂1袋（含生药6g），肉豆蔻颗粒剂1袋（含生药6g）。

【制法】将以上颗粒剂放入杯中，用沸水冲泡，颗粒充分溶化即成。

【吃法】代茶，频频饮用，每天1剂，当天饮完。

【适应证】适用于脾肾阳虚证慢性腹泻。

3. 桂附红参茶

【原料】肉桂粉 3g（分 2 次冲服），桂枝 10g，淫羊藿 10g，仙茅 10g，鹿角胶 10g（烊化冲服），制附子 3g，苍术 12g，红参粉 3g（分 2 次冲服），麻黄 10g，炙甘草 3g。

【制法】将以上原料，除肉桂粉和红参粉外，同入锅中，煎煮 2 次，合并滤液，调入肉桂粉、红参粉即成。

【吃法】代茶，频频饮用，每天 1 剂，当天饮完。

【适应证】适用于脾肾阳虚证慢性腹泻。

4. 鹿肉粥

【原料】鹿肉 50g，粳米 100g，食盐适量。

【制法】将鹿肉洗净，剁成肉末，与淘洗干净的粳米一同入锅，加 1000ml 水，用大火烧沸后改小火熬煮成稀粥，加入少许食盐调味。

【吃法】早、晚 2 次分食。

【适应证】适用于脾肾阳虚证慢性腹泻。

5. 益智白术粥

【原料】益智 5g，白术 6g，糯米 50g，食盐适量。

【制法】将益智、白术研为细末。将糯米加适量水煮粥，然后调入益智末、白术末，加食盐，稍煮片刻，待粥稠即成。

【吃法】早、晚 2 次分食。

【适应证】适用于脾肾阳虚证慢性腹泻。

6. 益智豆腐

【原料】益智 20g，粳米 50g，白糖 50g，琼脂 10g，蜂蜜适量。

【制法】将益智研成细末，装入调料袋中，加 500ml 水，小火煎至 200ml，去渣取汁。将粳米淘洗干净，磨成浆（磨得越细越好），再用纱布过滤取汁。将琼脂洗净，放入碗中，加入 100ml 清水，上笼蒸约 20 分钟取出，用纱布滤去杂质。把炒锅上火，放入琼脂汁、益智汁煮沸，调入白糖、蜂蜜，起锅分别倒入几只小碗中，晾凉（或放入冰箱冷却结冻）即成益智豆腐，然后用小刀划成小块，或拼摆装盘。

【吃法】早、晚 2 次分食。

【适应证】适用于脾肾阳虚证慢性腹泻。

7. 红参益智粉

【原料】红参 30g，益智 150g。

【制法】将红参切片，烘干，研成细粉。将益智晒干，稍炒后去壳取仁，研成细粉，与红参粉混合均匀，装瓶备用。

【吃法】每天2次，每次5g，用温开水送服。

【适应证】适用于脾肾阳虚证慢性腹泻。

8. 肉豆蔻生姜粥

【原料】肉豆蔻8g，生姜2片，粳米60g。

【制法】把肉豆蔻捣碎研为细末。用粳米煮粥，待粥将熟时，加入豆蔻末及生姜，现煮2~3沸即成。

【吃法】早、晚2次分食。

【适应证】适用于脾肾阳虚证慢性腹泻。

9. 七神粉

【原料】补骨脂(炒)200g，肉豆蔻(生用)100g，五味子100g，吴茱萸200g，生姜200g，大枣250g，苍术200g。

【制法】将上述诸原料研成细末，装瓶备用。

【吃法】每次9g，每天2次，空腹用盐汤送服。

【适应证】适用于脾肾阳虚证慢性腹泻。

10. 参芪豆蔻薏苡仁饮

【原料】黄芪20g，党参15g，淫羊藿10g，肉豆蔻10g，薏苡仁30g。

【制法】将以上5味原料同入锅中，加适量水，煎煮2次，每次30分钟，去渣取汁即成。

【吃法】上午、下午分服。

【适应证】适用于脾肾阳虚证慢性腹泻。

11. 肉豆蔻乌鸡汤

【原料】乌骨母鸡1只(1000g左右)，肉豆蔻30g，草果2枚，食盐、黄酒、葱段、生姜片各适量。

【制法】将乌骨母鸡宰杀，去毛、肠杂，洗净。将肉豆蔻、草果烧存性，塞入鸡腹内，扎紧，放入锅中，加入适量清水、食盐、黄酒、葱段、生姜片，用大火烧沸后改小火煮熟即成。

【吃法】佐餐食用。

【适应证】适用于脾肾阳虚证慢性腹泻。

第十章 便 秘

便秘是一种(组)症状,主要表现为排便困难,排便次数减少,粪质干硬,排便费力,排便不尽、肛门直肠有阻塞感,排便费时,或需用辅助方法使用通便药物才能排便。排便次数减少指每周排便少于2次。慢性便秘指病程在6个月以上。在癌症临终阶段便秘是常见的临床症状,有报道占80%。

一、西医对便秘病因的认识

由于结肠、直肠、肛门的神经平滑肌功能失调,可引起功能性便秘。食用低纤维食物,液体摄入过少,体力活动和体育锻炼过少,也可引起慢性功能性便秘;焦虑、抑郁和不良生活事件也能引起功能性便秘的增多;多种代谢性疾病、神经源性疾病、结肠原发性疾病、结直肠癌、腹膜肿瘤、腹腔内转移性淋巴癌均可引起继发性便秘;抗胆碱能药物、钙通道阻滞剂、抗抑郁药等可引起药物性便秘;不良生活、饮食和排便习惯可引起习惯性便秘。在临终患者中,接受化疗的患者便秘发生率约15%,病情重、腹压低,长期卧床而肠动力减退,食物和纤维素摄入减少,饮水减少,缺乏体能锻炼均可加重便秘的程度。

二、中医对便秘病因病机的认识

中医认为,气虚、血虚、阳虚、阴虚等虚证均可引起便秘。临床上以阴虚肠燥、传导失职最为多见。肠胃湿热,热结肠腑,耗伤津液,肠道干涩也可引起便秘;忧愁思虑、抑郁恼怒、肝郁气滞或久卧少动也可导致腑气郁滞、通降失调。肿瘤终末期或放疗、化疗导致的正气亏虚、津液不足、癌毒内盛均可损伤肠腑津液,从而诱发便秘。

三、便秘的辨证施膳

(一)阴虚证

证候:大便干结难解,唇燥咽干,口渴喜饮,眩晕心悸,舌质红或偏红，少苔或无苔，少津，脉细数。

治法：滋阴生津，润肠通便。

食疗药膳方：

1. 玄参生地饮

【原料】玄参 20g，生地黄 20g，火麻仁 15g，蜂蜜 30g。

【制法】将玄参、生地黄、火麻仁用清水浸泡 30 分钟，同入锅中，加适量水，煎煮 30 分钟，去渣取汁，待药汁转温后兑入蜂蜜即成。

【吃法】早、晚 2 次分服。

【适应证】适用于阴虚证便秘。

2. 生地黄何首乌饮

【原料】生地黄 20g，制何首乌 20g，郁李仁 15g，瓜蒌仁 15g，炙甘草 3g，蜂蜜 30g。

【制法】将生地黄、制何首乌、郁李仁、瓜蒌仁、炙甘草用清水浸泡 30 分钟，同入锅中，加适量水，煎煮 30 分钟，去渣取汁，待药汁转温后兑入蜂蜜即成。

【吃法】早、晚 2 次分服。

【适应证】适用于阴虚证便秘。

3. 黑芝麻杏仁粉

【原料】黑芝麻 300g，甜杏仁 100g，火麻仁 150g。

【制法】将以上 3 味原料烘干后同碾为细粉，装瓶备用。

【吃法】早、晚各服 2 匙（约 20g）。

【适应证】适用于阴虚证便秘。

4. 玉竹三仁蜜汁

【原料】玉竹 30g，火麻仁 20g，郁李仁 20g，瓜蒌仁 20g，蜂蜜适量。

【制法】将玉竹、火麻仁、郁李仁、瓜蒌仁用清水浸泡 30 分钟，同入锅中，加适量水，煎煮 30 分钟，去渣取汁，待药汁转温后兑入蜂蜜即成。

【吃法】早、晚 2 次分服。

【适应证】适用于阴虚证便秘。

5. 五仁蜜汁

【原料】火麻仁 20g，郁李仁 15g，瓜蒌仁 15g，杏仁 15g，桃仁 15g，炙甘草 3g，蜂蜜 30g。

【制法】将火麻仁、郁李仁、瓜蒌仁、杏仁、桃仁、炙甘草用清水浸泡30分钟，同入锅中，加适量水，煎煮30分钟，去渣取汁，待药汁转温后兑入蜂蜜即成。

【吃法】早、晚2次分服。

【适应证】适用于阴虚证便秘。

（二）血虚证

证候：大便干结，面黄无华，头晕目眩，心慌健忘，舌质淡，苔白，脉细。

治法：养血补血，润燥通便。

食疗药膳方：

1. 制何首乌柏子仁饮

【原料】制何首乌30g，柏子仁20g，火麻仁20g，蜂蜜30g。

【制法】将制何首乌、柏子仁、火麻仁用清水浸泡30分钟，同入锅中，加适量水，煎煮30分钟，去渣取汁，待药汁转温后兑入蜂蜜即成。

【吃法】早、晚2次分服。

【适应证】适用于血虚证便秘。

2. 熟地黄当归饮

【原料】熟地黄30g，当归20g，火麻仁20g，蜂蜜30g。

【制法】将熟地黄、当归、火麻仁用清水浸泡30分钟，同入锅中，加适量水，煎煮30分钟，去渣取汁，待药汁转温后兑入蜂蜜即成。

【吃法】早、晚2次分服。

【适应证】适用于血虚证便秘。

3. 当归白芍大枣饮

【原料】当归30g，白芍30g，大枣10枚，蜂蜜30g。

【制法】将当归、白芍、大枣用清水浸泡30分钟，同入锅中，加适量水，煎煮30分钟，去渣取汁，待药汁转温后兑入蜂蜜即成。

【吃法】早、晚2次分服。

【适应证】适用于血虚证便秘。

4. 黑芝麻二仁粉

【原料】黑芝麻300g，郁李仁100g，火麻仁150g。

【制法】将以上3味原料烘干后同碾为细粉，装瓶备用。

【吃法】早、晚各服2匙（约20g）。

【适应证】适用于血虚证便秘。

5. 黑芝麻桑椹粉

【原料】黑芝麻300g，干桑椹200g，火麻仁100g。

【制法】将以上3味原料烘干后同碾为细粉,装瓶备用。

【吃法】早、晚各服2匙(约20g)。

【适应证】适用于血虚证便秘。

(三)阳虚证

证候:大便干涩难解,四肢欠温,畏寒喜暖,面色苍白,腰膝酸冷或腹中冷痛,舌质淡,苔白润,脉沉迟。

治法:温阳通便。

食疗药膳方:

1. 肉苁蓉肉桂饮

【原料】肉苁蓉30g,肉桂9g,蜂蜜适量。

【制法】将肉苁蓉、肉桂用清水浸泡30分钟,同入锅中,加适量水,煎煮30分钟,去渣取汁,待药汁转温后兑入蜂蜜即成。

【吃法】早、晚2次分服。

【适应证】适用于阳虚证便秘。

2. 锁阳核桃仁饮

【原料】锁阳30g,核桃仁50g,炙甘草3g,蜂蜜适量。

【制法】将锁阳、核桃仁、炙甘草用清水浸泡30分钟,同入锅中,加适量水,煎煮30分钟,去渣取汁,待药汁转温后兑入蜂蜜即成。

【吃法】早、晚2次分服。

【适应证】适用于阳虚证便秘。

3. 肉苁蓉韭菜子饮

【原料】肉苁蓉30g,韭菜子30g,炙甘草3g,蜂蜜适量。

【制法】将肉苁蓉、韭菜子、炙甘草用清水浸泡30分钟,同入锅中,加适量水,煎煮30分钟,去渣取汁,待药汁转温后兑入蜂蜜即成。

【吃法】早、晚2次分服。

【适应证】适用于阳虚证便秘。

4. 核桃仁鹿角胶粉

【原料】核桃仁300g,鹿角胶100g,炙甘草3g。

【制法】将以上3味原料烘干后同碾为细粉,装瓶备用。

【吃法】早、晚各服2匙(约20g)。

【适应证】适用于阳虚证便秘。

5. 黑豆二仁粉

【原料】黑豆150g,火麻仁100g,郁李仁100g。

【制法】将以上3味原料烘干后同碾为细粉,装瓶备用。

【吃法】早、晚各服2匙(约20g)。

【适应证】适用于阳虚证便秘。

(四)气虚证

证候:便秘不畅,粪质并不干硬,虽有便意,但临出便努挣不出,挣时汗出气短,便后发腻,平时面色苍白,精神疲乏,舌淡嫩,苔白,脉细。

治法:补气润肠通便。

食疗药膳方:

1. 参芪火麻仁饮

【原料】炙黄芪20g,党参15g,火麻仁20g,炙甘草3g。

【制法】将炙黄芪、党参、火麻仁、炙甘草用清水浸泡30分钟,同入锅中,加适量水,煎煮30分钟,去渣取汁即成。

【吃法】早、晚2次分服。

【适应证】适用于气虚证便秘。

2. 人参大枣郁李仁饮

【原料】人参片(5年内人工种植的)4g,大枣10枚,郁李仁30g,炙甘草3g。

【制法】将人参、大枣、郁李仁、炙甘草用清水浸泡30分钟,同入锅中,加适量水,煎煮30分钟,去渣取汁即成。

【吃法】早、晚2次分服。

【适应证】适用于气虚证便秘。

3. 山药黄精松子饮

【原料】山药30g,黄精20g,松子30g,炙甘草3g。

【制法】将山药、黄精、松子、炙甘草用清水浸泡30分钟,同入锅中,加适量水,煎煮30分钟,去渣取汁即成。

【吃法】早、晚2次分服。

【适应证】适用于气虚证便秘。

4. 山药黄精粉

【原料】山药200g,黄精200g,火麻仁100g。

【制法】将以上3味原料烘干后同碾为细粉,装瓶备用。

【吃法】早、晚各服2匙(约20g)。

【适应证】适用于气虚证便秘。

5. 党参二子粉

【原料】党参 300g，紫苏子 100g，松子 100g。

【制法】将以上 3 味原料烘干后同碾为细粉，装瓶备用。

【吃法】早、晚各服 2 匙(约 20g)。

【适应证】适用于气虚证便秘。

(五)气滞证

证候：大便秘结，胸胁胀满，脘腹痞闷，频频嗳气，饮食不香，食量减少，或腹痛、烦热、口干，舌淡红，苔白，脉弦。

治法：行气导滞通便。

食疗药膳方：

1. 木香枳实二仁饮

【原料】木香 20g，枳实 20g，火麻仁 30g，郁李仁 30g，炙甘草 3g。

【制法】将木香、枳实、火麻仁、郁李仁、炙甘草用清水浸泡 30 分钟，同入锅中，加适量水，煎煮 30 分钟，去渣取汁即成。

【吃法】早、晚 2 次分服。

【适应证】适用于气滞证便秘。

2. 槟榔枳实二子饮

【原料】槟榔 15g，枳实 20g，紫苏子 15g，莱菔子 20g，炙甘草 3g。

【制法】将槟榔、枳实、紫苏子、莱菔子、炙甘草用清水浸泡 30 分钟，同入锅中，加适量水，煎煮 30 分钟，去渣取汁即成。

【吃法】早、晚 2 次分服。

【适应证】适用于气滞证便秘。

3. 二香三仁饮

【原料】木香 20g，降香 15g，火麻仁 30g，郁李仁 30g，杏仁 15g，炙甘草 3g。

【制法】将木香、降香、火麻仁、郁李仁、杏仁、炙甘草用清水浸泡 30 分钟，同入锅中，加适量水，煎煮 30 分钟，去渣取汁即成。

【吃法】早、晚 2 次分服。

【适应证】适用于气滞证便秘。

4. 二枳二香粉

【原料】枳实 20g，枳壳 10g，沉香 3g，降香 3g。

【制法】将以上 4 味原料烘干后同碾为细粉，装瓶备用。

【吃法】早、晚 2 次分服。

【适应证】适用于气滞证便秘。

（六）湿热证

证候：肛门灼热疼痛，大便干结，排便困难，常需用手抠便或挤压会阴部才能排便，小便短赤，伴有心烦易怒，口干口臭，腹胀腹痛，舌质红，苔黄腻，脉滑数或弦数。

治法：清热燥湿，泻火通便。

食疗药膳验方：

1. 大黄甘草饮

【原料】生大黄 10g，生甘草 3g。

【制法】将生大黄、生甘草放入杯中，用沸水冲泡，加盖闷 10 分钟，可连续冲泡 3 次。

【吃法】代茶，频频饮用。

【适应证】适用于湿热证便秘。

2. 生大黄蒲公英饮

【原料】生大黄 10g，蒲公英 15g，川黄连 5g，生甘草 3g。

【制法】将生大黄、蒲公英、川黄连、生甘草用清水浸泡 30 分钟，同入锅中，加适量水，煎煮 15 分钟，去渣取汁即成。

【吃法】早、晚 2 次分服。

【适应证】适用于湿热证便秘。

3. 番泻叶茶

【原料】番泻叶 10g。

【制法】将番泻叶放入杯中，用沸水冲泡，加盖闷 10 分钟，可连续冲泡 3 次。

【吃法】代茶，频频饮用。

【适应证】适用于湿热证便秘。

4. 二子芒硝粉

【原料】决明子 30g，莱菔子 20g，芒硝 6g。

【制法】将决明子、莱菔子烘干后同碾为细粉，加入芒硝，搅拌均匀，装瓶备用。

【吃法】早、晚 2 次分服。

【适应证】适用于湿热证便秘。

5. 芦荟茶

【原料】库拉索或皂草干芦荟叶 5g，绿茶 2g，蜂蜜 15g。

【制法】将干芦荟叶切碎与绿茶同入有盖杯中,加沸水冲服,加盖闷 5 分钟,调入蜂蜜后即可饮用。

【吃法】代茶,频频饮用,可连续冲泡 3~5 次。

【适应证】适用于湿热证便秘。也适用于面容憔悴,皮肤黑而粗糙,弹性差,皱纹多等病症,对兼有大便干结者尤为适宜。

6. 减脂塑身茶

【原料】青汁 30g,荷叶 2g,山楂 2g,茯苓 2g,决明子 3g,山药 2g,爆浆薏苡仁 30g(管吸),绿茶 2g,三氯蔗糖适量。

【制法】将前 8 味原料放入锅中,加适量水,用大火煮沸后改小火煨煮 30 分钟,过滤取汁,调入三氯蔗糖即成。

【吃法】上午、下午分服。

【适应证】适用于湿热证便秘。

第十一章 失 眠

失眠是患者的主观感受，指尽管有适合的睡眠机会和睡眠环境仍然对睡眠时间和睡眠质量感到不满意，引起第二天头昏乏力等症状的一种主观体验。不能单纯依靠睡眠时间来判断是否存在失眠。临床发现部分患者虽然睡眠时间较短，但没有主观睡眠质量下降，没有引起第二天的不适症状，便不能视为失眠。失眠是高级神经活动过度紧张而导致功能紊乱的疾病，涉及中医的"不寐""失眠""脏燥"等疾病。失眠会增加癌症、心脑血管疾病患者的临终阶段的不适感，使患者更加烦躁不安、神疲乏力，甚至绝望。据统计，40%临终患者可出现不同程度的失眠。长期失眠会使肿瘤终末期患者心情焦虑，引起身体机能下降，出现种种情绪障碍，疲乏无力，免疫功能下降，给患者带来苦不堪言的痛苦。

一、西医对失眠病因的认识

失眠的原因十分复杂，颅内压增高、心功能不全、恶性胸腔积液、恶性腹水、疼痛等躯体因素可引起失眠；临终关怀医院环境、卧具不适合、家属探视过晚，病房环境嘈杂等环境因素可导致失眠；精神紧张、焦虑、情绪抑郁等心理因素可导致失眠；服用咖啡因、麻黄碱等药物可影响睡眠；肿瘤及并发症引起的癌痛，放疗、化疗对神经系统的毒副反应也是导致失眠的重要病因。

二、中医对失眠病因病机的认识

中医认为，临终患者出现失眠的病因病机有以下几点。①气血阴阳失调：肿瘤患者的脏腑功能常常受到损害，气血阴阳失调，阴虚不能纳阳，或阳虚不得入阴，导致失眠；肿瘤的治疗手段，如手术、化疗、放疗等，也会耗气伤血，损阴伤阳，进一步导致气血阴阳失调。②肝失疏泄：肿瘤患者长期情志不畅，肝气郁结，气郁化火，肝火扰神，导致失眠；肝气疏泄失常又会阻滞气血运行，变生瘀滞，或者日久耗伤气血，藏血失职，引起心脉瘀阻，神失所养，发为不寐。③痰热内阻：肿瘤患者存在代谢产物异常；痰邪内阻，气机郁滞，痰邪扰神则夜不能寐。
④心神失养：肿瘤患者多存在思虑过度，心中阴血暗耗，导致营血不足，阳无所恋，复浮于外，形成阳不入阴、阴阳不交，而魂魄妄行的病理状态，故而出现失眠、多梦；肿瘤患者长期的精神压力和心理负担也会导致心神失养，引发失眠。

三、失眠的辨证施膳

（一）心脾两虚证

证候：多梦易醒，心悸健忘，体倦神疲，饮食无味，面色少华，舌淡，苔薄，脉弱。

治法：补益心脾，养血安神。

食疗药膳方：

1. 灵芝甜牛奶

【原料】灵芝粉 5g，牛奶 150ml，白糖 5g。

【制法】将牛奶倒入锅中煮沸，加入灵芝粉、白糖，拌匀即成。

【吃法】随早餐饮用。

【适应证】适用于心脾两虚证失眠。

2. 龙眼肉酸枣仁茶

【原料】龙眼肉 20g，酸枣仁 10g，柏子仁 10g，白糖 10g。

【制法】将龙眼肉、酸枣仁、柏子仁同入锅中，煎煮 20 分钟，滤渣取汁，倒入白糖搅拌即成，可冲泡 3 次。

【吃法】代茶饮用，龙眼肉、酸枣仁可嚼食。

【适应证】适用于心脾两虚证失眠。

3. 灵芝茶

【原料】灵芝 10g。

【制法】将灵芝洗净，晒干或烘干，切成饮片，放入杯中，用开水冲泡，加盖闷 15 分钟即可，一般可冲泡 3~5 次；亦可入锅，加适量水，用中火煎煮 30 分钟后取汁。

【吃法】代茶，频频饮用，可连续冲泡 3~5 次，每天 1 剂，当天饮完，最后嚼食灵芝。

【适应证】适用于心脾两虚证失眠，也可统治各类失眠。

4. 蜂王浆奶茶

【原料】牛奶 150ml，蜂王浆 0.5g。

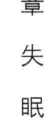

【制作】将牛奶倒入锅内，煮沸，晾至温热，加入蜂王浆，搅匀即成。

【吃法】代茶，频频饮用，每天 1 剂，当天饮完。

【适应证】适用于心脾两虚证失眠，也可统治各类失眠。

5. 大枣奶茶

【原料】大枣 15 枚，鲜牛奶 200ml。

【制作】将大枣剖开、去核，入锅，加适量水，浓煎 2 次，每次 30 分钟，合并 2 次煎液，小火浓缩至 150ml，再将煮沸的鲜牛奶冲入，调匀即成。

【吃法】代茶，频频饮用，每天 1 剂，当天饮完，最后嚼食大枣。

【适应证】适用于心脾两虚证失眠。

6. 龙眼肉太子参茶

【原料】龙眼肉 30g，太子参 6g，蜂蜜适量。

【制作】将龙眼肉、太子参去杂质，洗净，放入碗内，再加适量水，置于沸水锅中蒸 40 分钟，去渣取汁，待汁转温后调入蜂蜜即成。

【吃法】代茶，频频饮用，每天 1 剂，当天饮完。

【适应证】适用于心脾两虚证失眠。

7. 大枣刺五加茶

【原料】合欢花 10g，刺五加 15g，大枣 7 枚。

【制作】将合欢花、刺五加和大枣一同放入砂锅中，加适量水，煎煮 30 分钟，去渣滤汁即成。

【吃法】代茶，频频饮用，可连续冲泡 3~5 次，每天 1 剂，当天饮完。

【适应证】适用于心脾两虚证失眠。

8. 参芪茯神速溶茶

【原料】党参颗粒剂 1 包(含生药 10g)，炙黄芪颗粒剂 1 包(含生药 10g)，茯神颗粒剂 1 包(含生药 10g)，夜交藤颗粒剂 2 包(含生药 20g)，当归颗粒剂 1 包(含生药 10g)，酸枣仁颗粒剂 1 包(含生药 10g)，炙甘草颗粒剂 1 包(含生药 3g)。

【制法】将以上颗粒剂放入杯中，用沸水冲泡，待颗粒充分溶化即成。

【吃法】代茶，频频饮用，每天 1 剂，当天饮完。

【适应证】适用于心脾两虚证失眠。

9. 酸枣仁肉吞服方

【原料】生酸枣仁 200g。

【制法】将生酸枣仁压扁，去除外壳，用茶杯在玻璃板或不锈钢台板碾碎即成。

【吃法】每晚吞服生酸枣仁粉末 30 粒，每晚需现剥现碾，以防挥发油流失。

【适应证】适用于心脾两虚证失眠。

10. 参归茯神粥

【原料】党参 10g，当归 10g，茯神 10g，合欢皮 10g，夜交藤 10g，远志 6g，粳米 60g，蜂蜜 20g。

【制法】将党参、当归、茯神、合欢皮、夜交藤、远志碾成粗末，装入玉米纤维袋中，与淘洗干净的粳米同入砂锅中，加适量水，用大火煮沸后改小火煮成粥，待粥转温后调入蜂蜜即成。

【吃法】早、晚 2 次分服。

【适应证】适用于心脾两虚证失眠。

11. 山药茯苓粉

【原料】怀山药 200g，茯苓 200g，干百合 100g。

【制法】将以上 3 味原料烘干后碾成细粉，装瓶备用。

【吃法】早、晚各用温水送服 30g。

【适应证】适用于心脾两虚证失眠。

（二）阴虚火旺证

证候：心烦不寐，头晕耳鸣，口干津少，五心烦热，腰酸梦遗，舌质红，少苔或无苔，脉细数。

治法：滋补肾阴，清心降火。

食疗药膳方：

1. 石斛玉竹大枣粥

【原料】铁皮石斛 15g，玉竹 10g，大枣 10 枚，粳米 50g。

【制法】将铁皮石斛、玉竹放入锅中加水煎汁，去渣取汁，与洗净的粳米、大枣一同煮成稠粥。

【吃法】早、晚 2 次分食。

【适应证】适用于阴虚火旺证失眠。

2. 生地黄粥

【原料】生地黄汁 50g，粳米 50g。

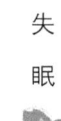

【制法】将两者同入锅中，加适量水，煮成稀粥即成。

【吃法】早、晚2次分食。

【适应证】适用于阴虚火旺证失眠。

3. 玉竹苦瓜粥

【原料】苦瓜100g，玉竹15g，粳米50g。

【制法】将苦瓜洗净，切片，与玉竹、粳米同入锅中，加适量水，煮成稀粥。

【吃法】早、晚2次分食。

【适应证】适用于阴虚火旺证失眠。

4. 百合柏子仁粥

【原料】百合30g，柏子仁20g，蜂蜜10g。

【制法】将百合、柏子仁入锅，加适量水，煎煮20分钟，取汁后调入蜂蜜即成。

【吃法】早、晚2次分服。

【适应证】适用于阴虚火旺证失眠。

5. 枸杞子莲子心合欢花茶

【原料】合欢花2g，莲子心1g，菊花3g，枸杞子10g。

【制作】将以上4味原料放入杯中，用适量沸水冲泡，加盖闷10分钟即成。

【吃法】代茶，频频饮用，可连续冲泡3~5次，每天1剂，当天饮完，最后嚼食枸杞子。

【适应证】适用于阴虚火旺证失眠。

6. 桑椹枸杞子茶

【原料】桑椹15g，枸杞子30g，合欢皮20g。

【制法】将桑椹、枸杞子、合欢皮水煎取汁。

【吃法】代茶，频频饮用，每天1剂，当天饮完，最后嚼食枸杞子。

【适应证】适用于阴虚火旺证失眠。

7. 杞菊茶

【原料】枸杞子20g，菊花5g，夜交藤10g。

【制作】将枸杞子、菊花、夜交藤分别拣去杂质，同放入杯中，用沸水冲泡，加盖闷15分钟。

【吃法】代茶，频频饮用，可连续冲泡3~5次，每天1剂，当天饮完。

【适应证】适用于阴虚火旺证失眠。

8. 黑芝麻绿茶

【原料】黑芝麻15g,绿茶5g,红糖5g。

【制作】将黑芝麻洗净,用小火炒熟,放凉后与绿茶一起放入茶包中,用沸水冲泡,加盖焖10分钟即成。

【吃法】代茶,频频饮用,可连续冲泡3~5次,每天1剂,当天饮完。

【适应证】适用于阴虚火旺证失眠。

9. 生地黄酸枣仁速溶茶

【原料】生地黄颗粒剂1袋(含生药10g),麦冬颗粒剂1袋(含生药10g),黄连颗粒剂1袋(含生药3g),茯神颗粒剂1袋(含生药10g),当归颗粒剂1袋(含生药10g),酸枣仁颗粒剂1袋(含生药10g)。

【制法】将以上颗粒剂放入杯中,用沸水冲泡,颗粒充分溶化即成。

【吃法】代茶,频频饮用,每天1剂,当天饮完。

【适应证】适用于阴虚火旺证失眠。

10. 玄参远志速溶茶

【原料】玄参颗粒剂1袋(含生药10g),玉竹颗粒剂1袋(含生药10g),远志颗粒剂1袋(含生药10g),夜交藤颗粒剂1袋(含生药10g),合欢皮颗粒剂1袋(含生药10g),炙甘草颗粒剂1袋(含生药3g)。

【制法】将以上颗粒剂放入杯中,用沸水冲泡,颗粒充分溶化即成。

【吃法】代茶,频频饮用,每天1剂,当天饮完。

【适应证】适用于阴虚火旺证失眠。

(三)肝旺胆怯证

证候:虚烦不寐,寐则多梦,时易惊醒,性急易怒,头晕目眩,舌红,苔薄,脉弦滑数。

治法:平肝养血,清胆宁神。

食疗药膳方:

1. 三子茶

【原料】枸杞子6g,决明子20g,柏子仁20g。

【制法】将以上3种原料同入杯中,沸水冲泡。

【吃法】代茶饮用。

【适应证】适用于肝旺胆怯证失眠。

2. 绿豆菊花茶

【原料】绿豆60g,白菊花10g。

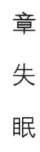

【制法】将绿豆拣去杂质，淘洗干净，备用。将白菊花放入纱布袋中，扎口，与淘洗干净的绿豆同入砂锅，加足量水，浸泡片刻，用大火煮沸后改小火煨煮1小时，待绿豆酥烂，取出菊花纱布袋即成。

【吃法】代茶，频频饮用，并将酥烂的绿豆同时嚼入口内，缓嚼而咽下。

【适应证】适用于肝旺胆怯证失眠。

3. 龙胆草蜜茶

【原料】龙胆草2g，远志6g，蜂蜜5g。

【制法】将龙胆草、远志放入杯中，用沸水冲泡2次，取浸出液，兑入蜂蜜即成。

【吃法】代茶，频频饮用，可连续冲泡3~5次，每天1剂，当天饮完。

【适应证】适用于肝旺胆怯证失眠。

4. 芹菜百合茶

【原料】芹菜100g，大枣10枚，鲜百合15g。

【制作】将芹菜、大枣、鲜百合放入锅中，加适量水，煎取汁液，代茶饮。

【吃法】代茶，频频饮用，每天1剂，当天饮完。

【适应证】适用于肝旺胆怯证失眠。

5. 茯神五味子粉

【原料】茯神200g，五味子50g。

【制法】将以上2味原料烘干后碾成细粉，装瓶备用。

【吃法】早、晚各用温水送服15g。

【适应证】适用于肝旺胆怯证失眠。

6. 桑菊茯神速溶茶

【原料】桑叶颗粒剂1袋（含生药10g），菊花颗粒剂1袋（含生药6g），茯神颗粒剂1袋（含生药10g），夜交藤颗粒剂1袋（含生药15g），合欢皮颗粒剂1袋（含生药10g），炙甘草颗粒剂1袋（含生药3g）。

【制法】将以上颗粒剂放入杯中，用沸水冲泡，颗粒充分溶化即成。

【吃法】代茶，频频饮用，每天1剂，当天饮完。

【适应证】适用于肝旺胆怯证失眠。

7. 天麻酸枣仁速溶茶

【原料】天麻颗粒剂1袋（含生药10g），钩藤颗粒剂1袋（含生药10g），酸枣仁颗粒剂1袋（含生药10g），夜交藤颗粒剂1袋（含生药

15g），合欢皮颗粒剂 1 袋（含生药 10g），炙甘草颗粒剂 1 袋（含生药 3g）。

【制法】将以上颗粒剂放入杯中，用沸水冲泡，颗粒充分溶化即成。
【吃法】代茶，频频饮用，每天 1 剂，当天饮完。
【适应证】适用于肝旺胆怯证失眠。

8. 菊花脑花生叶汁

【原料】鲜菊花脑 500g，鲜花生叶 600g。
【制法】将以上 2 味原料清洗干净，用温开水浸泡片刻，加 100ml 温开水，用家用榨汁机榨汁，去渣取汁即成。
【吃法】上午、下午 2 次分服。
【适应证】适用于肝旺胆怯证失眠。

（四）胃中不和证

证候：失眠，脘闷嗳气，腹中不适，甚则呕恶，脘腹胀痛，舌淡红，苔腻，脉滑。

治法：消食导滞，和胃安神。

食疗药膳方：

1. 焦三仙陈皮茶

【原料】焦山楂 20g，焦神曲 15g，炒麦芽 15g，陈皮 5g。
【制法】将以上 4 味原料同入杯中，用沸水冲泡。
【吃法】代茶饮用。
【适应证】适用于胃中不和证失眠。

2. 鲜花生叶茶

【原料】鲜花生叶 40g。
【制作】将鲜花生叶洗净，入锅，加适量水，煎煮 30 分钟，去渣取汁即成。
【吃法】代茶，频频饮用，可连续冲泡 3～5 次，每天 1 剂，当天饮完。
【适应证】适用于胃中不和证失眠。

3. 山楂丹参茶

【原料】生山楂 30g，丹参 15g，远志 6g。
【制作】将生山楂、丹参、远志洗净后放入大号杯中，用沸水冲泡，加盖闷 10 分钟即成。
【吃法】代茶，频频饮用，可连续冲泡 3～5 次，每天 1 剂，当天

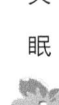

饮完。

【适应证】适用于胃中不和证失眠。

4. 山楂荷叶大麦茶

【原料】鲜荷叶50g，山楂30g，大麦20g，夜交藤20g，适量冰糖。

【制作】将鲜荷叶洗净，切成2厘米见方的小荷叶块备用。将山楂洗净后切成片，与夜交藤、大麦一同放入砂锅内，加适量水，煎煮30分钟，加荷叶拌匀，继续用小火煎煮10分钟，加入适量冰糖即成。

【吃法】代茶，频频饮用，每天1剂，当天饮完，最后嚼食山楂片。

【适应证】适用于胃中不和证失眠。

5. 橘皮麦芽茶

【原料】橘皮10g，炒麦芽30g，甘草1g。

【制作】将橘皮、炒麦芽一起放入茶杯内，倒入沸水，加盖闷15分钟即成。

【吃法】代茶，频频饮用，可冲泡3~5次，每天1剂，当天饮完，最后嚼食大枣。

【适应证】适用于胃中不和证失眠。

6. 楂曲陈皮速溶茶

【原料】焦山楂颗粒剂1袋（含生药10g），六神曲颗粒剂1袋（含生药10g），陈皮颗粒剂1袋（含生药6g），夜交藤颗粒剂1袋（含生药15g），合欢皮颗粒剂1袋（含生药10g），炙甘草颗粒剂1袋（含生药3g）。

【制法】将以上颗粒剂放入杯中，用沸水冲泡，颗粒充分溶化即成。

【吃法】代茶，频频饮用，每天1剂，当天饮完。

【适应证】适用于胃中不和证失眠。

7. 三仙夜交藤速溶茶

【原料】焦山楂颗粒剂1袋（含生药10g），六神曲颗粒剂1袋（含生药10g），炒麦芽颗粒剂1袋（含生药10g），炒谷芽颗粒剂1袋（含生药10g），夜交藤颗粒剂1袋（含生药15g），远志颗粒剂1袋（含生药10g），茯神颗粒剂1袋（含生药10g），炙甘草颗粒剂1袋（含生药3g）。

【制法】将以上颗粒剂放入杯中，用沸水冲泡，颗粒充分溶化即成。

【吃法】代茶，频频饮用，每天1剂，当天饮完。

【适应证】适用于胃中不和证失眠。

第十二章　神经症

神经症是疾病终末期常见的疾病，在肿瘤患者中尤为多见，是由于患者在生理、心理、精神方面的改变处于异常情况下所导致的大脑机能失调的一组疾病的总称。肿瘤终末期患者主要以焦虑、抑郁、疑病、强迫症和神经衰弱最为多见。患者中多见有一定个性弱点和易患神经类疾病的人。

焦虑是一种复杂而普遍的心理体验，它伴随着对未来不确定性的担忧、恐惧及对当前情境的过度反应。25%的终末期患者会出现焦虑，并且焦虑与抑郁通常会合并出现。焦虑障碍分为持续性焦虑障碍和发作性焦虑障碍两种，前者称为广泛性焦虑，后者则为惊恐障碍。肿瘤患者焦虑的特点是中度或重度不安、担心、忧虑持续两周以上，或一天当中有一半的时间都有这样的表现。

抑郁是一种广泛存在的心理障碍，表现为持续的情绪低落、兴趣丧失、自我否定等症状。抑郁可由各种原因引起，以显著而持久的心境低落为主要临床特征，且心境低落与其处境不相称，病程超过两周，同时每天有一半以上时间都有不适，其中以兴趣减退、精力减退、情绪低落为核心症状，严重者可出现自杀念头和行为。5%～10%的终末期患者有抑郁症，另10%～20%出现抑郁状态。

一、西医对神经症病因的认识

焦虑的病因复杂，可能涉及多个方面，包括遗传、个性特点、认知过程、不良生活事件、生化反应、躯体疾病等。此外，社会环境因素和个人心理状态也是重要的影响因素。①个体因素：有焦虑家族史的人发病率较高，这可能与遗传素质有关。患者可能具有自卑、易于紧张、恐惧、对困难估计过分等个性特点。抑郁患者更倾向于把模棱两可的情况解释成危机的先兆，低估自己对消极事件的控制能力。②生活事件和环境因素：生活压力、失去亲人、健康问题、经济问题、工作相关问题、不能解决的矛盾和冲突等都可能导致焦虑。生活空间狭窄、生活环境差、工作繁重等都可能成为焦虑的主要根源。③躯体疾病：某些情况下，如甲状腺功能亢进、肾上腺肿瘤等，躯体疾病可能引发焦虑症状。在患有其他精神障碍如恐惧症或强迫症的患者中，焦虑的发生率较高。④心理状态：对于应激事件的反应和处理方式，以及个人对压力的承受能力，都会影响焦虑的发生。心理素质较强的人不易焦虑，相对较差的人则容易失控，并且失去自制能力。

抑郁的病因复杂，可能涉及遗传学、生物学、心理学，以及社会环境等多个方面。①生物学因素：抑郁的发生与遗传因素密切相关，亲属同病率远高于一般人群，血缘关系越近发病一致率越高。5-羟色胺（5-HT）、去甲肾上腺素（NE）、多巴胺（DA）等神经递质的失调可能与抑郁的发生有关。甲状腺功能亢进或低下、艾迪生病、库欣病等内分泌疾病可能与抑郁有关。②心理学因素：社会压力、人际关系紧张、失业、婚姻破裂、丧失亲人等事件可能引发抑郁。童年时期的创伤经历、成长过程中的心理问题等可能影响个体抑郁的发病。③其他因素：某些药物如抗高血压药、治疗关节炎或帕金森病的药可能引发抑郁。患有慢性疾病，如心脏病、中风、糖尿病、肿瘤与阿尔茨海默病的患者罹患抑郁的概率较高。

二、中医对神经症病因病机的认识

神经症属于中医"郁证""脏燥""百合病""梅核气""奔豚气"等疾病的范围。中医认为，情志本身既是五脏功能活动的表现，又可作为病因而伤及五脏（尤其是肝），而五脏的损伤又以功能活动改变——情志异常、焦虑、抑郁等证候而表现出来。临床以心肝气郁、阴虚火旺、心脾两虚和心肾亏虚最为多见。本病的病机表现有虚有实。

三、神经症的辨证施膳

（一）心肝气郁证

证候：精神抑郁，焦虑不安，善疑多虑，或胸闷胁痛，脘腹胀闷，嗳气频频，饮食减少，舌淡红，苔薄，脉弦细。

治法：理气解郁。

食疗药膳方：

1. 柴胡合欢花茶

【原料】柴胡6g，香附6g，丹参6g，郁金6g，合欢花5g，甘草1g。

【制法】将以上6味原料同碾为粗末,装入玉米纤维袋中,扎紧袋口,放入杯中,用沸水冲泡。

【吃法】代茶,频频饮用,可连续冲泡5次。

【适应证】适用于心肝气郁证焦虑、抑郁。

2. 佛手合欢皮茶

【原料】佛手片6g,合欢皮6g,枳壳6g,香附10g,郁金6g,炙远志6g,茯神6g,甘草1g。

【制法】将以上8味原料同碾为粗末,装入玉米纤维袋中,扎紧袋口,放入杯中,用沸水冲泡。

【吃法】代茶,频频饮用,可连续冲泡5次。

【适应证】适用于心肝气郁证焦虑、抑郁。

3. 二香合欢皮速溶茶

【原料】香附颗粒剂1袋(含生药10g),香橼皮颗粒剂1袋(含生药10g),合欢皮颗粒剂1袋(含生药10g),青皮颗粒剂1袋(含生药6g),陈皮颗粒剂1袋(含生药6g),炙甘草颗粒剂1袋(含生药3g)。

【制法】将以上颗粒剂放入杯中,用沸水冲泡,颗粒充分溶化即成。

【吃法】代茶,频频饮用,每天1剂,当天饮完。

【适应证】适用于心肝气郁证焦虑、抑郁。

4. 金橘叶速溶茶

【原料】金橘叶颗粒剂1袋(含生药10g),当归皮颗粒剂1袋(含生药10g),合欢皮颗粒剂1袋(含生药10g),青皮颗粒剂1袋(含生药6g),陈皮颗粒剂1袋(含生药6g),白芍颗粒剂1袋(含生药10g),炙甘草颗粒剂1袋(含生药3g)。

【制法】将以上颗粒剂放入杯中,用沸水冲泡,颗粒充分溶化即成。

【吃法】代茶,频频饮用,每天1剂,当天饮完。

【适应证】适用于心肝气郁证焦虑、抑郁。

5. 三花西米露

【原料】玫瑰花5g,绿梅花3g,代代花3g,西米50g,蜂蜜20g。

【制法】将西米洗净后入锅,加适量水,煮至5成熟时,将玫瑰花、绿梅花、代代花撕成碎瓣,放入西米露中,改小火煮成稠糊状,放至温热时调入蜂蜜即成。

【吃法】当主食,适量食用。

【适应证】适用于心肝气郁证焦虑、抑郁。

6. 金橘鲜汁

【原料】鲜金橘 500g。

【制法】将鲜金橘清洗干净,切成 4 瓣,放入家用榨汁机中,加温开水 100ml,用家用榨汁机榨成鲜汁即成。

【吃法】上午、下午 2 次分服。

【适应证】适用于心肝气郁证焦虑、抑郁。

7. 金橘酱

【原料】金橘 500g,白糖 250g。

【制法】将金橘反复洗净外皮,削除烂疤,去除果蒂、果核。将金橘放入铝锅(忌用铁锅),加水至淹没金橘,用大火煮沸后改小火煮熬,在金橘皮肉煮烂后加入白糖,继续用小火煮至酱汁稠黏,在金橘酱晾凉后盛入罐中,加盖,放入冰箱中贮存。

【吃法】每天 2 次,每次 30g,用温开水冲服,或夹入馒头、煎饼、面包中食用。

【适应证】适用于心肝气郁证焦虑、抑郁。

8. 双花忘忧茶

【原料】重瓣玫瑰花 2g(撕瓣),代代花 1g,佛手 2g,香橼 1g,陈皮 1g,百合 3g,红茶 2g,爆浆西米 30g(管吸),鲜奶 50ml,三氯蔗糖适量。

【制法】将前 8 味原料放入锅中,加适量水,用大火煮沸后改小火煨煮 30 分钟,过滤取汁调入鲜奶、三氯蔗糖即成。

【吃法】上午、下午分服。

【适应证】适用于心肝气郁证焦虑、抑郁。

(二)阴虚火旺证

证候:精神恍惚,悲喜无常,焦虑不安,精神抑郁,心悸,胸中烦热,失眠多梦,口舌干燥,舌质红,苔薄少,脉细数。

治法:滋阴降火。

食疗药膳方:

1. 生地黄茯神茶

【原料】生地黄 10g,当归 10g,白芍 10g,黄连 3g,茯神 10g,合欢皮 10g,炙甘草 3g。

【制作】将以上 7 味原料一同放入砂锅中,加适量水,煎煮 30 分钟,煎煮 2 次,合并,去渣滤汁即成。

【吃法】代茶，频频饮用，每天1剂，当天饮完。

【适应证】适用于阴虚火旺证焦虑、抑郁。

2. 麦冬酸枣仁茶

【原料】麦冬10g，玉竹10g，酸枣仁（打碎）10g，茯神10g，炙甘草3g。

【制作】将以上5味原料一同放入砂锅中，加适量水，煎煮30分钟，煎煮2次，合并，去渣滤汁即成。

【吃法】代茶，频频饮用，每天1剂，当天饮完。

【适应证】适用于阴虚火旺证焦虑、抑郁。

3. 玄麦合欢皮速溶茶

【原料】玄参颗粒剂1袋（含生药10g），麦冬颗粒剂1袋（含生药10g），绞股蓝颗粒剂1袋（含生药10g），淡竹叶颗粒剂1袋（含生药10g），陈皮颗粒剂1袋（含生药6g），合欢皮颗粒剂1袋（含生药10g），炙甘草颗粒剂1袋（含生药3g）。

【制法】将以上颗粒剂放入杯中，用沸水冲泡，颗粒充分溶化即成。

【吃法】代茶，频频饮用，每天1剂，当天饮完。

【适应证】适用于阴虚火旺证焦虑、抑郁。

4. 生地柴胡速溶茶

【原料】生地黄颗粒剂1袋（含生药10g），山茱萸颗粒剂1袋（含生药10g），怀山药颗粒剂1袋（含生药10g），柴胡颗粒剂1袋（含生药10g），莲子心颗粒剂1袋（含生药3g），郁金颗粒剂1袋（含生药10g），炙甘草颗粒剂1袋（含生药3g）。

【制法】将以上颗粒剂放入杯中，用沸水冲泡，颗粒充分溶化即成。

【吃法】代茶，频频饮用，每天1剂，当天饮完。

【适应证】适用于阴虚火旺证焦虑、抑郁。

5. 天麦冬炙远志速溶茶

【原料】天冬颗粒剂1袋（含生药10g），麦冬颗粒剂1袋（含生药10g），怀山药颗粒剂1袋（含生药10g），炙远志颗粒剂1袋（含生药10g），佛手颗粒剂1袋（含生药10g），香附颗粒剂1袋（含生药10g），炙甘草颗粒剂1袋（含生药3g）。

【制法】将以上颗粒剂放入杯中，用沸水冲泡，颗粒充分溶化即成。

【吃法】代茶，频频饮用，每天1剂，当天饮完。

【适应证】适用于阴虚火旺证焦虑、抑郁。

6. 麦冬莲子心茶

【原料】麦冬 20g，莲子心 2g。

【制法】将麦冬洗净，晒干，与莲子心同入杯中，用沸水冲泡，加盖闷 15 分钟即可。

【吃法】代茶，频频饮用，一般可冲泡 3~5 次。

【适应证】适用于阴虚火旺证焦虑、抑郁。

(三) 心脾两虚证

证候：夜寐朦胧不沉，且易早醒，焦虑抑郁，心慌不安，面色无华，神疲乏力，食欲不振，舌淡嫩，苔薄白，脉细弱。

治法：补益心脾。

食疗药膳方：

1. 小麦大枣粥

【原料】淮小麦 50g，大枣 8 枚，粳米 30g，百合 15g，炙甘草 3g，茯苓 10g。

【制法】将淮小麦、粳米淘洗干净，与大枣、百合、炙甘草、茯苓同入锅中，加适量水，用大火煮沸后改小火炖煮成稠粥。

【吃法】早、晚 2 次分食，大枣可嚼服。

【适应证】适用于心脾两虚证焦虑、抑郁。

2. 参芪酸枣仁茶

【原料】生黄芪 10g，党参 10g，白芍 10g，当归 3g，炙远志 10g，生酸枣仁（打碎）10g，炙甘草 3g，红糖 15g。

【制法】将前 7 味原料一同放入砂锅中，加适量水，煎煮 30 分钟，煎煮 2 次，合并，去渣滤汁，调入红糖即成。

【吃法】代茶，频频饮用，每天 1 剂，当天饮完。

【适应证】适用于心脾两虚证焦虑、抑郁。

3. 太子参夜交藤蜜饮

【原料】太子参 15g，夜交藤 30g，蜂蜜 15g。

【制法】将太子参、夜交藤晒干，切段，入锅，加适量水，煎煮 1 小时，去渣取汁，调入蜂蜜即可。

【吃法】上午、下午分服。

【适应证】适用于心脾两虚证焦虑、抑郁。

4. 夜交藤蜜饮

【原料】柏子仁 15g，夜交藤 30g，蜂蜜 15g。

【制法】将柏子仁、夜交藤晒干，切段，入锅，加适量水，煎煮1小时，去渣取汁，调入蜂蜜即可。

【吃法】上午、下午分服。

【适应证】适用于心脾两虚证焦虑、抑郁。

5. 火龙果樱桃汁

【原料】鲜火龙果1个（约200g），鲜樱桃（去核）150g，鲜龙眼肉（去核）50g。

【制法】将鲜火龙果去皮，切成小块，与洗净的鲜樱桃、鲜龙眼肉一同放入家用榨汁机中，榨取鲜汁即成。

【吃法】当果汁，适量饮用。

【适应证】适用于心脾两虚证焦虑、抑郁。

6. 龙眼肉荔枝肉羹

【原料】龙眼肉30g，荔枝肉20g，大枣（去核）8枚，藕粉50g。

【制法】将大枣洗净切碎，与龙眼肉、荔枝肉同入锅中，加适量水，煎煮30分钟，调入藕粉拌匀，再煮片刻即成。

【吃法】上午、下午分服。

【适应证】适用于心脾两虚证焦虑、抑郁。

（四）心肾亏虚证

证候：虚烦失眠，梦多健忘，焦虑不安，头昏耳鸣，腰膝酸软，舌红，苔少，脉细。

治法：补益心肾。

食疗药膳方：

1. 六味地黄茶

【原料】熟地黄10g，山茱萸18g，怀山药10g，茯苓10g，泽泻10g，牡丹皮6g，生酸枣仁10g，五味子10g，炙甘草3g。

【制法】将以上9味原料一同放入砂锅中，加适量水，煎煮30分钟，煎煮2次，合并，去渣滤汁即成。

【吃法】代茶，频频饮用，每天1剂，当天饮完。

【适应证】适用于心肾亏虚证焦虑、抑郁。

2. 制何首乌合欢皮茶

【原料】制何首乌12g，合欢皮10g，茯神10g，金橘叶10g，炙远志10g，陈皮6g，玫瑰花6g，炙甘草3g。

【制法】将以上8味原料一同放入砂锅中，加适量水，煎煮30

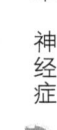

钟，煎煮 2 次，合并，去渣滤汁即成。

【吃法】代茶，频频饮用，每天 1 剂，当天饮完。

【适应证】适用于心肾亏虚证焦虑、抑郁。

3. 杞菊地黄速溶茶

【原料】枸杞子颗粒剂 1 袋(含生药 10g)，地黄颗粒剂 1 袋(含生药 10g)，怀山药颗粒剂 1 袋(含生药 10g)，茯苓颗粒剂 1 袋(含生药 10g)，山茱萸颗粒剂 1 袋(含生药 10g)，合欢皮颗粒剂 1 袋(含生药 10g)，金橘叶颗粒剂 1 袋(含生药 10g)，炙甘草颗粒剂 1 袋(含生药 3g)。

【制法】将以上颗粒剂放入杯中，用沸水冲泡，颗粒充分溶化即成。

【吃法】代茶，频频饮用，每天 1 剂，当天饮完。

【适应证】适用于心肾亏虚证焦虑、抑郁。

4. 玉竹茯神饼

【原料】玉竹 20g，茯神 30g，粳米 100g，白糖 30g。

【制法】将玉竹晒干，切片，研成细粉。将茯神切片，阴干，研成细粉。将粳米淘净，研成细粉，与玉竹粉、茯神粉、白糖同入锅中，加适量清水，调成糊状，用小火在平锅中摊烙成薄饼。

【吃法】当点心，随意服食。

【适应证】适用于心肾亏虚证焦虑、抑郁。

5. 莲子心百合茶

【原料】莲子心 10g，鲜百合 50g，枸杞子 15g，蜂蜜适量。

【制法】将莲子心、鲜百合、枸杞子同入砂锅中，加适量水，用大火煮沸后改小火煨炖 10 分钟，加入蜂蜜调味即成。

【吃法】代茶，频频引用，每天 1 剂，当天饮完。

【适应证】适用于心肾亏虚证焦虑、抑郁。

第十三章 乏 力

乏力是一种主观感受,表现为体力下降,有虚弱、疲乏、疲惫感,可伴有记忆力减退、困倦等各种症状。生理性乏力常见于过度劳累、睡眠不足、情绪低落、低血糖等原因。病理性乏力可能是疾病(如肿瘤等)的一种早期症状或预警信号。国际疾病分类标准将肿瘤相关性乏力描述为非特异性乏力、虚弱、全身衰退、嗜睡或失眠、疲劳、精力不集中、悲伤感、易怒、肢体沉重感、行动缓慢、无力、焦虑等症状。有研究表明,肿瘤患者认为疲劳对他们的生活质量的干扰超过恶心、抑郁和疼痛的总和。对于已经出现远处转移的晚期肿瘤患者,乏力发生率超过75%,以中、重度疲劳为主。

一、西医对乏力病因的认识

乏力的病因多种多样,包括生理性原因和病理性原因。生理性原因主要包括劳累、精神压力、睡眠不足、时差等,而病理性原因则涉及多个系统和疾病,如内分泌失调、心肌缺血、贫血等。生理性乏力的原因:①劳累过度。过度的体力劳动使得肌肉过度疲劳,从而引发乏力。②精神压力过大。精神压力过大,会导致大脑皮质功能紊乱,影响身体的正常运转,引发乏力。病理性乏力的原因:①内分泌失调。临产后,产妇体内缩宫素、前列腺素等合成与分泌不足,缩宫素受体量少,造成子宫收缩乏力。②心肌缺血。心电图可提示心肌缺血,导致缺氧,进而引发乏力。③贫血。乏力与贫血是密切相关的,贫血会导致血液中氧含量减少,引发乏力。

肿瘤患者乏力的病因:①肿瘤直接影响。肿瘤通过各种途径使机体代谢发生改变,使机体不能从外界吸收营养物质。肿瘤细胞还会从人体固有的脂肪、蛋白质中夺取营养物质,能量消耗大。机体长期处于营养不良的状态,疲劳感就会随之加重。晚期肿瘤患者还会因为严重的营养不良出现病情恶化,导致乏力。例如,食管癌、胃癌、结肠癌等会影响食物的摄入及营养物质的吸收,导致机体所需的热量和电解质等不足,引发乏力。②骨肿瘤或肿瘤发生骨转移，常会发生高血钙等典型肿瘤急症，特征是疲劳、反胃、口渴、尿频等。③肿瘤本身和治疗容易引起神经功能紊乱、能量代谢失衡、免疫功能紊乱和内分泌功能失调，从而导致患者乏力感加重。④肿瘤和治疗带来的厌食、胃肠功能减退、胰岛素抵抗使机体组织不能获得足够的能量。能量代谢的负平衡影响各个器官的系统功能使患者产生乏力的感觉。⑤晚期肿瘤患者经常出现恶病质。疲劳也是恶病质的重要表现之一。恶病质患者能量储备和蛋白储备都发生渐进性消耗。同时，能量代谢异常、肌肉容积异常降低了肿瘤患者的机体活动能量，也是引起乏力的重要因素。⑥乳酸堆积。肿瘤组织主要依靠碳水化合物获取能量，葡萄糖的利用率上升，乳酸生成增加。正常人乳酸循环占葡萄糖转换的20%，而肿瘤患者的乳酸循环增加至50%，乳酸的堆积易导致患者乏力。⑦高龄、体弱和焦虑情绪是癌因性疲乏的危险因素。⑧肾上腺皮质的功能状态在癌因性疲乏的发病机制中起到一定的作用。

二、中医对乏力病因病机的认识

乏力是一种亚健康状态，是较为常见的一种证候，可分为生理性乏力、脑力性乏力、病理性乏力、综合性乏力，属于中医虚劳等疾病的范围。肿瘤终末期患者的乏力多为病理性乏力。中医认为，气虚为主要病机，变化有多种原因，主要是癌症终末期病情恶化、营养消化和吸收障碍、能量代谢失调、正气受损，以及癌症放疗、化疗的毒副反应造成元气大伤，临床可出现肺脾两虚、脾胃虚弱、气血两虚等不同的证型，所以营养支持，辨证施膳，应用食疗验方、药膳验方可以滋补脏腑之气，可起到辅助治疗作用，使疲劳乏力得到缓解。

三、乏力的辨证施膳

(一)肺脾两虚证

证候：气短，动则加重，精神疲惫，四肢乏力，肌肉消瘦，行走困难，言语无力，舌淡红，苔薄白，脉细弱。

治法：补益肺脾之气。

食疗药膳方：

1. 灵芝大枣茶

【原料】灵芝10g，大枣8枚。

【制法】将灵芝、大枣去杂质，洗净，放入砂锅，加适量水，用大火煮沸后改小火煨煮30分钟即成。

【吃法】代茶，频频饮用，可连续冲泡3～5次，每天1剂，当天饮完。

【适应证】适用于肺脾两虚证乏力。

2. 龙眼肉西洋参茶

【原料】龙眼肉30g，西洋参6g，白糖适量。

【制作】将西洋参浸润，切片，并将龙眼肉去杂质，洗净，放入碗内，加入白糖，再加适量水，置于沸水锅中蒸40分钟即成。

【吃法】代茶，频频饮用，可连续冲泡3～5次，每天1剂，当天饮完，最后嚼食龙眼肉、西洋参。

【适应证】适用于肺脾两虚证乏力。

3. 桑椹枸杞子太子参茶

【原料】桑椹15g，枸杞子30g，太子参10g。

【制法】将桑椹、枸杞子、太子参水煎取汁。

【吃法】代茶，频频饮用，每天1剂，当天饮完，最后嚼食枸杞子。

【适应证】适用于肺脾两虚证乏力。

4. 参芪黄精速溶茶

【原料】炙黄芪颗粒剂2袋（含生药10g），党参颗粒剂1袋（含生药10g），黄精颗粒剂1袋（含生药10g），白术颗粒剂1袋（含生药10g），杏仁颗粒剂1袋（含生药10g），炙白前颗粒剂1袋（含生药10g），炙甘草颗粒剂1袋（含生药3g）。

【制作】将以上颗粒剂放入杯中，用沸水冲泡，颗粒充分溶化即成。

【吃法】代茶，频频饮用，每天1剂，当天饮完。

【适应证】适用于肺脾两虚证乏力。

5. 白参黄芪茶

【原料】白参3g，黄芪10g，白术10g，炙甘草3g，白糖适量。

【制法】将白参洗净，切片，与黄芪、白术、炙甘草同煎40分钟，去渣取汁，调入白糖即成。

【吃法】代茶，频频饮用，每天1剂，当天饮完，最后嚼食白参。

【适应证】适用于肺脾两虚证乏力。

6. 生脉茶

【原料】人参3g，麦冬15g，五味子6g。

【制作】将人参、麦冬、五味子洗净后同入锅中，加适量水，煎煮2

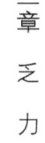

次，每次30分钟，合并滤汁即成。

【吃法】代茶，频频饮用，每天1剂，当天饮完。

【适应证】适用于肺脾两虚证乏力。

7. 黄精黄芪绞股蓝茶

【原料】黄精15g，党参15g，山药15g，绞股蓝15g，炙黄芪15g。

【制作】将上述5味原料分别洗净入锅，加适量水，用小火煎20分钟，再用大火煎沸，去渣取汁即成。

【吃法】代茶，频频饮用，每天1剂，当天饮完。

【适应证】适用于肺脾两虚证乏力。

8. 人参茶

【原料】生晒参3g。

【制法】将生晒参洗净，切成薄片，每次取1.5g，放入杯中，用沸水冲泡，加盖闷10分钟即成。

【吃法】代茶，频频饮用，每份可连续冲泡3~5次，每天1剂，当天饮完。

【适应证】适用于肺脾两虚证乏力。

9. 参花茶

【原料】人参花3g(参叶3g，参须3g)。

【制法】将原料放入杯中，用沸水冲泡，加盖闷5分钟即成。

【吃法】代茶，频频饮用，可连续冲泡4~5次。

【适应证】适用于肺脾两虚证乏力。

10. 肉苁蓉虫草茶

【原料】益智1g，肉苁蓉1g，杜仲雄花2g，枸杞子2g，覆盆子1g，山药1g，莲子2g，蛹虫草2g，红茶2g，爆浆红豆30g(管吸)，三氯蔗糖适量。

【制法】将前10味原料放入锅中，加适量水，用大火煮沸后改小火煨煮30分钟，过滤取汁，调入三氯蔗糖即成。

【吃法】上午、下午分服。

【适应证】适用于肺脾两虚证乏力。

11. 大补元气茶

【原料】人工种植5年内人参(整支，置于杯中)1根，黄芪2g，黄精1g，枸杞子2g(留置杯中)，山药2g，茯苓2g，去核龙眼肉2粒(留置杯中)，爆浆青稞20g(管吸)，三氯蔗糖适量。

【制法】将前8味原料放入锅中，加适量水，用大火煮沸后改小火煨煮30分钟，过滤取汁，调入三氯蔗糖即成。

【吃法】上午、下午分服。

【适应证】适用于肺脾两虚证乏力。

（二）脾胃虚弱证

证候：面黄少华，精神倦怠，四肢乏力，饮食欠香，食量减少，食后脘腹胀，大便稀溏不成形或夹有不消化食物，舌质淡，苔薄，脉细弱无力。

治法：补益脾胃之气。

食疗药膳验方：

1. 刺五加甘草茶

【原料】刺五加20g，炙甘草3g。

【制法】将上述2味原料研成粗末，置于保温杯中，用沸水冲泡，加盖闷15分钟即成。

【吃法】代茶，频频饮用，可连续冲泡3~5次，每天1剂，当天饮完。

【适应证】适用于脾胃虚弱证乏力。

2. 人参龙眼肉茶

【原料】人参3g，龙眼肉15g，大枣（去核）10枚。

【制法】将人参用凉开水润透，切成薄片，与去核大枣、龙眼肉共置于保温杯中，用沸水冲泡，加盖闷15分钟即成。

【吃法】代茶，频频饮用，每天1剂，当天饮完，最后嚼食人参、龙眼肉、大枣。

【适应证】适用于脾胃虚弱证乏力。

3. 茯苓奶茶

【原料】茯苓粉10g，牛奶200ml。

【制法】将茯苓粉用少量凉开水化开，再将煮沸的牛奶冲入即成。

【吃法】代茶，频频饮用，每天1剂，当天饮完。

【适应证】适用于脾胃虚弱证乏力。

4. 太子参大枣龙眼肉茶

【原料】太子参15g，大枣10枚，龙眼肉20g，红糖15g。

【制法】将太子参、大枣、龙眼肉洗净，入锅，加适量水，用大火煮沸后改小火煎煮30分钟，去太子参，加入红糖，待糖溶化即成。

【吃法】代茶，频频饮用，每天1剂，当天饮完，最后嚼食太子参、

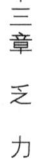

大枣、龙眼肉。

【适应证】适用于脾胃虚弱证乏力。

5. 绞股蓝大枣饮

【原料】绞股蓝 15g，大枣 10 枚。

【制法】将绞股蓝、大枣洗净，沥去水分，切碎，一同放入砂锅，加足量水，中火煨煮 30 分钟，收取汁液 200ml 即成。

【吃法】每天 2 次，每次 100ml，频频饮用，当天吃完。

【适应证】适用于脾胃虚弱证乏力。

6. 绞股蓝粥

【原料】绞股蓝 10g，粳米 100g。

【制法】将绞股蓝煎取药汁，与淘净的粳米同煮成粥即成。

【吃法】当早餐，随意食用。

【适应证】适用于脾胃虚弱证乏力。

7. 白术健脾饼

【原料】白术 50g，鸡内金 20g，大枣 250g，面粉 500g，干姜 10g。

【制法】将白术、干姜用纱布包成药包扎紧，放入锅内，下大枣，加适量水，用大火烧沸后转小火熬煮 1 小时左右，除去药包和大枣的核，将枣肉搅拌成枣泥。把鸡内金烘干研成细粉，与面粉混合均匀，再将枣泥倒入，加适量水，和成面团。将面团分成若干小团，制成薄饼，用小火烙熟即成。

【吃法】当点心，随意食用。

【适应证】适用于脾胃虚弱证乏力。

8. 白术茯苓糕

【原料】白术 20g，茯苓 30g，人参 10g，糯米粉 1000g，白糖 100g。

【制法】将白术、茯苓、人参分别切片，加水煮 2～3 次，去渣留汁。在药汁中加白糖、糯米粉拌匀，上笼用大火烘熟即成。

【吃法】当点心，随意食用。

【适应证】适用于脾胃虚弱证乏力。

9. 山药黄芪饮

【原料】鲜山药 250g，黄芪 30g。

【制法】将黄芪洗净，晒干或烘干，研成极细末，备用。将鲜山药去皮、洗净、切碎、捣烂，放入砂锅，放足量清水，大火煮沸后调入黄芪细末，改用小火煨煮 30 分钟，过滤取汁，将滤渣回入砂锅，加水再煨煮 30 分钟，过滤取汁，合并 2 次汁液，小火煮沸即成。

【吃法】上午、下午分服。

【适应证】适用于脾胃虚弱证乏力。

10. 山药羊肉粳米粥

【原料】鲜山药500g，羊肉250g，粳米100g。

【制法】将羊肉洗净、切碎，山药洗净、去皮、捣碎，一同加水煮烂，加入淘洗干净的粳米，再加适量水，一同煮粥即成。

【吃法】日服1剂，分数次食用。

【适应证】适用于脾胃虚弱证乏力。

11. 山药卷

【原料】鲜山药250g，糯米粉150g，麻油25g，猪肉150g，冬笋50g，虾肉50g，香菇15g，食盐、白糖、酱油、黄酒、植物油、鸡蛋清、葱、生姜各适量。

【制法】将猪肉、冬笋、虾肉、香菇切成丝，葱、生姜也切成丝，下热油锅煸一下，放入食盐、白糖、酱油、黄酒等调料，炒好后取出晾凉备用。将鲜山药洗净，去皮，上笼蒸烂，捣压成泥，用麻油和糯米粉和匀，分成2块，擀成片。将炒好的馅放在一头卷一下，两头折起来，再继续卷成卷。开口处用鸡蛋清粘好，用植物油炸至金黄色捞出，切成斜刀段，露馅一头朝外，摆在盘里即成。

【吃法】佐餐食用。

【适应证】适用于脾胃虚弱证乏力。

12. 八宝山药泥

【原料】生山药300g，熟猪油50g，熟黑芝麻30g，炸核桃仁30g，炸花生米30g，熟黑豆粉30g，橘红粒30g，大枣30g，冬瓜条15g。

【制法】将生山药洗净，入笼蒸熟，去皮压成茸泥。将大枣切成粒。将炒锅放中火上，加开水少许，下山药泥并搅散，加入熟猪油，炒约片刻后加白糖，熟猪油炒至吐油，随即加入熟黑芝麻、炸核桃仁、炸花生米、熟黑豆粉、橘红粒、大枣、冬瓜条，翻炒均匀，起锅即可。

【吃法】早、晚2次分食。

【适应证】适用于脾胃虚弱证乏力。

13. 莲枣茯苓茶

【原料】莲子5个(留置杯中)，去核龙眼肉2粒(留在杯中)，大枣(去核)3枚(留置杯中)，茯苓2g，化橘红1g，灵芝1g，甘草1g，爆浆红豆30g(管吸)，红茶2g，三氯蔗糖适量。

【制法】将前9味原料放入锅中，加适量水，用大火煮沸后改小火煨煮30分钟，过滤取汁即成。

【吃法】上午、下午分服。

【适应证】适用于脾胃虚弱证乏力。

(三)气血两虚证

证候：面色无华、苍白无血色，神疲乏力，气短懒言，心慌不宁，夜寐欠佳，舌质淡白，苔薄白，脉细弱无力。

治法：双补气血。

食疗药膳验方：

1. 荔枝大枣饮

【原料】荔枝干10枚，大枣15枚。

【制法】将荔枝干、大枣去杂，洗净，放入砂锅，加适量水，用大火煮沸后改小火煨煮30分钟即成。

【吃法】代茶，频频饮用，每天1剂，当天饮完，最后嚼食荔枝、大枣。

【适应证】适用于气血两虚证乏力。

2. 桑椹茶

【原料】鲜紫桑椹60g，冰糖适量。

【制法】将鲜紫桑椹用水浸泡片刻，然后加1000ml水，用大火煮沸后改小火，加入冰糖稍煮即成。

【吃法】代茶，频频饮用，每天1剂，当天饮完。

【适应证】适用于气血两虚证乏力，对脑力性乏力尤为适宜。

3. 党参葛枣茶

【原料】党参15g，葛根粉15g，大枣15枚。

【制法】将党参、大枣洗净，大枣去核，与党参切片后晒干或烘干，共研为细粉，调入葛根粉，充分混合均匀，一分为二。

【吃法】代茶，频频饮用，每份可连续冲泡3～5次，每天1剂，当天饮完。

【适应证】适用于气血两虚证乏力，对脑力性乏力尤为适宜。

4. 黄芪归枣茶

【原料】黄芪10g，当归5g，大枣10枚。

【制法】将黄芪、当归拣去杂质，洗净，晒干或烘干，敲成碎块或切成片，放入纱布袋中，与洗净的大枣同放入大杯中，用沸水冲泡，加盖闷15分钟即成。

【吃法】代茶，频频饮用，每份可连续冲泡3~5次，每天1剂，当天饮完，最后嚼食大枣。

【适应证】适用于气血两虚证乏力，对脑力性乏力尤为适宜。

5. 归芪阿胶茶

【原料】当归10g，黄芪15g，阿胶10g，大枣10枚。

【制法】将当归、黄芪、大枣洗净后同入砂锅，加适量水，用中火煨煮40分钟，将另锅中煮沸烊化的阿胶汁液徐徐加入，搅拌均匀即成。

【吃法】代茶，频频饮用，每份可连续冲泡3~5次，每天1剂，当天饮完，最后嚼食大枣。

【适应证】适用于气血两虚证乏力，对脑力性乏力尤为适宜。

6. 桑椹牛奶

【原料】鲜桑椹50g，鲜牛奶200ml。

【制法】将鲜桑椹洗干净，放入大茶杯中，用沸水冲泡，加盖闷15分钟，待用。将鲜牛奶放入另锅，用中火煮沸即离火，将牛奶调入冲泡桑椹的杯中，搅拌均匀即成。

【吃法】代茶，频频饮用，每天1剂，当天饮完。

【适应证】适用于气血两虚证乏力。

7. 四物胶红饮

【原料】桑椹10g，阿胶（打碎）6g，大枣（去核）8枚，桃仁6g，薏苡仁10g。

【制法】将以上原料洗净，烘干并研成粗末，装入棉纸袋中，每袋5g。

【吃法】早、晚2次分服，每袋可连续冲泡3~5次，每天1~2袋，当天饮完。

【适应证】适用于气血两虚证乏力。

8. 归芪鸡血藤蜜茶

【原料】当归尾20g，炙黄芪30g，鸡血藤60g，酒浸干地龙20g，蜂蜜30g。

【制法】将当归尾、炙黄芪、鸡血藤、酒浸干地龙用冷水浸泡半小时，入锅，加适量水，煎1小时，去渣取汁，待滤汁转温加入蜂蜜，搅拌均匀即成。

【吃法】代茶，频频饮用，每天1剂，当天饮完。

【适应证】适用于气血两虚证乏力。

9. 白参豆浆

【原料】白参粉 3g，豆浆 200ml。

【制法】将豆浆放入锅中，煮沸后拌入白参粉，再煮沸 5 分钟即可。

【吃法】早、晚 2 次分服。

【适应证】适用于气血两虚证乏力。

10. 白参炖乌鸡

【原料】白参 5g，净乌骨鸡 1 只（约重 1500g），净母鸡半只（约 500g），猪肘 300g，葱段 15g，生姜片 10g，胡椒粉 2g，食盐 3g，味精 1g，黄酒 15g。

【制法】将净乌骨鸡的腿别在腹腔内，用沸水烫过。将白参用温水洗净。将猪肘刮洗干净。将大砂锅上大火，加足量清水，放入净母鸡、猪肘、葱段、生姜片，烧开，撇去浮沫，移至小火上煨炖，炖至净母鸡和猪肘五成烂时，将乌骨鸡和白参加入同炖，用胡椒粉、食盐、味精、黄酒调好味，炖至鸡肉酥烂时即成。

【吃法】当菜佐餐，随意食用。

【适应证】适用于气血两虚证乏力。

11. 芪参汽锅鸡

【原料】黄芪 20g，吉林参 3g，净嫩母鸡 1000g，鲜汤 500ml，葱段、生姜片、黄酒、食盐、胡椒粉各适量。

【制法】将黄芪和吉林参洗净、切片，净嫩母鸡先入沸水锅内焯片刻，捞出，用凉水冲洗。将黄芪片、吉林参片装入嫩母鸡腹腔内。将嫩母鸡放入汽锅内，加入鲜汤、葱段、生姜片、黄酒、食盐，用绵纸封口，上屉用大火蒸约 1 小时，出锅后拣出葱段、生姜片，把黄芪片、吉林参片从鸡腹内取出，码放在鸡上，加入胡椒粉调味即成。

【吃法】当菜佐餐，随意食用。

【适应证】适用于气血两虚证乏力。

12. 刺五加炖大枣

【原料】刺五加 30g，黄芪 30g，大枣 20 枚。

【制法】将刺五加洗净，晒干，切成片。将黄芪洗净，晒干，切成片，蜜渍后与刺五加片、大枣同入锅中，加适量水，用小火煎煮 2 次，合并滤汁即成。

【吃法】上午、下午分服。

【适应证】适用于气血两虚证乏力。

13. 山药党参茶

【原料】山药 3g，茯苓 2g，党参 1g，麦芽 1g，白扁豆 2g，陈皮 1g，芡实 2g，红茶 2g，爆浆薏苡仁 30g（管吸），三氯蔗糖适量。

【制法】将前 9 味原料放入锅中，加适量水，用大火煮沸后改小火煨煮 30 分钟，过滤取汁，调入三氯蔗糖即成。

【吃法】上午、下午分服。

【适应证】适用于气血两虚证乏力。

第十四章 口腔黏膜炎

鼻咽癌、扁桃体癌及上颌、颊部、舌和口底部肿瘤等头颈部恶性肿瘤在疾病终末期常常可以出现口腔黏膜炎、复发性口腔溃疡，这可能是由于化疗和放疗引起的毒副反应。

一、西医对口腔黏膜炎病因的认识

口腔黏膜炎又称为"口腔炎"，是发生在口腔黏膜炎症性疾病的总称。口腔黏膜炎可发生在口腔的任何位置，包括牙龈，舌体，上腭、下腭内侧等处。口腔黏膜炎发病的主要是病毒或细菌感染。肿瘤终末期因免疫功能低下，而易引起病毒或细菌感染，进而发病。黏膜上皮细胞比皮肤鳞状细胞对放射线更为敏感，口腔黏膜反应多在放射治疗开始后1周开始逐渐出现，尤其以软腭、口腔底部及舌的侧缘和腹面对放射线特别敏感。大约在照射20Gy后即可出现黏膜红肿、疼痛，吞咽不适，逐渐形成片状白膜，脱落后出现浅表溃疡。当放射量达30~40Gy时，会出现弥漫性口腔黏膜炎、多发口腔溃疡，此起彼伏，反复发作，伴吞咽困难，影响进食。部分患者在停止放疗10~15天后口腔溃疡逐渐愈合，也有部分患者的口腔溃疡长期难以治愈。

二、中医对口腔黏膜炎病因病机的认识

本病属于中医"口疳""口疮"等病的范畴。本病多因热毒损伤津液、阴虚导致火旺等病因而引起。中医认为，口腔黏膜炎是由于体内的气血运行不畅，同时与脏腑功能失调有关，临床上分为虚、实二证。实证为热毒内盛，虚证多为阴虚内热证。

三、口腔黏膜炎的辨证施膳

（一）热毒内盛证

证候：放疗时及放疗后口腔黏膜红肿、疼痛，出现溃疡，此起彼

落，口舌干燥，牙龈肿痛，口臭，吞咽困难，影响进食和说话，大便干结，舌质红，苔黄而干，脉弦而数。

治法：清热解毒，泄火润燥。

食疗药膳验方：

1. 蒲公英苹果汁

【原料】鲜蒲公英 500g，苹果 250g，食盐 0.5g。

【制法】春、夏两季在蒲公英开花前或刚开花时连根挖取，连根洗净。将食盐用 200ml 温开水溶化。将鲜蒲公英、苹果捣烂取汁，放入淡盐水中，混合均匀即成。

【吃法】早、晚凉服。

【适应证】适用于热毒内盛证口腔黏膜炎。

2. 柿子冰淇淋

【原料】柿子 3 个，香草冰淇淋 100g。

【制法】将柿子洗净、去蒂，挖出柿核和子，填入冰淇淋即成。

【吃法】当点心，随意食用。

【适应证】适用于热毒内盛证口腔黏膜炎，尤其适宜夏季食用。

3. 苦瓜泥

【原料】苦瓜 250g，白糖 30g。

【制法】将苦瓜洗净，捣烂如泥，加入白糖后拌匀，2 小时后将汁滗出即成。

【吃法】早、晚 2 次分食。

【适应证】适用于热毒内盛证口腔黏膜炎，尤其适宜夏季食用。

4. 凉拌鱼腥草

【原料】鱼腥草 250g，食盐、味精、花椒粉、辣椒油、白糖各适量。

【制法】将鱼腥草去杂，洗净，切成段，放入盘内，加入食盐、味精、花椒粉、辣椒油、白糖，拌匀即成。

【吃法】当菜佐餐，随意食用。

【适应证】适用于热毒内盛证口腔黏膜炎。

5. 蒜泥苦菜

【原料】苦菜嫩茎叶 500g，蒜泥 15g，食盐、味精、麻油各适量。

【制法】将苦菜嫩茎叶去杂，洗净，入沸水锅内焯一下，捞出并用清水冲洗去苦味，挤干水分，切碎放入盘内，加入蒜泥、食盐、味精、麻油，拌匀即成。

【吃法】当菜佐餐，随意食用。

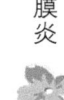

【适应证】适用于热毒内盛证口腔黏膜炎。

6. 绿豆白菜心汁

【原料】绿豆120g，白菜心150g。

【制法】将绿豆洗净，放入砂锅中，加适量水，煮至快酥时，加入洗净的白菜心，继续煮20~25分钟，取汁饮用。

【吃法】上午、下午分服。

【适应证】适用于热毒内盛证口腔黏膜炎。

7. 二黄蜂蜜饮

【原料】黄连3g，黄芩10g，蜂蜜20g。

【制法】将黄连、黄芩洗净后入锅，加适量水，煎煮10分钟，去渣取汁，等药汁转温后调入蜂蜜即成。

【吃法】当茶，频频饮用，当天饮完。

【适应证】适用于热毒内盛证口腔黏膜炎。

8. 大黄蜜饮

【原料】生大黄10g，黄连3g，蜂蜜20g。

【制法】将生大黄、黄连洗净，晒干或烘干，切成片。将黄连放入砂锅，加水浸泡片刻，用中火煎煮20分钟，再加入生大黄片，改用小火煎煮3分钟，用洁净的纱布过滤取汁，放入容器，趁热加入蜂蜜，搅拌均匀即成。

【吃法】上午、下午分服。

【适应证】适用于热毒内盛证口腔黏膜炎。

9. 二花粥

【原料】金银花20g，菊花15g，粳米50g。

【制法】将金银花、菊花洗净入锅，加适量水，煎煮20分钟，去渣取汁。将粳米淘洗干净，入锅加水煮成稠粥，加入金银花、菊花浓缩汁，再煮沸即成。

【吃法】早、晚2次分食。

【适应证】适用于热毒内盛证口腔黏膜炎。

10. 黄连稠米汤

【原料】黄连3g，稠米汤500ml，蜂蜜30g。

【制法】将黄连洗净，晒干或烘干，研成粗末，放入杯中，用煮沸的稠米汤冲泡，加盖闷3分钟，加入蜂蜜，调和均匀即成。

【吃法】早、晚2次分服。

【适应证】适用于热毒内盛证口腔黏膜炎。

11. 地丁金银花蜜饮

【原料】蒲公英（又称黄花地丁）30g，紫花地丁30g，金银花20g，牡丹皮10g，蜂蜜30g。

【制法】将蒲公英、紫花地丁、金银花、牡丹皮洗净入锅，加适量水，煎煮30分钟，去渣取汁，待药汁转温后调入蜂蜜，搅拌均匀即成。

【吃法】上午、下午分服。

【适应证】适用于热毒内盛证口腔黏膜炎。

（二）阴虚内热证

证候：放疗时及放疗后口腔溃疡、口干咽痛、舌面干燥、牙龈肿痛，舌质红，苔少，脉细无力。

治法：滋阴清热，生津润燥。

食疗药膳验方：

1. 香蕉冰淇淋

【原料】香蕉2根，鸡蛋2枚，鲜牛奶300ml，茯苓粉10g，玉米粉20g，红糖25g。

【制法】将鸡蛋磕入碗内，用竹筷搅拌成糜糊，放入用水调匀的茯苓粉、玉米粉中，边倒边搅，用力搅打成鸡蛋糜糊。将香蕉去皮、切碎，捣成香蕉泥。将鲜牛奶倒入锅中，用小火煮沸后慢慢拌入鸡蛋糜糊，同时不断地用筷子搅拌，加入红糖，混合均匀，离火，加入香蕉泥，搅拌均匀成冰淇淋糊，放入冰箱的冷冻室中，快速冷冻2分钟后取出，再搅打片刻，放回冰箱冷冻室，使成冰淇淋即成。

【吃法】早、晚2次分食。

【适应证】适用于阴虚内热腔黏膜炎，尤其适宜夏季食用。

2. 山药柿饼粥

【原料】柿饼1个，山药100g，薏苡仁100g，白糖适量。

【制法】将柿饼切碎。将山药、薏苡仁洗净。把山药、薏苡仁放入砂锅中，用大火煮沸后转小火煮至熟烂，调入柿饼、白糖，待白糖溶化即成。

【吃法】早、晚2次分食。

【适应证】适用于阴虚内热证口腔黏膜炎。

3. 枸杞叶蚌肉汤

【原料】鲜嫩枸杞叶400g，蚌肉100g，鸡蛋2枚，生姜2片，食盐、麻油各适量。

【制法】将鲜嫩枸杞叶洗净。将蚌肉洗净，切成碎块。将鸡蛋打入碗中，搅匀成蛋浆。在砂锅内加适量清水，放入蚌肉和生姜片，用大火煲至水沸后改中火继续煲 30 分钟左右，然后放入鲜嫩枸杞叶，再用小火煲 10 分钟左右，放入鸡蛋浆和食盐，淋上麻油即成。

【吃法】当汤佐餐，随意食用。

【适应证】适用于阴虚内热证口腔黏膜炎。

4. 白木耳海参汤

【原料】白木耳 15g，水发海参 150g，清汤 1000ml，食盐、味精、黄酒各适量。

【制法】将白木耳用温水浸泡，去根蒂，洗净。将水发海参切片，与白木耳同入开水锅中氽透，捞出，沥去水分。在锅中放清汤 250ml，食盐、味精、黄酒适量，把白木耳、海参片放入汤内，用小火煨煮 5 分钟，捞入碗中。在锅中再放 750ml 清汤，少许食盐、味精及黄酒，在汤烧开后撇去浮沫，倒入白木耳、海参，稍煮即成。

【吃法】当汤佐餐，随意食用。

【适应证】适用于阴虚内热证口腔黏膜炎。

5. 生地藕汁饮

【原料】生地黄 50g，鲜藕 250g，蜂蜜 30g。

【制法】将生地黄拣洗干净，切片，放入砂锅，加水浓煎 2 次，每次 30 分钟，合并 2 次滤液，待用。将鲜藕洗净，切碎，放入家用榨汁机中打成藕汁，盛入杯中，加入生地黄滤汁及蜂蜜，搅拌均匀即成。

【吃法】早、晚 2 次分服。

【适应证】适用于阴虚内热证口腔黏膜炎。

6. 玄麦生大黄茶

【原料】玄参 20g，麦冬 10g，生大黄 5g。

【制法】将玄参、麦冬、生大黄洗净，放在有盖的大杯中，用沸水冲泡，加盖闷 10 分钟即成。

【吃法】代茶，频频饮用，可冲泡 3~5 次。

【适应证】适用于阴虚内热证口腔黏膜炎，对伴有大便干结者尤为适宜。

7. 生地葡萄汁

【原料】生地黄汁 30ml，葡萄汁 50ml，鲜藕汁 100ml，蜂蜜 20ml。

【制法】将以上 4 味原料混合即成。

【吃法】上午、下午分服。

【适应证】适用于阴虚内热证口腔黏膜炎。

8. 凉拌蒲公英

【原料】鲜蒲公英 500g，熟芝麻粉 20g，酱油、红糖、味精、麻油各适量。

【制法】将鲜蒲公英拣去杂质，洗净，保留根，入沸水锅中焯透，捞出，切成 3 厘米长的段，放入盘中，均匀撒上熟芝麻粉，加酱油、红糖、味精各少许，拌匀，最后淋上麻油即成。

【吃法】当菜佐餐，随意食用，当天吃完。

【适应证】适用于阴虚内热证口腔黏膜炎。

9. 地黄鸭

【原料】生地黄 30g，牡丹皮 12g，鸭 1 只，食盐适量。

【制法】将鸭宰杀后除毛去内脏，洗净，再把洗净的生地黄、牡丹皮填入鸭腹腔内。将鸭放入砂锅内，加适量水，炖熟后加食盐调味即成。

【吃法】当菜佐餐，随意食用。

【适应证】适用于阴虚内热证口腔黏膜炎。

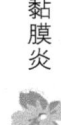

第十五章 口腔干燥症

人体的唾液腺是外分泌腺中对放射线比较敏感的组织,敏感性仅次于白细胞,其中以腮腺的敏感性最高,颌下腺次之,舌下腺稍低。动物实验表明,经 10~25Gy 照射后在组织学上可见腺体实质细胞增生、变性,病理上出现血管炎性反应及间质纤维化,临床常见的症状是口干。照射量超过 40Gy 时,老年患者口腔干燥一般较难逆转,年轻患者在唾液的量和质的方面可能略有改善。照射达 50Gy 时,腮腺实质发生萎缩,分泌功能几乎完全丧失。

一、西医对口腔干燥症病因的认识

鼻咽或口咽癌症患者久治不愈,可影响患者的水液代谢、内分泌代谢的功能而出现口咽部干燥,除有口干舌燥等症状外,还伴有腮腺和颌下腺肿胀、疼痛及发热,影响患者食欲,吞咽困难。在放疗、化疗的毒副反应中,口腔干燥症是常见的并发症,严重影响说话功能,口干可持续 2~3 年或更长时间,个别患者终身难以恢复。

二、中医对口腔干燥症病因病机的认识

干燥症属于中医"燥症"范畴,病位主要在肺、胃两脏,以内燥为主。古人对本病早有认识,如《素问·阴阳应象大论》有"燥胜则干"的记载;刘完素在《素问玄机原病式》中认为"诸涩枯涸,干劲皴揭,皆属于燥",并对燥病的特点进行了描述。燥症主要是因为肺部燥热、胃热偏盛而导致津液损伤,不能上承口腔而导致。重症患者或久治不愈的口腔干燥症者甚至可以导致热入营血而出现烦躁不安,舌质光红无苔。

三、口腔干燥症的辨证施膳

(一)肺燥津伤证

证候:口渴咽干,鼻干唇燥,干咳无痰,肌肤干燥,大便干结,舌

红，苔黄而干，脉弦涩或小数。

治法：清肺利咽，生津润燥。

食疗药膳验方：

1. 秋梨鲜藕饮

【原料】秋梨 250g，鲜藕 300g。

【制法】将秋梨去皮、核，鲜藕洗净去藕节，均切碎，以洁净的纱布绞取汁液。

【吃法】代茶，频频饮用。

【适应证】适用于肺燥津伤证口腔干燥症。

2. 橄榄白萝卜饮

【原料】橄榄 30g，白萝卜 150g。

【制法】将白萝卜洗净，切碎，与橄榄加水共煎，去渣取汁即成。

【吃法】代茶，随意饮服。

【适应证】适用于肺燥津伤证口腔干燥症。

3. 四汁饮

【原料】生梨汁 50g，西瓜汁 50g，甘蔗汁 50g，藕汁 50g，陈皮 10g。

【制法】将陈皮加水煎汁，再与四汁混匀即成。

【吃法】代茶，频频饮用。

【适应证】适用于肺燥津伤证口腔干燥症。

4. 蔗浆粥

【原料】甘蔗 500～1000g，粳米 50g。

【制法】将甘蔗捣汁，再煮粳米作稠粥，然后加入甘蔗汁，搅匀即成。

【吃法】早、晚 2 次分食。

【适应证】适用于肺燥津伤证口腔干燥症。

5. 百合粥

【原料】百合干 30g（鲜百合 50g），粳米 100g，蜂蜜 25g。

【制法】将百合干、粳米分别淘洗干净，放入锅中，加 1000ml 清水，熬煮成粥，调入蜂蜜即成。

【吃法】早、晚 2 次分食。

【适应证】适用于肺燥津伤证口腔干燥症。

6. 复方果蔬汁

【原料】萝卜 50g，芹菜 20g，苹果 140g（1 个），柠檬汁 10ml。

【制法】将萝卜洗净，切片。将芹菜去根洗净，切碎。将苹果去皮、

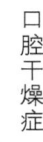

核后切成小块。将萝卜、芹菜和苹果置于家用榨汁机中，搅打1分钟，加入柠檬汁再打10秒钟即成。

【吃法】上午、下午分服。

【适应证】适用于肺燥津伤证口腔干燥症。

7. 玫瑰丽人茶

【原料】百合5g，大枣（去核）2枚，桑椹2g，沙棘2g，枸杞子2g，红茶2g，爆浆西米30g（管吸），重瓣玫瑰花1朵（撕瓣，撒在茶饮上），鲜奶50ml，三氯蔗糖适量。

【制法】将前7味原料放入锅中，加适量水，用大火煮沸后改小火煨煮30分钟，过滤取汁，调入三氯蔗糖，撒上玫瑰花瓣即成。

【吃法】上午、下午分服。

【适应证】适用于肺燥津伤证口腔干燥症。

（二）阳明热炽证

证候：发热汗出，面红目赤，口渴喜冷饮，烦躁不安，大便秘结，小便黄赤，舌质干，苔黄，脉弦数。

治法：清泄胃热，生津通便。

食疗药膳验方：

1. 大黄金银花绿茶

【原料】制大黄6g，金银花10g，绿茶2g。

【制法】将以上3味原料同入杯中，用沸水冲泡，加盖闷5分钟即成。

【吃法】代茶，频频饮用，可冲泡3~5次。

【适应证】适用于阳明热炽证口腔干燥症。

2. 清炒莼菜

【原料】鲜莼菜500g，葱花15g，蒜泥15g，食盐3g，味精2g，麻油5g，精制油25g。

【制法】将鲜莼菜拣洗干净，沥水。将炒锅上大火，放精制油烧至七成热，下葱花、蒜泥煸香，下莼菜、食盐炒至刚断生，加入味精，淋上麻油即成。

【吃法】当菜佐餐，随意食用。

【适应证】适用于阳明热炽证口腔干燥症。

3. 清炒蒲菜

【原料】鲜嫩蒲菜350g，大蒜10g，精制油30g，食盐、味精各适量。

【制法】将鲜嫩蒲菜洗净,切成小段。将大蒜去皮、洗净、拍松。将炒锅上火,放精制油,烧至七成热,放入大蒜炸至出香味,放入蒲菜段煸炒至熟,加入食盐、味精,调好口味即成。

【吃法】当菜佐餐,随意食用。

【适应证】适用于阳明热炽证口腔干燥症。

4. 生地黄柏蜜饮

【原料】生地黄15g,玄参12g,赤芍15g,黄柏6g,蜂蜜30g。

【制法】将生地黄、玄参、赤芍、黄柏洗净,入锅,加适量水,煎煮2次,每次30分钟,合并滤汁,在药汁转温后调入蜂蜜,搅拌均匀即成。

【吃法】上午、下午分服。

【适应证】适用于阳明热炽证口腔干燥症。

5. 白木耳百合汤

【原料】白木耳干品50g,百合干品20g,蜂蜜适量。

【制法】将白木耳干品、百合干品泡发,放在砂锅中,加适量水,用大火煮沸后转小火炖30分钟,加入适量蜂蜜调味即成。

【吃法】上午、下午分服。

【适应证】适用于阳明热炽证口腔干燥症。

6. 冰糖蒸柿饼

【原料】柿饼3个,冰糖15g。

【制法】将柿饼置于碗中,加冰糖及少量水,隔水蒸至柿饼变软。

【吃法】每天食用1次。

【适应证】适用于阳明热炽证口腔干燥症。

7. 复方雪羹汤

【原料】鲜荸荠(去皮)15g,海蜇30g(泡发,漂淡,切碎),川贝母9g。

【制法】将以上原料加适量水,用小火煮1小时。

【吃法】每天分2次服食,饮汤,食荸荠及海蜇。

【适应证】适用于阳明热炽证口腔干燥症。

8. 满山红蒲公英饮

【原料】满山红10g,蒲公英10g,马兰头30g。

【制法】水煎服。

【吃法】代茶饮用。

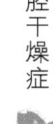

【适应证】适用于阳明热炽证口腔干燥症。

9. 蒲公英苦瓜豆浆

【原料】豆浆 150ml，鲜蒲公英 200g，鸡蛋 1 枚，鲜苦瓜 15g，柠檬汁 10ml，蜂蜜 15ml。

【制法】将鲜蒲公英、鲜苦瓜洗净，放入温开水中浸泡 10 分钟，切碎，用纱布包起来，绞取汁。将豆浆、蒲公英汁、苦瓜汁投入家用榨汁机中，搅打 5 秒钟，磕入鸡蛋，继续搅打 20 秒钟，然后加入蜂蜜、柠檬汁，调匀后入锅煮沸即成。

【吃法】上午、下午分服。

【适应证】适用于阳明热炽证口腔干燥症。

10. 大黄莲子芯绿茶

【原料】制大黄 6g，莲子心 1g，绿茶 2g。

【制法】将以上 3 味原料同入杯中，用沸水冲泡，加盖闷 5 分钟即成。

【吃法】代茶，频频饮用，可冲泡 3~5 次。

【适应证】适用于阳明热炽证口腔干燥症。

(三) 热入营血证

证候：身热，午后热甚，烦躁不安，口干舌燥，饮水不多，舌质红绛或光剥无苔，脉细数。

治法：清营凉血。

食疗药膳验方：

1. 鲜桑椹奶茶

【原料】鲜桑椹 25g，鲜地黄 15g，鲜牛奶 100ml。

【制法】将鲜桑椹、鲜地黄拣洗干净，放入大茶杯中，用沸水冲泡，加盖闷 15 分钟。将鲜牛奶放入奶锅，用中火煮沸即离火，将牛奶调入冲泡桑椹、地黄的杯中，搅拌均匀即成。

【吃法】当茶，频频饮用，一般可连续冲泡 3~5 次，当天吃完。

【适应证】适用于热入营血证口腔干燥症。

2. 地黄连翘蜜饮

【原料】生地黄 15g，玄参 12g，赤芍 15g，连翘 10g，蜂蜜 30g。

【制法】将生地黄、玄参、赤芍、连翘洗净，入锅，加适量水，煎煮 2 次，每次 30 分钟，合并滤汁，待药汁转温后调入蜂蜜，搅拌均匀即成。

【吃法】上午、下午分服。

【适应证】适用于热入营血证口腔干燥症。

3. 二草白糖汁

【原料】鲜墨旱莲25g，紫草25g，白糖15g。

【制法】将鲜墨旱莲、紫草洗净后放入砂锅中，加适量水，用大火烧沸后改小火煎煮30分钟，去渣取汁，调入少量白糖即成。

【吃法】代茶，频频饮用，当天饮完。

【适应证】适用于热入营血证口腔干燥症。

4. 地黄板蓝根蜜饮

【原料】生地黄20g，蒲公英30g，板蓝根20g，赤芍15g，牡丹皮6g，蜂蜜20g。

【制法】将生地黄、蒲公英、板蓝根、赤芍、牡丹皮洗净入锅，加适量水，煎煮30分钟，去渣取汁，待药汁转温后调入蜂蜜，搅拌均匀即成。

【吃法】代茶，频频饮用，当天饮完。

【适应证】适用于热入营血证口腔干燥症。

5. 玄参水牛角速溶茶

【原料】玄参颗粒剂1袋（含生药10g），水牛角颗粒剂1袋（含生药15g），生地黄颗粒剂1袋（含生药10g），白茅根颗粒剂1袋（含生药10g），牡丹皮各1袋（含生药各6g），赤芍颗粒剂1袋（含生药10g），炙甘草颗粒剂1袋（含生药3g）。

【制法】将以上颗粒剂放入杯中，用沸水冲泡，颗粒充分溶化即成。

【吃法】代茶，频频饮用，每天1剂，当天饮完。

【适应证】适用于热入营血证口腔干燥症。

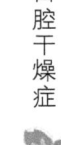

第十六章 肺损伤

肺损伤是指胸腔恶性肿瘤等肺部疾病终末期出现的咳嗽、咳痰、咯血、气短、呼吸困难等一系列症候群。

一、西医对肺损伤病因的认识

肺癌、食管癌、乳腺癌、纵隔肿瘤、霍奇金病等胸部恶性肿瘤，常常出现刺激性干咳，无痰或痰少稠黏，胸闷气短，口干喉痒。并发感染时可见发热，痰多、色黄、质稠，胸痛，呼吸困难等肺部支气管症状。晚期肺损伤可导致肺心病。胸腔恶性肿瘤进行化疗、放疗后也常常引起放射性肺炎、肺纤维化等肺损伤病变。放射性肺损伤的原因是放射线作用于Ⅱ型肺泡细胞，使原有的细胞活性物质逐渐消失或减少，从而减弱了对肺泡的保护作用，肺泡逐渐萎陷。该毒副作用多发生于放疗开始3~4个月后。多数患者放疗局部发生急性渗出、炎性细胞浸润、肺泡间质水肿、肺泡崩溃，胶原纤维增生，此时如果停止放疗，炎症可吸收，肺组织恢复正常。若损伤继续加重，则会出现进行性血管硬化、肺组织被纤维结缔组织所替代的现象，支气管内也会积聚分泌物，组织弹性消失。

二、中医对肺损伤病因病机的认识

肺损伤属于中医"咳嗽""哮喘""咯血""肺胀"等疾病的范畴。肺损伤主要出现在胸腔多种肿瘤进行化疗、放疗之后，其病机有虚有实、虚实夹杂。临床实证多见于痰热蕴肺、肺部燥热，虚证以肺阴亏虚较为多见。辨证应用食疗方、药膳方有辅助治疗功效。

三、肺损伤的辨证施膳

（一）痰热蕴肺证

证候：发热，咳嗽气喘，痰黄稠或痰中带血，口鼻出热气，口苦咽干,口渴喜饮,胸闷胸痛,或有咯血,舌红,苔黄,脉滑数。

治法:清肺化痰,清热平喘。

食疗药膳验方:

1. 六汁饮

【原料】梨1个,鲜芦根100g,荸荠80g,鲜藕50g,鲜麦冬15g,鲜百合80g。

【制法】将梨去皮、核,洗净,切成薄片。将鲜芦根、荸荠、鲜藕、鲜麦冬、鲜百合分别洗净,放入温开水中浸泡片刻,取出后切碎。将上述所有原料放入家用榨汁机中榨取汁即成。

【吃法】上午、下午分服。

【适应证】适用于痰热蕴肺证肺损伤。

2. 竹沥水粥

【原料】鲜竹沥水50g,粳米50g。

【制法】将粳米淘洗干净入锅,加适量水,煎煮至粥将成时加入鲜竹沥水,再煮一沸即成。

【吃法】早、晚2次分食。

【适应证】适用于痰热蕴肺证肺损伤。

3. 枇杷糖浆

【原料】枇杷500g,琼脂10g,白糖10g。

【制法】将琼脂用水泡软。将枇杷洗净,去皮,一剖为二,去核。取锅加白糖、琼脂、水,熬汁。将枇杷放入碗中,倒入琼脂汁,凉后放入冰箱内冷冻即成。

【吃法】当点心,随意食用。

【适应证】适用于痰热蕴肺证肺损伤。

4. 芦根雪梨膏

【原料】雪梨250g,鲜竹叶30g,鲜芦根30g,橘红6g,荸荠100g,竹沥15g。

【制法】将雪梨洗净,榨取汁。将鲜竹叶洗净,煎汁。将鲜芦根洗净,榨取汁。将橘红煎汁。将荸荠洗净,榨取汁。将各种汁混合后加竹沥,用小火煮沸即成。

【吃法】每天2次,每次1小匙(约20g),用温开水送服。

【适应证】适用于痰热蕴肺证肺损伤。

5. 雪梨百合饮

【原料】雪梨1个,百合30g,冰糖适量。

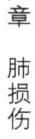

【制法】将雪梨洗净，去皮、核，切成小块，并将百合洗净，一起放入锅中，加水煮沸，放入适量冰糖，炖40分钟即成。

【吃法】早、晚2次分服。

【适应证】适用于痰热蕴肺证肺损伤。

6. 百合杏仁羹

【原料】百合50g，杏仁8g，蜂蜜15g。

【制法】将百合掰开后洗净，与杏仁同入砂锅，加适量水，用中火煨煮至酥烂，离火加入蜂蜜，调和成羹即成。

【吃法】早、晚2次分食。

【适应证】适用于痰热蕴肺证肺损伤。

7. 梨脆双丝

【原料】梨2个，嫩黄瓜2根，胡萝卜1根，白醋、食盐、麻油各适量。

【制法】将梨洗净，去皮剔核后切成细丝，放入淡食盐水中泡片刻，捞出沥干。将嫩黄瓜洗净，去皮，切成同梨丝大小相等的细丝，然后放入碗内，撒上食盐腌10分钟。将胡萝卜洗净，放入沸水中焯透，捞出，切成细丝。将梨丝和胡萝卜丝放在黄瓜丝（挤去盐水）上，加入食盐、白醋，拌匀后扣入盘内，淋上麻油即成。

【吃法】当菜佐餐，随意食用。

【适应证】适用于痰热蕴肺证肺损伤。

8. 川贝糯米梨

【原料】鸭梨2个（约300g），川贝母6g，糯米50g，精制油、白糖、桂花卤、湿淀粉各适量。

【制法】将川贝母研成米粒状。将鸭梨洗净，削皮去核，并将川贝母装入，放入碗中。将糯米洗净，入碗，加清水，上笼蒸烂后加入白糖、桂花卤和精制油拌匀。将拌好的糯米饭放入盛鸭梨的碗内，用油纸封住碗口，上笼蒸1小时，取出，扣入盘中。锅中放入清水，加白糖，烧开后用湿淀粉勾稀芡，浇在糯米梨上即成。

【吃法】当点心，随意食用。

【适应证】适用于痰热蕴肺证肺损伤。

9. 百合枇杷羹

【原料】鲜枇杷100g，鲜百合50g，鲜藕30g，淀粉、白糖、桂花各适量。

【制法】将鲜藕洗净，切成片，与洗净的鲜百合、鲜枇杷一同入锅，加水煮，将熟时加入适量的淀粉调匀成羹，食用时加白糖和桂花。

【吃法】当点心，随意食用。

【适应证】适用于痰热蕴肺证肺损伤。

10. 白梨豆奶

【原料】豆浆50ml，白梨50g(半个)。

【制法】将豆浆煮沸后冷却，并将白梨去皮、去核后切块，同入家用榨汁机中，将白梨打成汁即成。

【吃法】上午、下午分服。

【适应证】适用于痰热蕴肺证肺损伤。

11. 桑白皮枇杷叶蜜饮

【原料】桑白皮10g，瓜蒌皮10g，枇杷叶10g，蜂蜜15g。

【制法】将桑白皮、瓜蒌皮、枇杷叶洗净入锅，加适量水，煎煮30分钟，去渣取汁，待药汁转温后调入蜂蜜，搅拌均匀即成。

【吃法】上午、下午分服。

【适应证】适用于痰热蕴肺证肺损伤。

12. 雪梨桔梗冰糖饮

【原料】雪梨1个，桔梗6g，川贝母3g，白菊花4g，冰糖适量。

【制法】将雪梨洗净，去皮、核，切片，同桔梗、川贝母、白菊花一起放入锅中，加适量水，煮后滤渣留汁，然后加冰糖调饮。

【吃法】上午、下午分服。

【适应证】适用于痰热蕴肺证肺损伤。

13. 芦根四仁饮

【原料】芦根20g，桃仁12g，冬瓜子12g，瓜蒌仁12g，薏苡仁30g。

【制法】将以上5味原料洗净，同入锅中，加适量水，煎煮2次，每次30分钟，合并滤汁即成。

【吃法】上午、下午分服。

【适应证】适用于痰热蕴肺证肺损伤。

14. 瓜蒌白茅根饮

【原料】瓜蒌10g，白茅根30g，麦冬8g，芦根20g，蜂蜜10g。

【制法】将瓜蒌、白茅根、麦冬、芦根洗净，同入锅中，加适量水，用大火煮沸后改小火煎煮30分钟，去渣取汁，待药汁转温后调入蜂蜜，搅拌均匀即成。

【吃法】上午、下午分服。

【适应证】适用于痰热蕴肺证肺损伤。

15. 贝母金银花梨

【原料】梨1个，川贝母粉5g，金银花粉4g，冰糖适量。

【制法】将梨洗净，切一小口，挖去核，加入川贝母粉、金银花粉、冰糖，然后用切下的部分作盖，隔水炖熟即成。

【吃法】清晨顿服。

【适应证】适用于痰热蕴肺证肺损伤。

16. 丝瓜花饮

【原料】丝瓜花50g，蜜枇杷叶15g，蜜百部10g，蜂蜜20g。

【制法】将前3味原料入锅，加适量水，煎煮10分钟，去渣取汁，待药汁转温后调入蜂蜜即成。

【吃法】上午、下午分服。

【适应证】适用于痰热蕴肺证肺损伤。

17. 萝卜三汁饮

【原料】萝卜300g，梨200g，荸荠150g。

【制法】将萝卜、梨（去核）、荸荠分别洗净，连皮切碎，放入家用榨汁机中榨取汁，用洁净的纱布过滤即成。

【吃法】上午、下午分服。

【适应证】适用于痰热蕴肺证肺损伤，对口干痰多者尤为适用。

18. 梨子五汁饮

【原料】梨1个，鲜芦根100g，荸荠75g，鲜藕50g，鲜麦冬15g。

【制法】将梨去皮，洗净，切成薄片。将鲜芦根、荸荠、鲜藕、鲜麦冬分别洗净，放入温开水中浸泡片刻，取出后切碎。将上述所有原料放入家用榨汁机中榨取汁即成。

【吃法】上午、下午分服。

【适应证】适用于痰热蕴肺证肺损伤。

19. 罗汉果柿饼饮

【原料】罗汉果2个，柿饼4个。

【制法】将罗汉果、柿饼洗净，加适量清水，入锅，煎20分钟，去渣取汁即成。

【吃法】上午、下午分食。

【适应证】适用于痰热蕴肺证肺损伤，对口干、咳嗽、气促者尤为适宜。

20. 罗汉果百合羹

【原料】罗汉果1个，柿饼2个，百合30g，冰糖15g。

【制法】将罗汉果和百合洗净,晒干或烘干,研成粗粉。将柿饼洗净后切碎,放入大碗中,加适量温开水,调成糊状,边加水边倒入砂锅,用小火煨煮,加罗汉果粉、百合粉及冰糖,用小火煨煮10分钟,拌匀成羹即成。

【吃法】上午、下午分食。

【适应证】适用于痰热蕴肺证肺损伤。

21. 罗汉果玉竹茶

【原料】罗汉果2g,杏仁2g,玉竹1g,青果1g,陈皮1g,秋梨半个,绿茶2g,椰肉20g(管吸),三氯蔗糖适量。

【制法】将前8味原料放入锅中,加适量水,用大火煮沸后改小火煨煮30分钟,过滤取汁,调入三氯蔗糖即成。

【吃法】上午、下午分服。

【适应证】适用于痰热蕴肺证肺损伤。

(二)燥邪犯肺证

证候:干咳无痰,咳嗽时胸痛,声音嘶哑,咽干鼻燥,口渴喜饮,大便秘结,小便黄,舌红,少苔少津,脉细数。多见于放射性肺损伤中期。

治法:养阴润燥,清肺止咳。

食疗药膳验方:

1. 黄芩鸭梨粥

【原料】黄芩粉3g,鸭梨1个,粳米50g,冰糖适量。

【制法】将鸭梨洗净,削去皮,切成片,待用。将锅上火,放入梨片,加入清水,煮至熟烂,用漏勺捞出梨渣,放入洗净的粳米,煮成稀粥,放入黄芩粉和冰糖,拌匀即成。

【吃法】早、晚2次分食。

【适应证】适用于燥邪犯肺证肺损伤。

2. 沙参冰糖燕窝粥

【原料】燕窝6g,沙参粉5g,粳米50g,冰糖10g。

【制法】将燕窝放入温开水中浸泡片刻,在浸软后除去绒毛、污物,再投入沸水中涨发。将粳米淘净后与涨发的燕窝及水同入砂锅,用大火煮沸后改小火煨煮成稠粥,加入冰糖及沙参粉,在冰糖溶化后即成。

【吃法】早、晚2次分食。

【适应证】适用于燥邪犯肺证肺损伤。

3. 冰糖炖枇杷

【原料】枇杷 400g，樱桃 30g，冰糖 50g，玫瑰糖适量。

【制法】将枇杷洗净，用刀切开，去核除皮，放入沸水锅中稍焯，用漏勺捞出，放入冷开水中。将炒锅上火，加入清水、冰糖，煮沸，在冰糖溶化后加入樱桃、玫瑰糖、枇杷肉，煮沸即成。

【吃法】当点心，随意食用。

【适应证】适用于燥邪犯肺证肺损伤。

4. 冰糖蒸雪梨

【原料】雪梨 1 个（约 250g），川贝母粉 2g，冰糖 20g。

【制法】将雪梨外表面用温开水反复刷洗干净，在靠梨柄 1/4 处横剖切开，将梨核挖去，成一空腔，将川贝母粉和敲碎的冰糖纳入其中，将梨帽盖上并用牙签插紧，放入蒸碗中隔水蒸熟即成。

【吃法】上午、下午分食。

【适应证】适用于燥邪犯肺证肺损伤。

5. 杏子羹

【原料】杏子 30g，雪梨 50g，玉米粉 50g，罗汉果 6g。

【制法】将杏子、雪梨洗净，去皮除核，将一半放入开水锅中稍煮，在煮软后同汤一起制成杏梨泥。将另一半杏子、雪梨切成丁，放入杏梨泥中，将罗汉果煮水取汁，再用玉米粉调节稠度，微沸后取出即成。

【吃法】当点心，随意食用。

【适应证】适用于燥邪犯肺证肺损伤，对兼有便秘者尤为适宜。

6. 薏苡仁白果汤

【原料】薏苡仁 100g，百合 20g，白果（去壳）12 枚，冰糖适量。

【制法】将薏苡仁、百合、白果洗净，一同放入锅内，加水煮汤，用冰糖调味饮用。

【吃法】上午、下午分饮。

【适应证】适用于燥邪犯肺证肺损伤，对气喘、喉间痰鸣者尤为适宜。

7. 二皮枇杷饮

【原料】桑白皮 10g，瓜蒌皮 12g，枇杷叶 15g，蜂蜜 15g。

【制法】将桑白皮、瓜蒌皮、枇杷叶洗净入锅，加适量水，煎煮 30 分钟，去渣取汁，待药汁转温后调入蜂蜜，搅拌均匀即成。

【吃法】上午、下午分服。

【适应证】适用于燥邪犯肺证肺损伤。

8. 雪梨菊花饮

【原料】雪梨1个，白菊花5g，桔梗5g，川贝母5g，冰糖适量。

【制法】将雪梨洗净，去皮、核，切片，同白菊花、桔梗、川贝母一起放入锅中，加适量水，煮后滤渣留汁，然后加冰糖调饮。

【吃法】早、晚2次分服。

【适应证】适用于燥邪犯肺证肺损伤。

9. 杏仁白茅根茶

【原料】杏仁10g，白茅根20g，天冬10g，麦冬10g，甘草3g。

【制法】将杏仁、白茅根、天冬、麦冬、甘草拣去杂质，洗净，将杏仁去皮，一起入锅，加水煮30分钟即成。

【吃法】代茶，频频饮用。

【适应证】适用于燥邪犯肺证肺损伤，对咯血肺损伤尤为适宜。

（三）肺阴亏虚证

证候：久咳不愈，痰少而黏，不易咯出，口干咽燥，潮热盗汗，胸闷气短，胸部隐痛，舌质红，少苔，脉细数。多见于放射性肺炎后期。

治法：滋阴润肺，生津止咳。

食疗药膳验方：

1. 蜜汁青梅鸭梨

【原料】青梅20g，鸭梨2个（约300g），蜂蜜30g，白糖50g，麻油10g，香精适量。

【制法】将鸭梨洗净，去皮、核，切片。将青梅洗净，切成小块。在锅内放入麻油、白糖，炒至金黄色，加水及蜂蜜，烧沸后放入鸭梨片，用小火炖至梨烂，捞出放盘中，撒上青梅丁。锅内蜜汁加香精1滴，浇在梨片上即成。

【吃法】当甜点，随意食用。

【适应证】适用于肺阴亏虚证肺损伤。

2. 橘子百合

【原料】鲜百合300g，橘子200g，山楂糕20g，白糖50g。

【制法】将鲜百合去老瓣，切为两半，洗净，摆放碗内，成雪丘状，用绵纸封碗口，上笼蒸烂，扣入盘中。将山楂糕切小丁。将橘子瓣摆在百合周围，成梅花状，山楂糕放百合中间。将炒勺洗净，加入清水，加白糖化成汁，浇在百合上即成。

【吃法】当甜点，随意食用。

【适应证】适用于肺阴亏虚证肺损伤。

3. 南沙参川贝粥

【原料】南沙参30g，川贝母粉5g，粳米100g，冰糖30g。

【制法】将南沙参洗净，切片，煎汤取汁。把粳米淘洗干净，入锅，加适量水，用小火煮成稠粥，粥将成时加入南沙参及川贝母粉、冰糖，再煮2沸即成。

【吃法】早、晚2次分食。

【适应证】适用于肺阴亏虚证肺损伤。

4. 百花膏

【原料】百合100g，炙款冬花100g，蜂蜜200g。

【制法】将百合洗净，剥下瓣，略煎片刻，烘干，与炙款冬花一同研成细末，放入锅内，与蜂蜜和匀，加适量水，用小火煎煮，收膏。

【吃法】每天2次，每次15g(约1匙)，用温开水送服。

【适应证】适用于肺阴亏虚证肺损伤。

5. 松子麦冬膏

【原料】松子300g，麦冬200g，蜂蜜500g。

【制法】将松子、麦冬捣烂成泥状，蒸熟，加蜂蜜，调匀成膏状即成。

【吃法】每天2次，每次10g，用温开水送服。

【适应证】适用于肺阴亏虚证肺损伤。

6. 沙参麦冬猪肺

【原料】沙参15g，麦冬15g，牡丹皮10g，杏仁10g，猪肺1个。

【制法】将猪肺反复冲洗干净，切成小块，与沙参、麦冬、牡丹皮、杏仁同入锅中，煨煮至猪肺熟烂，拣去药渣即成。

【吃法】当菜佐餐，随意食用。

【适应证】适用于肺阴亏虚证肺损伤。

7. 玄参猪肺汤

【原料】玄参10g，炙百部6g，杏仁10g，桔梗6g，陈皮5g，猪肺200g，食盐、味精、生姜片、猪油各适量。

【制法】将玄参、炙百部、杏仁、桔梗、陈皮洗净后装入布袋，扎紧袋口，与洗净、切块的猪肺及生姜片同入锅中，加适量水，用大火煮沸后改小火炖煮至猪肺熟烂，加入食盐、味精、猪油，再煮沸即成。

【吃法】当菜佐餐，随意食用。

【适应证】适用于肺阴亏虚证肺损伤。

8. 杏仁牛奶茶

【原料】甜杏仁10g，牛奶250ml，白糖10g。

【制法】将甜杏仁去皮，磨细入锅，加白糖、清水，煮沸后加入牛奶即成。

【吃法】代茶，频频饮用。

【适应证】适用于肺阴亏虚证肺损伤，对久咳体虚者尤为适宜。

9. 麦冬杏仁粥

【原料】麦冬20g，黄精20g，甜杏仁6g，牛奶100ml，粳米50g。

【制法】将甜杏仁研成末，加牛奶少许调成汁。将麦冬、黄精、粳米洗净后入锅，加适量水，同煮成粥。粥稠时加入牛奶杏仁汁，煮沸即成。

【吃法】早、晚2次分食。

【适应证】适用于肺阴亏虚证肺损伤，对干咳日久不愈、口干咽燥者尤为适宜。

10. 南北沙参猪肺汤

【原料】南沙参15g，北沙参15g，桑白皮10g，猪肺100g，食盐适量。

【制法】将南沙参、北沙参、桑白皮洗净。将猪肺用清水反复漂洗，挤去血沫，切块。然后将上述4味放入锅内，加适量清水，用大火煮熟，加入食盐调味即成。

【吃法】当汤佐餐，随意食用。

【适应证】适用于肺阴亏虚证肺损伤。

11. 北沙参枇杷白木耳羹

【原料】北沙参10g，鲜枇杷75g，干白木耳30g，白糖10g，湿淀粉适量。

【制法】将鲜枇杷剥皮，去核，切片待用。将干白木耳放入水中浸发，拣去杂质，洗净后放入碗中，加适量清水，上笼用大火蒸60分钟左右，使白木耳涨发。将北沙参研成细粉，待用。在锅内加适量清水，加入白糖，烧沸后放入白木耳、枇杷片，稍煮沸，用湿淀粉勾成薄芡，调入北沙参粉即成。

【吃法】早、晚2次分食。

【适应证】适用于肺阴亏虚证肺损伤。

12. 西洋参百合杏仁羹

【原料】西洋参粉3g，百合50g，杏仁8g，蜂蜜15g。

【制法】将百合掰开后洗净，与杏仁同入砂锅，加适量水，中火煨煮至酥烂，离火加入蜂蜜、西洋参粉，调和成羹即成。

【吃法】早、晚2次分食。

【适应证】适用于肺阴亏虚证肺损伤。

第十七章 肝损伤

肝损伤包括肝癌、多种肝炎、肝纤维化、肝硬化等疾病终末期之类,临床上常见胁肋胀痛、腹胀、食欲不振、头昏多汗、神疲乏力、恶心呕吐、大便稀薄不成形等症状。肝癌等病放疗数周至数月可出现肝损伤,化疗患者中10%~20%出现化疗药物性肝损伤。轻者无明显症状,这时肝功能检查出现转氨酶、转肽酶和胆红素升高。肝损伤严重者临床表现为短期内肝脏迅速增大,并出现肝脏触痛、压痛、大量腹水,有时伴有皮肤及巩膜黄疸。

一、西医对肝损伤病因的认识

西医认为,肝硬化,肝癌终末期及肝癌放疗、化疗后可导致肝功能不同程度损害,并明显抑制机体的免疫功能。放疗、化疗的毒副作用的病理变化是放射线作用于肝脏后,其肝小叶血管内皮细胞发生肿胀、脱落,管壁内纤维沉着,管腔变狭窄,最后管腔闭塞导致门静脉高压,肝内血液循环紊乱,肝组织营养不良,导致肝细胞萎缩、坏死,肝小叶结构破坏,最终导致肝功能损伤。

二、中医对肝损伤病因病机的认识

肝损伤属于中医"胁痛""腹胀""黄疸"等病的范畴。其病因病机与肝郁气滞、肝胆湿热等实证,脾胃虚弱、肝肾阴虚等虚证有密切关系。肝癌等肝脏重症,肝癌放疗、化疗是肝损伤的重要原因。

三、肝损伤的辨证施膳

(一)肝郁阴伤证

证候:多见于轻度肝损伤。可见两胁胀痛,以右胁明显,胸闷不舒,纳少厌油,腹部胀闷,神疲乏力,舌质偏红,苔少,脉弦。

治法:疏肝解郁,理气养阴。

食疗药膳验方：

1. 玫瑰茉莉花茶

【原料】玫瑰花 3g，茉莉花 3g。

【制法】将玫瑰花、茉莉花一同置于茶杯中，用沸水冲泡后加上杯盖，浸泡 5~10 分钟即成。

【吃法】代茶，频频饮用。

【适应证】适用于肝郁阴伤证肝损伤。

2. 橘络玫瑰花茶

【原料】橘络 5g，玫瑰花 3g，绿茶 2g。

【制法】将橘络、玫瑰花洗净，沥干，与绿茶同入杯中，用沸水冲泡，加盖闷 10 分钟即成。

【吃法】代茶，频频饮用，可冲泡 3~5 次。

【适应证】适用于肝郁阴伤证肝损伤。

3. 刀豆壳橘皮饮

【原料】刀豆壳 10g，橘皮 6g。

【制法】将刀豆壳、橘皮洗净，入锅，加适量水，煎煮 30 分钟，去渣取汁即成。

【吃法】上午、下午分服。

【适应证】适用于肝郁阴伤证肝损伤。

4. 金橘萝卜饮

【原料】金橘 5 个，萝卜半个，蜂蜜适量。

【制法】将金橘洗净后去核，捣烂。将萝卜洗净，切丝榨汁。将金橘泥、萝卜汁混匀，放入蜂蜜，调匀即成。

【吃法】上午、下午分服。

【适应证】适用于肝郁阴伤证肝损伤。

5. 佛手花粥

【原料】佛手花 10g，粳米 50g，冰糖适量。

【制法】将佛手花放锅中，加 200ml 清水，煮至 100ml。将粳米淘洗干净，放入锅中，加入 400ml 清水，煮至粥成，加入佛手花汁、冰糖，再煮二三沸即成。

【吃法】当早餐食用。

【适应证】适用于肝郁阴伤证肝损伤。

6. 橘皮酱

【原料】橘皮 500g，白糖 300g。

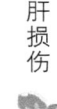

【制法】将橘皮洗净，去除果蒂、核、肉，置于锅中（忌用铁锅），加水至淹没，用大火烧至沸腾后改用小火熬煮。在橘皮肉煮烂后加入白糖，继续煮至浆汁黏稠为止。将橘皮酱装入瓶中，加盖，隔水再煮片刻以灭菌。

【吃法】当调料佐餐。

【适应证】适用于肝郁阴伤证肝损伤。

7. 柴胡二皮蜜饮

【原料】柴胡10g，青皮6g，陈皮12g，蜂蜜30g。

【制法】将柴胡、青皮、陈皮用冷水浸泡20分钟后入锅，加适量水，煎煮30分钟，去渣取汁，待药汁转温后调入蜂蜜即成。

【吃法】上午、下午分服。

【适应证】适用于肝郁阴伤证肝损伤。

8. 郁金佛手蜜饮

【原料】郁金15g，佛手12g，蜂蜜30g。

【制法】将郁金、佛手用冷水浸泡20分钟后入锅，加适量水，煎煮30分钟，去渣取汁，待药汁转温后调入蜂蜜即成。

【吃法】上午、下午分服。

【适应证】适用于肝郁阴伤证肝损伤。

9. 香附枳壳蜜饮

【原料】香附15g，枳壳10g，蜂蜜30g。

【制法】将香附、枳壳用冷水浸泡20分钟后入锅，加适量水，煎煮30分钟，去渣取汁，待药汁转温后调入蜂蜜即成。

【吃法】上午、下午分服。

【适应证】适用于肝郁阴伤证肝损伤。

10. 香橼皮砂仁粉

【原料】香橼皮100g，砂仁30g。

【制法】将香橼皮、砂仁研成细粉，瓶装，备用。

【吃法】每天2次，每次6g，用温开水送服。

【适应证】适用于肝郁阴伤证肝损伤。

（二）肝胆湿热证

证候：多见于中、重度肝损伤。可见两胁胀痛，口苦食少，胸闷心烦，恶心呕吐，或见黄疸，小便黄赤，大便质黏，解而不爽，舌质红，苔黄腻，脉弦滑。

治法：清热化湿，理气护肝。

食疗药膳验方：

1. 马兰糖饮

【原料】马兰30g，白糖15g。

【制法】将马兰除去老叶、黄叶，洗净，沥干水，切成段。将马兰和白糖一同放入保温茶杯中，用沸水冲泡，温浸半小时即成。

【吃法】上午、下午分服。

【适应证】适用于肝胆湿热证肝损伤。

2. 蒲公英粳米粥

【原料】鲜蒲公英60g，粳米60g，食盐、味精各适量。

【制法】将鲜蒲公英洗净，切碎，入锅，加适量水煎煮，去渣取汁。把粳米淘洗干净，加入药汁，用小火煮成稀粥，加食盐、味精即成。

【吃法】早、晚2次分食。

【适应证】适用于肝胆湿热证肝损伤，对黄疸明显者尤为适宜。

3. 蒲公英白扁豆粥

【原料】蒲公英30g，白扁豆50g，鲜橘皮60g，粳米100g。

【制法】将蒲公英洗净，切碎，与淘洗干净的白扁豆、鲜橘皮、粳米同入锅中，加适量水，用大火煮沸后改小火煮至白扁豆熟烂，粥黏稠即成。

【吃法】早、晚2次分食。

【适应证】适用于肝胆湿热证肝损伤，对黄疸明显、大便稀溏者尤为适宜。

4. 垂盆草橘皮汁

【原料】鲜垂盆草200g，鲜橘皮50g。

【制法】将鲜垂盆草、鲜橘皮洗净，放入温开水中浸泡10分钟，捞出后捣烂取汁即成。

【吃法】上午、下午分服。

【适应证】适用于肝胆湿热证肝损伤，对发热、黄疸明显者尤为适宜。

5. 蒲公英豆浆

【原料】豆浆150ml，鲜蒲公英200g，鸡蛋1枚，柠檬汁10ml，蜂蜜15ml。

【制法】将鲜蒲公英洗净，放入温开水中浸泡10分钟，切碎，用纱布包起来，绞取汁。将豆浆、鲜蒲公英汁投入家用榨汁机中，搅打5秒

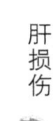

钟，磕入鸡蛋，继续搅打20秒钟，然后加入蜂蜜、柠檬汁，调匀后入锅煮沸即成。

【吃法】上午、下午分服。

【适应证】适用于肝胆湿热证肝损伤，对发热、黄疸明显者尤为适宜。

6. 玉米须赤小豆羹

【原料】玉米须50g，赤小豆100g。

【制法】将玉米须洗净，切碎，与淘洗干净的赤小豆一同投入沸水锅中，用大火煮沸后改小火煮至赤小豆熟烂即成。

【吃法】上午、下午分服。

【适应证】适用于肝胆湿热证肝损伤，对伴有腹胀、浮肿者尤为适宜。

7. 茵陈橘皮蜂蜜饮

【原料】茵陈30g，鲜橘皮30g（干品15g），蜂蜜20g。

【制法】将茵陈、橘皮洗净，放入砂锅，加水浸泡片刻，用中火煎煮30分钟，去渣取汁，加入蜂蜜拌匀即成。

【吃法】上午、下午分服。

【适应证】适用于肝胆湿热证肝损伤，对黄疸、食欲不振者尤为适宜。

8. 鸡骨草大枣甜饮

【原料】鸡骨草40g，大枣10枚，白糖适量。

【制法】将鸡骨草洗净，与大枣一起放入锅内，加适量水，煎汁去渣，加入白糖即成。

【吃法】上午、下午分服。

【适应证】适用于肝胆湿热证肝损伤，对黄疸、食欲不振者尤为适宜。

9. 虎杖板蓝根蜜饮

【原料】虎杖30g，板蓝根20g，蜂蜜30g。

【制法】将虎杖、板蓝根洗净入锅，加适量水，用大火煮沸后改小火煎煮30分钟，去渣取汁，待药汁转温后加入蜂蜜搅匀即成。

【吃法】上午、下午分服。

【适应证】适用于肝胆湿热证肝损伤，对黄疸、食欲不振者尤为适宜。

10. 白花蛇舌草陈皮饮

【原料】白花蛇舌草40g，陈皮10g，蜂蜜30g。

【制法】将白花蛇舌草、陈皮洗净入，加适量水，用大火煮沸后改小火煎煮30分钟，去渣取汁，待药汁转温后加入蜂蜜搅匀即成。

【吃法】上午、下午分服。

【适应证】适用于肝胆湿热证肝损伤，对黄疸、食欲不振者尤为适宜。

11. 七叶一枝花绿茶

【原料】七叶一枝花20g，绿茶2g。

【制法】将七叶一枝花洗净，与绿茶一起放入锅中，加适量水，煎煮30分钟，去渣取汁即成。

【吃法】上午、下午分服。

【适应证】适用于肝胆湿热证肝损伤。

12. 茵陈栀子粥

【原料】茵陈30g，栀子5g，香附5g，车前草15g（鲜品加倍），粳米60g，白糖少许。

【制法】将茵陈、栀子、香附、车前草洗净，同入砂锅中，加适量水，煎汤去渣，然后把淘洗干净的粳米放入汤液中，加适量水，用小火煮粥，最后调入少许白糖即成。

【吃法】早、晚2次分食。

【适应证】适用于肝胆湿热证肝损伤。

13. 苦瓜豆腐汤

【原料】苦瓜150g，豆腐400g，植物油30ml，黄酒5ml，酱油10ml，麻油2ml，食盐2g，味精、湿淀粉各适量。

【制法】将苦瓜去皮、子，洗净，切片。把豆腐切成块。把锅上火，放植物油烧热，放入苦瓜片翻炒几下，倒入开水、豆腐块，加入食盐、味精、黄酒、酱油煮沸，用湿淀粉勾薄芡，淋上麻油即成。

【吃法】当菜佐餐，随意食用。

【适应证】适用于肝胆湿热证肝损伤。

14. 蒲公英薏苡仁粥

【原料】蒲公英30g（鲜品60g），薏苡仁60g，食盐、味精各适量。

【制法】将蒲公英洗净，切碎，入锅，水煎，去渣取汁。把薏苡仁洗净，加入蒲公英汁，用小火煮成稀粥，加食盐、味精即可。

【吃法】早、晚2次分服。

【适应证】适用于肝胆湿热证肝损伤。

15. 马齿苋粳米粥

【原料】鲜马齿苋 100g，粳米 50g，食盐、葱花、植物油、味精各适量。

【制法】将鲜马齿苋除去杂质，洗净，放入沸水锅内焯一下，捞出，用凉水洗 2～3 遍，去黏液和苦味，切碎。将油锅刷洗净，置于火上烧热，放植物油、葱花煸香，再加入马齿苋、食盐，加适量味精炒至入味，出锅装盘。将粳米淘洗干净，加入适量清水煨煮，待米开花熟透时投入马齿苋煮至成粥，出锅即成。

【吃法】早、晚 2 次分服。

【适应证】适用于肝胆湿热证肝损伤。

16. 赤小豆茯苓薏苡仁粥

【原料】赤小豆 50g，白茯苓粉 20g，薏苡仁 100g，白糖少许。

【制法】将赤小豆、薏苡仁洗净；赤小豆浸泡半天。将赤小豆与薏苡仁一起入锅，加适量水，用大火煮沸后改小火煮至赤小豆酥烂，加白茯苓粉再煮约 15 分钟，加白糖少许稍煮即成。

【吃法】早、晚 2 次分服。

【适应证】适用于肝胆湿热证肝损伤。

17. 泥鳅炖豆腐

【原料】泥鳅 500g，豆腐 250g，生姜片 5g，食盐、黄酒、麻油各适量。

【制法】将泥鳅放进竹箩里盖好，用热水烫死，冷水洗去黏液，去鳃及内脏，洗净后切成 5 厘米长的段，与洗净切成小方块的豆腐及生姜片一同入锅，加适量水，用大火煮沸，加少许食盐、黄酒调味，移至小火上炖约 30 分钟，待泥鳅熟烂时淋上麻油即成。

【吃法】上午、下午分服。

【适应证】适用于肝胆湿热证肝损伤。

18. 板蓝根薏苡仁粥

【原料】板蓝根 30g，薏苡仁 40g，粳米 100g。

【制法】将板蓝根洗净，入锅，加适量水，煎煮 30 分钟，去渣取汁，与淘洗干净的薏苡仁、粳米同入锅中，加适量水，煮成稠粥即成。

【吃法】早、晚 2 次分服。

【适应证】适用于肝胆湿热证肝损伤。

19. 田基黄大枣粥

【原料】田基黄 30g，大枣 10 枚，粳米 60g。

【制法】将田基黄洗净，入锅，加适量水，煎煮 30 分钟，去渣取汁，与淘洗干净的大枣、粳米同入锅中，加适量水，煮成稠粥即成。

【吃法】早、晚 2 次分服。

【适应证】适用于肝胆湿热证肝损伤。

20. 金银花莲子粥

【原料】金银花 25g，莲子 50g，薏苡仁 40g，白糖适量。

【制法】将金银花、薏苡仁洗净。将莲子用凉水浸泡，去皮、心，洗净，与薏苡仁一同放入砂锅，用大火烧沸后改小火煮至莲子及薏苡仁熟烂，放入金银花，煮 10 分钟后加入白糖，调匀即成。

【吃法】上午、下午分服。

【适应证】适用于肝胆湿热证肝损伤。

21. 金银花甘草绿豆羹

【原料】金银花 30g，甘草 5g，绿豆 100g。

【制法】将金银花、甘草加水煎煮，过滤取汁，用汁煮绿豆成羹。

【吃法】上午、下午分服。

【适应证】适用于肝胆湿热证肝损伤。

22. 蒲公英决明子茶

【原料】蒲公英 3g，白芷 1g，薏苡仁 2g，山药 2g，菊花 1g，枸杞子 2g，决明子 3g，绿茶 2g，爆浆马蹄 30g（管吸），三氯蔗糖适量。

【制法】将前 9 味原料放入锅中，加适量水，用大火煮沸后改小火煨煮 30 分钟，过滤取汁，加入三氯蔗糖调味即成。

【吃法】上午、下午分服。

【适应证】适用于肝胆湿热证肝损伤。

(三)脾胃虚弱证

证候：多见于中度放射性肝损伤。可见面色苍白，倦怠乏力，饮食不香，口干不欲饮，四肢不温，恶心呕吐，大便溏薄不成形，舌质淡，苔白，脉濡弱。

治法：温中健脾，和胃降逆。

食疗药膳验方：

1. 白扁豆薏苡仁粥

【原料】白扁豆 20g，薏苡仁 30g，芦根 30g，冬瓜子 20g，粳米 100g。

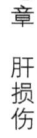

【制法】将芦根、冬瓜子洗净,用冷水浸泡30分钟,入锅,加适量清水,煎煮30分钟,去渣取汁,与淘洗干净的白扁豆、薏苡仁、粳米同入锅中,用小火煮成稠粥。

【吃法】早、晚2次分服。

【适应证】适用于脾胃虚弱证肝损伤。

2. 燕麦赤小豆粥

【原料】燕麦片100g,赤小豆50g。

【制法】将赤小豆洗净,放入锅中,加适量清水,煮至赤小豆熟烂后调入燕麦片,搅匀即成。

【吃法】上午、下午分服。

【适应证】适用于脾胃虚弱证肝损伤。

3. 赤小豆鸡内金荷叶粥

【原料】赤小豆60g,鸡内金10g,鲜荷叶1张。

【制法】将鲜荷叶洗净,切碎。将鸡内金研成细粉,备用。将赤小豆洗净后入锅,加适量清水,用小火煮至赤小豆熟烂后加入荷叶、鸡内金粉,再煮5分钟即成。

【吃法】上午、下午分服。

【适应证】适用于脾胃虚弱证肝损伤。

4. 冬瓜三豆汤

【原料】冬瓜250g,赤小豆100g,绿豆60g,白扁豆30g,食盐1g。

【制法】将冬瓜洗净,去皮,切片,与洗净的赤小豆、绿豆、白扁豆同入锅中,加适量清水,用小火煮至3种豆子熟烂,调入食盐即成。

【吃法】上午、下午分服。

【适应证】适用于脾胃虚弱证肝损伤。

5. 山药枣豆糕

【原料】鲜山药200g,鲜白扁豆50g,陈皮丝5g,大枣肉500g。

【制法】将鲜山药去皮,切成薄片,再将大枣肉和鲜白扁豆拍碎,捣成泥,撒上陈皮丝,和匀后制成小块,上笼蒸熟即成。

【吃法】当早点,随意食用。

【适应证】适用于脾胃虚弱证肝损伤。

6. 大枣粥

【原料】大枣50g,粳米100g,红糖30g。

【制法】将大枣洗净、粳米淘净,同入锅中,加适量水,煮成稠粥,粥将成时加入红糖,拌匀即成。

【吃法】早、晚 2 次分服。

【适应证】适用于脾胃虚弱证肝损伤。

7. 参枣糯米饭

【原料】党参 20g,大枣 50g,糯米 200g,白糖 30g。

【制法】先将党参、大枣洗净,入锅,加适量水,煎煮 30 分钟,去党参药渣、大枣核,与淘洗好的糯米同入锅中,加适量清水,同煮成软干饭,把白糖用少量米汤调成黏汁,浇在饭上即成。

【吃法】每日 1 次,当主食用。

【适应证】适用于脾胃虚弱证肝损伤。

8. 归芪龙眼肉饭

【原料】当归 15g,黄芪 30g,龙眼肉 30g,粳米 250g。

【制法】将当归、黄芪洗净,切成片,入锅,加水,浓煎取汁,备用。将粳米淘洗干净,与当归黄芪汁、龙眼肉同入锅中,加适量水,煮成干饭。

【吃法】分 2 次食用。

【适应证】适用于脾胃虚弱证肝损伤。

9. 龙眼肉蛋汤

【原料】龙眼肉 50g,大枣 15 枚,鲜鸡蛋 2 枚,白糖 20g。

【制法】将龙眼肉、大枣洗净,加适量清水,以小火煮至大枣熟烂,冲入打散搅匀的鸡蛋,继续煮至蛋熟,兑入白糖即成。

【吃法】上午、下午分服。

【适应证】适用于脾胃虚弱证肝损伤。

10. 参芪炖大枣

【原料】党参 30g,黄芪 30g,大枣 20 枚。

【制法】将党参洗净,晒干,切成片。将黄芪洗净,晒干,切成片,蜜渍后与党参片、大枣同入锅中,加适量水,用小火煎煮 2 次,合并滤汁即成。

【吃法】上午、下午分服。

【适应证】适用于脾胃虚弱证肝损伤。

11. 枸杞子当归煲鹌鹑蛋

【原料】枸杞子 30g,当归 30g,鹌鹑蛋 10 枚。

【制法】将当归洗净,切片,与枸杞子、鹌鹑蛋同入砂锅,加适量水,煨煮 30 分钟,取出鹌鹑蛋,去壳后再回入锅中,小火煨煲 10 分钟即成。

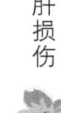

【吃法】早、晚 2 次分食，当天吃完。

【适应证】适用于脾胃虚弱证肝损伤。

12. 制何首乌枸杞子肝片

【原料】制何首乌 20g，枸杞子 20g，猪肝 100g，黄酒、酱油、姜末、葱花、蒜片、食盐、味精、香醋、水淀粉各适量。

【制法】将制何首乌、枸杞子洗净，放入砂锅，加水浸泡片刻，浓煎 2 次，每次 40 分钟，合并 2 次煎液，回入砂锅，小火浓缩至 50ml，配以葱花、蒜片，加适量黄酒、酱油、姜末、食盐、味精、香醋、水淀粉，将猪肝（切片）熘炒成制何首乌枸杞子肝片。

【吃法】当菜佐餐，随意食用，当天吃完。

【适应证】适用于脾胃虚弱证肝损伤。

13. 枸杞子山药蒸鸡

【原料】枸杞子 30g，山药片 30g，净母鸡 1 只，食盐、黄酒、味精、清汤、香菇、笋片等适量。

【制法】将净母鸡去爪，剖开腹部，去内脏，下开水锅焯一下，把鸡腹向上放在汤碗内，加入食盐、黄酒、味精、清汤、山药片、枸杞子，以及香菇、笋片等辅料，上笼蒸 2 小时，至鸡肉酥烂，即可装盘。

【吃法】当菜佐餐。

【适应证】适用于脾胃虚弱证肝损伤。

（四）肝肾阴虚证

证候：形体消瘦，腹部膨大，甚则腹部青筋暴露，面色萎黄或面部暗黑无华，口干心烦，手足心热，尿少黄赤，大便干结，舌质红，少苔少津，脉细数。

治法：滋补肝肾，养阴清热。

食疗药膳验方：

1. 龟肉粥

【原料】龟肉 500g，食盐 2g，葱 15g，生姜 10g，黄酒 20g，味精 1g，胡椒粉 1g，糯米 150g，鲜汤 1000ml。

【制法】将乌龟放入冷水锅中，盖好锅盖，用大火烧开捞起，去龟甲，除去内脏，斩掉头脚，剥皮去尾，下开水锅重煮一下，再放入冷水中，剥去乌龟身上的皮膜，切成小块，洗净，放入平锅中，加入食盐、葱、生姜、黄酒，上笼用大火蒸烂，拣去葱、生姜及龟骨，留下肉及汤汁。将糯米淘洗干净，下锅，加 1000ml 鲜汤，置于大火上熬煮成粥，再倒入平锅内的龟肉及汤汁，调入味精和胡椒粉，稍煮即成。

【吃法】早、晚 2 次分服。

【适应证】适用于肝肾阴虚证肝损伤。

2. 山药黑芝麻糊

【原料】山药 15g，黑芝麻 150g，粳米 60g，鲜牛奶 200ml，冰糖 100g，玫瑰糖 6g。

【制法】将粳米用清水浸泡 1 小时，捞出滤干；将山药切成小颗粒；将黑芝麻洗净后晒干，入锅炒香；将粳米、山药粒、黑芝麻加鲜牛奶和清水，拌匀，磨成浆，滤出浆汁。在锅中加适量清水，放入冰糖，置火上煮溶，将浆汁倒入锅内与冰糖搅匀，加入玫瑰糖，边煮边搅拌成糊，熟后即成。

【吃法】上午、下午分服。

【适应证】适用于肝肾阴虚证肝损伤。

3. 鸭肉海参汤

【原料】鸭肉 200g，海参 50g，食盐、味精各适量。

【制法】将鸭肉洗净，切成片。将海参用水泡发透，洗净，切片，与鸭肉片一同放入砂锅内，加适量水，先用大火煮沸，再改用小火炖煮 2 小时，至鸭肉熟烂，加食盐和味精，调匀即成。

【吃法】当菜佐餐，随意食用。

【适应证】适用于肝肾阴虚证肝损伤。

4. 白木耳枸杞子汤

【原料】白木耳 10g，枸杞子 30g，冰糖 30g。

【制法】将白木耳用清水泡发，去根蒂，将枸杞子用清水浸泡 3 分钟，将二者与冰糖一同入锅，加适量清水，先用大火煮沸，再改用小火煎熬约 1 小时，至白木耳熟烂即成。

【吃法】上午、下午分服。

【适应证】适用于肝肾阴虚证肝损伤。

5. 甲鱼滋阴汤

【原料】甲鱼 1 只（重约 500g），百合 20g，生地黄 15g，食盐适量。

【制法】将甲鱼放沸水锅中烫死，剁去头爪，揭去硬壳，掏出内脏洗净，切成 1 厘米见方的块，与洗净的百合、生地黄一同放入砂锅内，加适量水，用大火煮沸后改小火炖 2 小时，加食盐，调味即成。

【吃法】当汤佐餐，随意食用。

【适应证】适用于肝肾阴虚证肝损伤。

6. 酸枣鲜奶茶

【原料】酸枣(去核)50g,鲜牛奶200ml。

【制法】将酸枣洗干净,放入大茶杯中,用沸水冲泡,加盖闷15分钟,待用。将鲜牛奶放入另锅,用中火煮沸即离火,将牛奶调入冲泡酸枣的杯中,搅拌均匀即成。

【吃法】代茶,频频饮用,可冲泡3~5次,当天吃完。

【适应证】适用于肝肾阴虚证肝损伤。

7. 葡萄干枸杞子茶

【原料】葡萄干30g,枸杞子15g。

【制法】将葡萄干、枸杞子洗净,同放入杯中,用沸水冲泡,加盖闷15分钟即成。

【吃法】代茶,频频饮用,可冲泡3~5次,将葡萄干、枸杞子一道嚼食。

【适应证】适用于肝肾阴虚证肝损伤,对兼有贫血者尤为适宜。

8. 二子茶

【原料】枸杞子10g,五味子5g。

【制法】将枸杞子、五味子一同放入茶杯中,用沸水冲泡,加盖闷15分钟即成。

【吃法】代茶,频频饮用,当天吃完。

【适应证】适用于肝肾阴虚证肝损伤,对转氨酶增高者尤为适宜。

9. 蚌肉枸杞子阿胶粥

【原料】蚌肉100g,枸杞子30g,阿胶10g,粟米100g,湿淀粉、黄酒、葱花、姜末、食盐、味精、五香粉各适量。

【制法】将洗干净的蚌肉剁成糜糊,盛入碗中,加湿淀粉、黄酒、葱花、姜末,搅拌均匀。将枸杞子、粟米淘洗干净,放入砂锅,加适量水,用大火煮沸后改小火煨煮30分钟。将阿胶洗净后放入另锅,加水煮沸,待阿胶完全烊化,调入煨煮的粟米枸杞子粥中,加蚌肉糜糊,搅拌均匀,继续用小火煨煮至蚌肉熟烂、粟米酥烂,加食盐、味精、五香粉,混合均匀即成。

【吃法】早、晚2次分食。

【适应证】适用于肝肾阴虚证肝损伤。

10. 鸭肝阿胶粥

【原料】鸭肝60g,阿胶10g,粟米100g,葱花、姜末、食盐、味精各适量。

【制法】将鸭肝洗净，剁成泥，备用。将粟米淘洗干净，放入砂锅，加适量水，用大火煮沸后改小火煨煮30分钟。另锅放入阿胶，加水后用中火煮沸，在阿胶完全烊化后加入粟米粥中，加鸭肝泥糊，搅拌均匀，加葱花、姜末，继续用小火煨煮至粟米酥烂，加食盐、味精，搅拌均匀即成。

【吃法】早、晚2次分食。

【适应证】适用于肝肾阴虚证肝损伤。

11. 地黄粥

【原料】熟地黄30g，生地黄30g，粳米100g。

【制法】将熟地黄、生地黄装入布袋，放入砂锅，加适量水，用小火煎至药汁呈棕黄色，加入淘洗干净的粳米煮成稠粥，拣出地黄布袋即成。

【吃法】早、晚2次分食。

【适应证】适用于肝肾阴虚证肝损伤，对潮热、烦热者尤为适宜。

12. 芝麻桑椹糕

【原料】黑芝麻60g，桑椹30g，制何首乌30g，火麻仁10g，糯米粉700g，粳米粉300g，白糖30g。

【制法】将黑芝麻放入锅内，用小火炒香。将桑椹、制何首乌、火麻仁洗净后放入锅内，加适量清水，用大火烧沸后改小火煎煮20分钟，去渣留汁。随后将汁倒入盛有糯米粉、粳米粉、白糖的盆内，加适量清水，揉成米面团，制成糕，在每块糕上撒上黑芝麻，上笼蒸15～20分钟即成。

【吃法】当早餐，随意食用。

【适应证】适用于肝肾阴虚证肝损伤。

13. 甲鱼二子汤

【原料】甲鱼1只（重约500g），女贞子15g，枸杞子30g，食盐适量。

【制法】将甲鱼宰杀后除去内脏、黄油，清洗干净，入锅，加适量水，煮沸5分钟后剥去外膜，与洗净的女贞子、枸杞子一同入锅，用小火炖至甲鱼肉烂后加少许食盐即成。

【吃法】当菜佐餐，随意食用。

【适应证】适用于肝肾阴虚证肝损伤。

（五）血瘀气滞证

证候：化疗时及化疗后肝区不适，肝脏肿大，或胀痛或刺痛，夜间

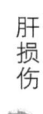

加重，胸闷不舒，喜叹气，面色黯黑，皮肤干燥，舌质紫黯，苔薄白，脉弦涩。

治法：理气活血，化瘀止痛。

食疗药膳验方：

1. 青陈皮郁金茶

【原料】青皮 6g，陈皮 6g，郁金 10g，桃仁 10g，红花 6g，川芎 10g，生山楂 10g，皂角刺 10g，延胡索 15g，赤芍 10g，白芍 10g，炙甘草 3g。

【制法】将以上原料同入锅中，加适量水，用大火烧沸后改小火煎 30 分钟，滤渣取汁。

【吃法】早、晚 2 次分服，每天 1 剂。

【适应证】适用于血瘀气滞证肝损伤。

2. 山楂陈皮粥

【原料】山楂 3g，生姜 10g，陈皮 6g，粳米 100g。

【制法】将山楂、生姜、陈皮洗净，加入砂锅中，加适量清水，用大火煮沸后改小火煮 20 分钟，留汁去渣，然后放入淘净的粳米，加适量清水，继续用小火煮至粥稠即成。

【吃法】早、晚 2 次分食。

【适应证】适用于血瘀气滞证肝损伤，对右胁胀痛者尤为适宜。

3. 三七藕蛋羹

【原料】鲜藕汁 1 杯，三七粉 5g，生鸡蛋 1 枚，食盐、麻油各适量。

【制法】先将鲜藕汁加适量水，煮沸，再将三七粉与生鸡蛋调匀倒入，最后加食盐及麻油即成。

【吃法】上午、下午分服。

【适应证】适用于血瘀气滞证肝损伤，对兼有体质虚弱者尤为适宜。

4. 三七延胡索大蒜糊

【原料】三七粉 10g，延胡索粉 10g，紫皮大蒜 50g。

【制法】先将三七、延胡索洗净，晒干或烘干，研成细末后充分搅拌均匀，备用。上述 2 味原料亦可从中药店购买，混匀使用。再将紫皮大蒜剥去外膜，洗净，切碎，捣成大蒜泥糊，盛入碗中，拌入三七、延胡索细末，视需要可酌加适量温开水，搅拌成糊状即成。

【吃法】早、晚 2 次分服。

【适应证】适用于血瘀气滞证肝损伤，对肝区疼痛者尤为适宜。

5. 橘皮桃仁饼

【原料】橘皮30g，桃仁30g，面粉200g，麻油30g，精制油适量。

【制法】将橘皮、桃仁洗净，晒干或烘干，研成极细粉，与面粉充分拌和均匀，加沸水100ml，快速拌和揉透后摊开让其冷却，随后擀成长方形薄皮子，涂上麻油，把它卷成圆筒形，用刀切成每段重约30g的小段，竖起（刀口面朝上）压扁，擀成直径约5厘米的圆饼生坯。将平底锅烧热，在饼上刷些精制油，将饼坯放入锅中，用小火烙，待一面熟后翻面，再刷些精制油，烙至饼两面呈金黄色即成。

【吃法】当早、晚餐，随意食用；或当点心，每天食用数次，每次2块，用温开水送服。

【适应证】适用于血瘀气滞证肝损伤，对肝区疼痛者尤为适宜。

6. 山楂陈皮肉干

【原料】山楂150g，陈皮50g，猪瘦肉400g，黄酒、味精、酱油、白糖、葱段、生姜片、花椒、精制油、麻油各适量。

【制法】将猪瘦肉洗净，沥干。将山楂、陈皮洗净，取一半放入砂锅内，加适量清水，用大火烧开，投入猪瘦肉，用小火熬煮至六成熟，捞出猪瘦肉，切成肉条，再加入适量黄酒、酱油、葱段、生姜片、花椒，与肉条拌匀，腌渍1小时左右，沥去水分，待肉色微黄时捞起。将余下的山楂、陈皮下油（精制油）锅略炸，投入肉条，反复翻炒，用小火烘干，酌加味精、白糖、麻油，炒匀即成。

【吃法】每天3次，每次30g。

【适应证】适用于血瘀气滞证肝损伤，对肝区疼痛者尤为适宜。

7. 青陈皮皂角刺蜜饮

【原料】皂角刺30g，青皮20g，陈皮20g，郁金15g，王不留行20g，蜂蜜30g。

【制法】将皂角刺、青皮、陈皮、郁金分别洗净，晒干或烘干，切碎或切成片。将王不留行洗干净，晾干后敲碎或研碎，与切碎的皂角刺、青皮、陈皮、郁金一同放入砂锅，加水浸泡片刻，煎煮30分钟，用洁净的纱布过滤，去渣，取滤汁放入容器，待其温热时加入蜂蜜，搅拌均匀即成。

【吃法】早、晚2次分服。

【适应证】适用于血瘀气滞证肝损伤。

8. 山楂荞麦饼

【原料】荞麦面500g，鲜山楂250g，橘皮6g，青皮6g，砂仁4g，枳

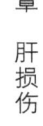

壳 5g，乌梅 5g，白糖 100g。

【制法】将橘皮、青皮、砂仁、枳壳、乌梅调入白糖，加 500ml 水，煎煮 30 分钟，滤渣留取浓缩汁。将鲜山楂煮熟后去核，研成泥状。将荞麦面用浓缩汁和成面团，将山楂泥和入面团中，做成小饼，放入平底锅中焙熟即成。

【吃法】当早点，随意食用。

【适应证】适用于血瘀气滞证肝损伤，对肝区疼痛者尤为适宜。

9. 桃仁川芎鳖甲粉

【原料】桃仁 150g，川芎 100g，鳖甲 200g。

【制法】将桃仁、川芎、鳖甲分别洗净，晒干或烘干，共研成细粉，装瓶备用。

【吃法】每天 2 次，每次 15g，用蜂蜜水冲服，也可用温开水送服。蜂蜜水可用蜂蜜 1 份、温开水 1 份搅拌配制。

【适应证】适用于血瘀气滞证肝损伤，对肝区疼痛、肝脾肿大者尤为适宜。

10. 丹参大枣煲瘦肉

【原料】丹参 30g，大枣 6 枚，猪瘦肉 100g。

【制法】将丹参洗净，大枣去核，猪瘦肉切块，同放入锅内，加适量水，用大火煮沸后改小火煮 2 小时，去渣即成。

【吃法】上午、下午分服。

【适应证】适用于血瘀气滞证肝损伤，对伴体质虚弱、贫血者尤为适宜。

11. 柴胡川芎煮鸡蛋

【原料】柴胡 6g，川芎 10g，鸡蛋 2 枚，红糖 15g。

【制法】将柴胡、川芎洗净，与鸡蛋同入锅中，加适量水，用大火煮沸后改小火煮至蛋熟，去药渣取汁，鸡蛋去壳，与药汁同入锅中，加入红糖，再煮 10 分钟即成。

【吃法】上午、下午各吃鸡蛋 1 枚，同时饮汤。

【适应证】适用于血瘀气滞证肝损伤，对伴体质虚弱、贫血者尤为适宜。

12. 三七炖鹌鹑

【原料】三七 15g，黑木耳 30g，鹌鹑 2 只，精制油、食盐、酱油、葱花、姜末、黄酒、鸡汤、味精、红糖、麻油各适量。

【制法】将三七洗净，晒干或烘干，切成片，放入纱布袋中，扎紧袋口，备用。将黑木耳用冷水泡发，洗净，撕成瓣状，待用。将鹌鹑宰杀后洗净，用适量的食盐及酱油揉抹鹌鹑，待用。将烧锅置于火上，加精制油烧至六成热，放入葱花、姜末煸炒出香，放入鹌鹑，急火爆香鹌鹑，烹入黄酒，加适量鸡汤（或清汤），并放三七药袋及黑木耳，用大火煮沸后改小火煨炖40分钟，取出药袋，滤尽药汁（药袋内三七饮片另放入碗内，勿弃），加食盐、味精、红糖，搅拌均匀，继续用小火煨炖至鹌鹑酥烂、黑木耳软烂，淋入麻油即成。

【吃法】当菜佐餐，三七片也可嚼食咽下。

【适应证】适用于血瘀气滞证肝损伤，对血清白蛋白降低者尤为适宜。

13. 红花牛肉汤

【原料】牛肉750g，红花5g，陈皮5g，葱5g，白萝卜150g，胡萝卜150g，黄酒10g，胡椒粉1g，生姜8g，食盐4g，味精1g。

【制法】将红花洗净，装入布袋。将牛肉、白萝卜、胡萝卜洗净切块，葱（切段）、陈皮、生姜（切片）洗净。将净锅上大火，加入清水，下牛肉烧开，撇去浮沫，加入红花药袋、葱段、黄酒、陈皮、生姜片，煮1小时后改用小火，去葱、姜片、陈皮和红花药袋，加入胡椒粉，待牛肉炖至七成熟时下胡萝卜和白萝卜，再炖至熟烂，加食盐、味精调味即成。

【吃法】当菜佐餐，随意食用。

【适应证】适用于血瘀气滞证肝损伤，对血清白蛋白降低者尤为适宜。

14. 马鞭草猪肝汤

【原料】马鞭草30g（鲜品60g），猪肝100g，食盐、味精、麻油各适量。

【制法】将马鞭草洗净，切成小段，把猪肝洗净，切成片，同放入砂锅中，加适量清水，用大火煮沸后改小火煮30分钟，最后加入食盐、味精、麻油，略煮即成。

【吃法】当菜佐餐，随意食用。

【适应证】适用于血瘀气滞证肝损伤，对肝脾肿大、肝纤维化、肝硬化者尤为适宜。

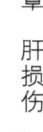

第十八章　肾损伤

肾损伤是指肾癌、肾功能不全、尿毒症终末期，以及肾癌化疗、放疗后引起的一系列损伤症状及毒副反应。临床主要表现为神疲乏力，面色晦暗、苍白、水肿，头晕目眩，腰膝酸软等症状，可伴有肾衰竭，尿检异常。

一、西医对肾损伤病因的认识

肾损伤的病理变化是肾小管及肾小球的细胞发生变性、坏死，导致肾小管萎缩及肾小球硬化，严重时还会导致肾小动脉壁和中动脉壁受损伤、纤维蛋白样坏死及血栓形成，更严重者肾实质被广泛破坏且被纤维化组织代替。放射线照射后或化学药物治疗后可出现2种毒副反应。①急性放射性肾炎：大多出现于放疗后半年至1年，初期可能没有明显临床症状，仅出现蛋白尿、贫血、血压升高，1个月后毒副反应迅速加重，可出现恶心、呕吐、夜尿多、胸闷、气促、乏力等临床症状和体征，体检见明显贫血、水肿、高血压。约有1/3患者发展为恶性高血压伴左心衰竭和高血压脑病。②慢性放射性肾炎、慢性化疗性肾炎：可由急性放射性肾炎、药物性肾炎发展而来，也可无急性表现，而在放疗、化疗后1~2年逐渐出现。其临床表现、体征与慢性肾小球肾炎的相似，可见腰痛、乏力、夜尿多、出汗。化验检查可出现贫血，尿检出现管型尿、蛋白尿。

二、中医对肾损伤病因病机的认识

肾损伤属于中医"腰痛""水肿"的范畴。本病发生多与六淫疫毒、饮食不当、放疗、药毒伤肾等因素有关，多形成气血瘀堵，水湿内停，造成火热、湿毒壅塞下焦，导致肾的气化和代谢功能失调而致腰痛、水肿。本病有虚有实，虚实夹杂，临床常见肝肾两虚证、阴虚湿热证。

三、肾损伤的辨证施膳

(一)肝肾两虚证

证候：头晕，耳鸣，腰膝酸软，腰痛，手足不温，畏寒喜暖，小便清长，夜尿增多，大便溏薄不成形，神疲乏力，舌质淡，苔白，脉滑细。

治法：养益肝肾，双补阴阳。

食疗药膳验方：

1. 地黄菟丝子茶

【原料】熟地黄15g，菟丝子15g，山药12g，山茱萸6g，茯苓12g，仙茅10g，淫羊藿10g，枸杞子10g，炙甘草3g。

【制法】将以上原料同入锅中，加适量水，用大火烧沸后改小火煎30分钟，煎煮2次，滤渣取汁即成。

【吃法】早、晚2次分服，每天1剂。

【适应证】适用于肝肾两虚证肾损伤。

2. 核桃仁补肾糕

【原料】核桃仁60g，制何首乌30g，桑椹30g，火麻仁10g，糯米粉700g，粳米粉300g，白糖30g。

【制法】将核桃仁放入锅内，用小火炒香。将制何首乌、桑椹、火麻仁洗净后放入锅内，加适量清水，用大火烧沸后改小火煎煮20分钟，去渣留汁。随后将汁倒入盛有糯米粉、粳米粉、白糖的盆内，加适量清水，揉成米面团，制成糕，在每块糕上撒上核桃仁，上笼蒸15～20分钟即成。

【吃法】当早餐，随意食用。

【适应证】适用于肝肾两虚证肾损伤。

3. 山药枸杞子炖甲鱼

【原料】甲鱼1只(重约500g)，山药50g，枸杞子20g，大枣8枚，生姜2g，食盐、味精、黄酒各适量。

【制法】将山药用温水浸泡30分钟，泡软后洗净。将大枣去核，洗净，并将枸杞子洗净。将甲鱼用开水烫死，去内脏，洗净，切成小块。把全部用料一同放入炖盅内，加适量开水，再倒入黄酒，小火隔水炖2小时，加入食盐、味精，调味即成。

【吃法】当菜佐餐，随意食用。

【适应证】适用于肝肾两虚证肾损伤。

4. 虾仁海参汤

【原料】鲜虾仁100g，水发海参200g，猪瘦肉50g，枸杞子6g，生姜1片，食盐适量。

【制法】将鲜虾仁挑去虾肠，洗净沥干，备用。将水发海参、猪瘦肉洗净、切片。将枸杞子、生姜片洗净。在瓦煲内加适量清水，先用大火煲至小沸，然后放入枸杞子、海参、猪瘦肉和生姜片，用中火煲30分钟左右，再放入虾肉煲20分钟左右，加入食盐，调味即成。

【吃法】当菜佐餐，随意食用。

【适应证】适用于肝肾两虚证肾损伤。

5. 黑豆莲藕乳鸽汤

【原料】乳鸽1只，黑豆50g，莲藕250g，陈皮1块，大枣4枚，食盐、麻油各适量。

【制法】将乳鸽宰杀，洗净，备用。将黑豆放入铁锅中干炒至豆衣裂开，再用清水洗净，晾干，备用。将莲藕、陈皮、大枣洗净，莲藕切成块，大枣去核，备用。取汤锅上火，加适量清水，用大火烧沸，下入乳鸽、黑豆、莲藕、陈皮、大枣，用中火继续炖约3小时，加入食盐调味，淋上麻油即成。

【吃法】当菜佐餐。

【适应证】适用于肝肾两虚证肾损伤。

6. 枸杞子牛肝汤

【原料】枸杞子15g，牛肝100g，食盐、麻油适量。

【制法】将牛肝洗净，切成片，用开水烫一下。将枸杞子洗净，放入砂锅内，加适量清水，用大火煮沸后改小火熬煮30分钟，捞起枸杞子，再将汤煮开，放入牛肝片，继续煮至牛肝片熟，加入食盐调味，淋上麻油即成。

【吃法】当菜佐餐。

【适应证】适用于肝肾两虚证肾损伤。

7. 白鸭冬瓜汤

【原料】白鸭1只，猪瘦肉100g，冬瓜200g，海参50g，芡实50g，薏苡仁50g，葱、生姜、食盐、味精各适量。

【制法】将白鸭宰杀，洗净，切块。将猪瘦肉洗净，切片。将冬瓜切成块。将海参用清水泡发洗净。将鸭肉、猪瘦肉、冬瓜、海参、芡实、薏苡仁、葱、生姜一同放入锅中，加适量水，煮至鸭肉熟透、冬瓜烂熟为止，最后加入食盐、味精，调味即成。

【吃法】当菜佐餐，随意食用。

【适应证】适用于肝肾两虚证肾损伤。

8. 牡蛎肉枸杞子汤

【原料】鲜牡蛎肉200g，枸杞子20g，食盐、芝麻油适量。

【制法】将洗净的鲜牡蛎肉切成片，与洗净的枸杞子同入砂锅，加适量水，先用大火煮沸，再改用小火煨炖至牡蛎肉熟烂，调入适量的食盐、芝麻油，再煮片刻即成。

【吃法】当菜佐餐，随意食用。

【适应证】适用于肝肾两虚证肾损伤。

9. 牡蛎海带汤

【原料】鲜牡蛎肉250g，海带50g，黄酒、葱花、姜末、食盐、味精、五香粉、麻油等适量。

【制法】将鲜牡蛎肉洗干净，切成片。将海带用冷水泡发，漂洗干净，切成菱片状，放入砂锅，加适量水，先用小火煮沸，待海带熟软后加入鲜牡蛎肉，并加适量水，煮沸后烹入黄酒，加葱花、姜末、食盐、味精、五香粉等，再煮至沸，淋入麻油即成。

【吃法】当菜佐餐，随意食用。

【适应证】适用于肝肾两虚证肾损伤。

10. 松子仁金黄鸭

【原料】光鸭1只（重约1750g），猪五花肉150g，松子仁20粒，鸡蛋1枚，熟芡实米10g，香葱2根，生姜1片，干淀粉5g，湿淀粉1g，黄酒20g，食盐2g，味精2g，酱油20g，白糖10g，鲜汤1000ml，麻油25g，精制植物油500g（实耗约50g）。

【制法】将光鸭洗净，去掉脚爪，从尾部沿脊背剖至颈部，在宰口处将颈骨折断抽出，剔去脊骨、胸骨、翅骨、腿骨，皮向下辅在砧板上。将猪五花肉剁成肉泥，均匀地铺在鸭肉上，用刀先横后竖轻轻顺拍。将松子仁均匀地嵌在肉内。取鸡蛋打入碗内，加食盐、味精、干淀粉，搅成糊状，涂在肉泥上，使鸭皮向下放入大盘中，放入酱油，让鸭皮沾满酱色。把炒锅上火，放精制植物油烧至八成熟，放入松子仁，炸至皮色金黄，倒入漏勺沥油。取砂锅1个，用竹箅垫底，将鸭子放入，周围空处塞进鸭骨，放香葱、生姜、黄酒、食盐、味精、酱油、白糖、鲜汤，用小火炖至鸭肉酥烂离火，取出鸭子，放于盘中。将炒锅再上火，将鸭子原汁氽入锅内，用湿淀粉勾芡，加麻油起锅，浇于鸭上。将炒锅再上火，放入麻油，再放入熟芡实米及鲜汤少许，加食盐、味精，将汤汁均匀浇在鸭上即成。

【吃法】当菜佐餐，随意食用。

【适应证】适用于肝肾两虚证肾损伤。

11. 枸杞子制何首乌黑豆汤

【原料】枸杞子 20g，制何首乌 10g，黑豆 50g。

【制法】将以上 3 味原料洗净后同入锅中，加适量水，煮至黑豆熟烂即成。

【吃法】早、晚 2 次分服。

【适应证】适用于肝肾两虚证肾损伤。

（二）阴虚湿热证

证候：腰部酸痛，红肿隐痛，两膝及下肢乏力，手足心热，大便干结，小便黄赤，口干舌燥，舌质偏红，苔黄腻或淡黄，脉细数。

治法：滋阴清热化湿。

食疗药膳验方：

1. 知柏地黄加味茶

【原料】知母 6g，黄柏 6g，生地黄 15g，山茱萸 6g，怀山药 15g，地骨皮 10g，荔枝草 15g，蒲公英 12g，茯苓 10g，泽泻 10g，怀牛膝 15g，炙甘草 3g。

【制法】将以上原料同入锅中，加适量水，用大火烧沸后改小火煎 30 分钟，煎煮 2 次，滤渣取汁即成。

【吃法】代茶，频频饮用。

【适应证】适用于阴虚湿热证肾损伤。

2. 牛蛙苋菜粥

【原料】牛蛙 2 只，鲜苋菜 250g，大蒜 20g，粳米 60g，食盐、味精各适量。

【制法】将牛蛙去皮和内脏，洗净。将鲜苋菜、大蒜分别洗净。将鲜苋菜放入锅内，加适量水，用小火煲 30 分钟，去渣，放入粳米、大蒜、牛蛙，再煲 1 小时，加食盐、味精后再煮沸即成。

【吃法】早、晚 2 次分服。

【适应证】适用于阴虚湿热证肾损伤。

3. 三豆山药羹

【原料】白扁豆 30g，赤小豆 20g，绿豆 20g，山药片 60g，白糖 10g。

【制法】将白扁豆、赤小豆、绿豆洗净,晾干,放入沸水锅中,先用大火煨煮20分钟,再改用小火慢炖,在3种豆子将要熟烂时放入洗净的山药片,煮至汤汁黏稠时兑入白糖10g,调匀即成。

【吃法】早、晚2次分服。

【适应证】适用于阴虚湿热证肾损伤。

4. 白木耳地黄汤

【原料】白木耳15g,熟地黄片10g,清汤1000ml,食盐、味精、黄酒各适量。

【制法】将白木耳用温水浸泡,去根蒂,洗净。将熟地黄片与白木耳同入开水锅中余透,捞出,沥去水分。在锅中放入清汤250ml,食盐、味精、黄酒适量,把白木耳、熟地黄片放入汤内,用小火煨煮5分钟,捞入碗中。用洁净锅放入清汤750ml,少许食盐、味精及黄酒,在汤烧开后撇去浮沫,倒入白木耳、熟地黄片,稍煮即成。

【吃法】早、晚2次分服。

【适应证】适用于阴虚湿热证肾损伤。

5. 墨旱莲麦冬汁

【原料】鲜墨旱莲50g,鲜麦冬50g,白糖20g。

【制法】每年夏季,当墨旱莲枝叶繁茂时,割取其地上部分,用清水洗净,放入温开水中浸泡片刻,捞出后与洗净的鲜麦冬一同捣烂取汁,调入少量白糖即成。

【吃法】上午、下午分服。

【适应证】适用于阴虚湿热证肾损伤。

6. 二胶黄柏饮

【原料】阿胶20g,龟甲胶15g,黄柏粉3g。

【制法】将阿胶、龟甲胶同入锅中,加适量水,烊化后兑入黄柏粉,搅匀即成。

【吃法】上午、下午分服。

【适应证】适用于阴虚湿热证肾损伤。

7. 仙鹤草白茅根鲜汁

【原料】鲜仙鹤草100g,鲜白茅根100g,白糖适量。

【制法】将鲜仙鹤草、鲜白茅根洗净,放入温开水中浸泡片刻,捞出后切成细末,捣烂取汁,调入少量白糖(或红糖),拌匀即成。

【吃法】早、晚2次分服。

【适应证】适用于阴虚湿热证肾损伤。

8. 山茱萸粥

【原料】山茱萸 30g，薏苡仁 100g，冰糖 30g。

【制法】将山茱萸洗净，去除果核，蒸熟，与洗净的薏苡仁同入锅中，加适量水，用小火煮成稠粥，粥将成时加入冰糖，再煮沸即成。

【吃法】早、晚 2 次分服。

【适应证】适用于阴虚湿热证肾损伤。

9. 地黄牡丹皮炖鸭

【原料】鸭 1 只，生地黄 30g，牡丹皮 6g，赤茯苓 10g，食盐适量。

【制法】将鸭宰杀后洗净，再把上述生地黄、牡丹皮、赤茯苓填入鸭腹内，放入砂锅内，加适量水，炖熟后加盐，调味即成。

【吃法】当菜佐餐，随意食用。

【适应证】适用于阴虚湿热证肾损伤。

第十九章 膀胱炎

膀胱炎为盆腔肿瘤、前列腺癌、子宫颈癌等盆腔肿瘤及睾丸肿瘤、结肠肿瘤、直肠肿瘤的常见并发症。膀胱炎也是放射治疗过程中或治疗之后，以及化疗期间常见的毒副反应之一。膀胱炎可出现尿频、尿急、尿痛等尿路刺激症状，病情严重时可伴有发热。

一、西医对膀胱炎病因的认识

西医认为，泌尿系统肿瘤患者多因尿路细菌感染及放疗、化疗毒副反应而发生膀胱炎症，其发生与放射总剂量、放射治疗技术、个体放射敏感性差异等因素有关。主要是因放射线引起的血管损伤、小血管闭塞、黏膜充血水肿形成溃疡或合并感染、出血所致。放射性膀胱炎的发生时间多在放疗后 1～3 年。放射性膀胱炎分为三度。①轻度：仅有尿频、尿急、尿痛，膀胱镜检查可见黏膜混浊、充血、水肿等轻度症状及体征；②中度：除以上症状外，大多伴血尿，且反复发作，膀胱镜检查可见到黏膜水肿，常在膀胱三角区后壁及输尿管间的皱褶处伴有溃疡；③重度：出现中度和重度的迟发性毒副反应，发生膀胱阴道瘘。

二、中医对膀胱炎病因病机的认识

对于放射性膀胱炎，除用荔枝草 15g、蒲公英 10g、金银花 10g、延胡索 15g、生大黄 5g、白茅根 30g 浓煎成汤剂作为膀胱冲洗，每天灌注 2 次之外，中医药辨证施治、食物疗法、药膳疗法、中成药也有良好的减毒、抗炎、止血功效。中医认为，膀胱炎属于"热淋"范畴。急性膀胱炎多为湿热蕴结下焦所致；慢性膀胱炎多为虚实夹杂之证，以及肝肾阴虚与湿热未清并存。

三、膀胱炎的辨证施膳

（一）湿热蕴结证

证候：尿频、尿急、尿痛、尿黄，喜饮，大便干结，舌质红，苔黄或黄腻，脉滑数。

治法：清热解毒，凉血利湿。

食疗药膳验方：

1. 二草汤蜜饮

【原料】荔枝草 30g，车前草 20g，蒲公英 15g，白茅根 30g，熟大黄 6~10g，瞿麦 10g，金银花 15g，甘草 3g，蜂蜜 30g。

【制法】将以上原料（除蜂蜜外）同入锅中，加适量水，用大火烧沸后改小火煎 30 分钟，煎煮 2 次，滤渣取汁，加入蜂蜜调味即成。

【吃法】早、晚 2 次分服，每天 1 剂。

【适应证】适用于湿热蕴结证膀胱炎。

2. 甘蔗白茅根粥

【原料】甘蔗 100g，鲜白茅根 200g，粳米 60g。

【制法】将甘蔗、鲜白茅根择洗干净，将甘蔗连皮切成小段，均一劈为四，同放入砂锅，加足量水（以淹没甘蔗、白茅根为度），用大火煮煨 40 分钟，用洁净的纱布过滤，去渣，取汁回入砂锅，加入淘净的粳米及适量清水，按常法煨煮成稠粥即成。

【吃法】早、晚趁热分食。

【适应证】适用于湿热蕴结证膀胱炎。

3. 葱白车前粥

【原料】葱白 30g，鲜车前草叶 50g，粳米 60g。

【制法】将葱白、鲜车前草叶分别拣去杂质，洗净，切碎，备用。将粳米淘洗干净，放入砂锅，加适量水，用大火煮沸，按常法煨煮成黏稠粥，调入葱白、鲜车前草叶，继续用小火煨煮片刻即成。

【吃法】早、晚趁热分食。

【适应证】适用于湿热蕴结证膀胱炎。

4. 车前叶马齿苋粥

【原料】鲜车前草叶 50g，鲜马齿苋 100g，粳米 60g，冰糖屑 15g。

【制法】将鲜车前草叶、鲜马齿苋（连根）分别拣去杂质，择洗干净，切碎后同放入砂锅，加适量水，用大火煮沸后改中火煎煮 30 分钟，用洁净的纱布过滤，去渣，取汁盛入容器，待用。将粳米淘洗干净，入砂锅加水，按常法煨煮成黏稠粥，调入车前草叶马齿苋煎汁及冰糖屑，搅拌均匀，再用小火煨煮至沸即成。

【吃法】早、晚 2 次分食。

【适应证】适用于湿热蕴结证膀胱炎。

5. 玉米须车前大枣粥

【原料】玉米须 60g（干品 30g），鲜车前草 30g，大枣 10 枚，粳米 60g，葱花、冰糖屑各适量。

【制法】将玉米须、鲜车前草、大枣分别择洗干净，且将玉米须、车前草切碎，共放入纱布袋，扎紧袋口，与大枣（去核）同放入砂锅，加足量水，用中火煎煮 30 分钟，取出纱布袋，滤出汁液，加入淘净的粳米，煮沸后按常法煨煮成稠粥，调入冰糖屑，搅拌均匀即成。

【吃法】早、晚趁热分食。

【适应证】适用于湿热蕴结证膀胱炎。

6. 苦瓜绿茶饮

【原料】鲜苦瓜 500g，绿茶 150g。

【制法】将鲜苦瓜洗净后从中间剖开，挖出瓜子后将绿茶纳入苦瓜中，用细线扎好剖口处，将其挂在通风处阴干。苦瓜干燥后除去细线，切碎，混合均匀，装瓶防潮。

【吃法】每天 2 次，每次取 15g，放入大杯中，用沸水冲泡，闷 10 分钟即可，代茶，频频饮用。

【适应证】适用于湿热蕴结证膀胱炎，见有小便不利、烦热口渴等症。

7. 马齿苋大枣绿豆汤

【原料】鲜马齿苋 120g（干品 60g），大枣 10 枚，绿豆 60g。

【制法】将鲜马齿苋择洗干净，连根切碎，放入砂锅，加适量水，浓煎 2 次，每次 20 分钟，合并 2 次煎汁，待用。将大枣、绿豆拣去杂质，洗净，放入砂锅，加适量水，用大火煮沸后改小火煨煮 1 小时，待绿豆酥烂，调入马齿苋煎汁拌匀即成。

【吃法】早、晚 2 次分食。

【适应证】适用于湿热蕴结证膀胱炎。

8. 冬瓜赤小豆黑鱼羹

【原料】小型冬瓜 1 个（约 1000g），黑鱼 1 条（约 500g），赤小豆 60g，莲子仁 30g，薏苡仁 30g，核桃仁 15g，冰糖屑 20g。

【制法】将冬瓜洗净，从蒂下环切，剖开，带蒂的上端为盖，备用；下端将冬瓜子挖出。将黑鱼宰杀，去鳞、鳃及内脏，并剪去尾鳍，头、体、尾分切成四段。按黑鱼头、体、尾序次放入冬瓜盅内，并放入赤小豆、莲子仁、薏苡仁、核桃仁及冰糖屑，加适量水（以不溢出盅口为度），合上带蒂的冬瓜盖，竹签插紧固定，放入笼屉，用大火蒸 2 小时即成。

【吃法】当菜佐餐,随意食用。

【适应证】适用于湿热蕴结证膀胱炎,见有尿频、尿急、尿痛等症。

9. 香椿豆腐汤

【原料】鲜香椿50g,嫩豆腐1块(约150g),麻油、味精、食盐各适量。

【制法】将鲜香椿择洗干净,用煮沸的水烫一下,冷却后切成细末,待用。将嫩豆腐洗净,放入盘内,用煮沸的水淋洗一下,上面撒上香椿末及适量的麻油、味精、食盐,拌匀即可食用。

【吃法】当菜佐餐,随意食用。

【适应证】适用于湿热蕴结证膀胱炎,见有小便短赤、涩痛、食欲不振、口苦、口干、心烦等症。

10. 红苋菜豆腐汤

【原料】红苋菜250g,豆腐400g,精制油、大蒜瓣、姜末、麻油、食盐各适量。

【制法】将红苋菜择洗干净,切碎,待用。将豆腐冲洗后入沸水锅焯一下,捞出,冷水过凉,切成1.5厘米见方的小块,备用。将大蒜瓣洗净,剁成蒜蓉。将烧锅上火,加精制油烧至八成热,下入姜末、蒜蓉,煸炒出香即倒入红苋菜,翻炒,加水煮沸,加入豆腐小块,拌匀,继续用小火煮沸,加少许食盐,淋入麻油即成。

【吃法】当菜佐餐,随意食用。

【适应证】适用于湿热蕴结证膀胱炎,见有小便不利、涩淋不爽、血尿等症。

11. 冬瓜姜葱绿豆汤

【原料】冬瓜500g,绿豆100g,生姜片15g,葱白段15g,食盐、鲜汤各适量。

【制法】将冬瓜洗净,刨下外皮(勿弃)后切成0.5厘米厚的冬瓜块。将冬瓜皮切碎并放入砂锅,加水煮沸后改用小火煎煮40分钟,用纱布过滤去渣,取汁回入砂锅,放入淘净的绿豆,煮沸后改用小火熬煮至绿豆酥烂,加入冬瓜块、生姜片、鲜汤、葱白段及适量的食盐,继续煨煮5分钟左右即成。

【吃法】当菜佐餐,随意食用。

【适应证】适用于湿热蕴结证膀胱炎,见有尿道灼热疼痛、小便频数且色黄而少、口渴心烦、水肿等症。

12. 大枣金针菜汤

【原料】大枣15枚，金针菜50g，冰糖屑25g。

【制法】将大枣、金针菜分别拣去杂质，洗净。将大枣去核。将金针菜用温开水浸泡，去花托，挤去黄水，继续用温水泡一下，与大枣同入砂锅，加适量水，用大火煮沸后改小火煨煮30分钟，调入冰糖屑，拌匀即成。

【吃法】早、晚趁热分服。

【适应证】适用于湿热蕴结证膀胱炎。

13. 绿豆芽白菜根汤

【原料】绿豆芽100g，白菜根茎头1个。

【制法】将绿豆芽择洗干净，待用。将白菜根茎头先刷洗一下，刨切去根茎头，切成小丁块，放入纱布袋，扎紧袋口，与绿豆芽同放入砂锅，加足量水，用大火煮沸后改小火煨煮30分钟，取出纱布袋，滤出汁液即成。

【吃法】当饮料，上午、下午分服。

【适应证】适用于湿热蕴结证膀胱炎，见有小便黄赤、尿频、尿痛、发热、口渴等症。

14. 柿饼藕节荠菜花汤

【原料】柿饼30g，藕节30g，荠菜花15g，蜂蜜20g，大枣10枚。

【制法】将柿饼、大枣分别择洗干净，柿饼切成小丁，大枣去核，待用。将藕节、荠菜花分别拣去杂质，洗净，切碎或切成碎小段，同放入砂锅，加适量水，用大火煮沸后改中火煎煮30分钟，用洁净的纱布过滤，去渣取汁，盛入容器，待用。在砂锅中加水，倒入柿饼丁、大枣肉，煮沸后改用小火煨煮30分钟，调拌入藕节、荠菜花煎汁，拌匀，停火，兑入蜂蜜，混合均匀即成。

【吃法】早、晚趁热分服。

【适应证】适用于湿热蕴结证膀胱炎，见有血尿、血淋等症。

15. 马齿苋鸡蛋汤

【原料】鲜马齿苋200g，鸡蛋1枚，食盐适量。

【制法】将鲜马齿苋拣洗干净，切碎，放入砂锅，加水煮汤，煮沸时调入搅打成糊状的鸡蛋液，稍候鸡蛋液发泡即成。食用时，可视病情需要，加适量食盐，搅拌均匀。

【吃法】当汤佐餐，随意食用。

【适应证】适用于湿热蕴结证膀胱炎，见有小便黄赤、灼热、尿血鲜红、口渴心烦等症。

16. 三豆甘草汤

【原料】红豆 30g，黑豆 50g，绿豆 30g，生甘草 3g。

【制法】将生甘草拣去杂质，洗净，切成片，与淘洗干净的红豆、黑豆、绿豆同入砂锅，加足量水，浸泡片刻后用中火煨煮至红豆、黑豆、绿豆熟烂如酥即成。

【吃法】早、中、晚分服。

【适应证】适用于湿热蕴结证膀胱炎，见有水肿、小便不利、口苦口干等症。

17. 冬瓜蚌肉陈皮汤

【原料】冬瓜 500g，河蚌肉 250g，陈皮 15g，料酒、葱花、姜末各适量。

【制法】将冬瓜洗净，刨下外皮（勿弃）后切成 0.5 厘米厚的冬瓜块。将冬瓜皮切碎，放入砂锅，加足量水，用中火煨煮 30 分钟，用洁净的纱布过滤，去渣取汁，回入砂锅，待用。将河蚌肉洗净，除去内脏，切成块，与陈皮（洗净后切碎）同放入砂锅，用大火煮沸，烹入料酒，放入冬瓜块，用大火煮至蚌肉熟烂，加葱花、姜末，拌匀即成。

【吃法】当菜佐餐，随意食用。

【适应证】适用于湿热蕴结证膀胱炎，见有小便短赤、湿热白带、口苦咽干等症。

（二）阴虚湿热证

证候：尿频、尿急、尿痛逐渐缓解，五心烦热，或午后潮热，口干喜饮，舌红，少苔少津，脉细数。

治法：滋养肝肾，益阴清热。

食疗药膳验方：

1. 地黄荔枝草蜜饮

【原料】知母 10g，黄柏 10g，生地黄 15g，山药 10g，山茱萸 6g，赤茯苓 10g，牡丹皮炭 10g，车前草 15g，荔枝草 15g，甘草 3g，蜂蜜 30g。

【制法】将以上原料（除蜂蜜外）同入锅中，加适量水，用大火烧沸后改小火煎 30 分钟，煎煮 2 次，滤渣取汁，加入蜂蜜调味即成。

【吃法】早、晚 2 次分服，每天 1 剂。

【适应证】适用于阴虚湿热证膀胱炎。

2. 甘蔗鲜藕生地汁

【原料】紫皮甘蔗 150g，鲜藕 100g，鲜生地黄 60g。

【制法】将紫皮甘蔗、鲜藕、鲜生地黄分别拣洗干净。把紫皮甘蔗切割成2厘米长的段。将鲜藕、鲜生地黄均切成片，一同放入洁净的家用榨汁机内，榨出汁液，去渣，收取汁液，盛入容器即成。

【吃法】早、晚2次分服。

【适应证】适用于阴虚湿热证膀胱炎，见有小便涩痛、有热感及血尿等症。

3. 蒲公英玄参粥

【原料】鲜蒲公英60g（干品30g），玄参10g，粳米60g。

【制法】将鲜蒲公英拣去杂质，连根洗净，切成碎小段，与玄参放入砂锅，加水浸泡片刻，用大火煮沸后改小火煎煮30分钟，用洁净的纱布过滤，去渣取汁，盛入碗中，待用。将粳米淘洗干净，放入砂锅，加适量水后按常法煨煮成黏稠粥，调入蒲公英、玄参煎汁，拌匀即成。

【吃法】早、晚趁热分食。

【适应证】适用于阴虚湿热证膀胱炎，见有发热、尿频、尿急、尿痛等症。

4. 生地二根粳米粥

【原料】鲜生地黄50g，鲜白茅根200g，鲜芦根300g，大枣10枚，粳米100g。

【制法】将鲜生地黄、鲜白茅根、鲜芦根分别择洗干净，切成碎小段，同放入砂锅，加水煎煮2次，每次20分钟，合并2次滤汁，浓缩至200ml，备用。将大枣择洗干净，去核，与淘净的粳米同入砂锅，加适量水，按常法煨煮成稠粥，粥将成时调入生地黄、白茅根、芦根浓煎汁，拌匀，再煮至沸即成。

【吃法】早、晚趁热分食。

【适应证】适用于阴虚湿热证膀胱炎，见有小便不利、尿血、水肿等症。

5. 金银花蒲公英粥

【原料】金银花30g，鲜蒲公英60g（干品30g），生地黄10g，粳米60g，冰糖屑20g。

【制法】将金银花、鲜蒲公英、生地黄分别择洗干净，切碎，放入砂锅，加水浸泡片刻，用大火煮沸后改小火煎煮30分钟，用洁净的纱布过滤，去渣取汁，回入砂锅，加入淘洗干净的粳米，按常法煨煮成黏稠粥，加入冰糖屑，拌匀，再煮至沸即成。

【吃法】早、晚趁热分食。

【适应证】适用于阴虚湿热证膀胱炎,见有尿频、尿急、尿痛、烦热、口渴等症。

6. 白茅根金银花蒲公英粥

【原料】白茅根100g(干品50g),蒲公英60g(干品30g),金银花30g,粳米60g。

【制法】将白茅根、蒲公英、金银花分别拣去杂质,洗净,切碎或切成碎小段,同放入砂锅,加水浸泡片刻,用大火煮沸后改小火煎煮30分钟,用洁净的纱布过滤,去渣取汁,回入砂锅,浓缩至200ml,倒入碗中,待用。将粳米淘洗干净,放入砂锅,加适量水,按常法用中火熬煮成稠粥,调入白茅根、蒲公英、金银花煎汁,边调拌,边煨煮,混合均匀即成。

【吃法】早、晚趁热分食。

【适应证】适用于阴虚湿热证膀胱炎,见有水肿、腰痛、尿频、尿急、尿痛等症。

7. 四草利尿饮

【原料】鱼腥草30g,车前草30g,金钱草30g,鸭跖草30g,生地黄30g,冰糖屑30g。

【制法】将鱼腥草、车前草、金钱草、鸭跖草、生地黄分别拣去杂质,洗净,切碎,同放入砂锅,加足量水,浸泡片刻,用大火煮沸后改小火煎煮40分钟,用洁净的纱布过滤,去渣取汁,回入砂锅,调入冰糖屑,用小火煨煮至沸,冰糖屑完全溶化即成。

【吃法】当饮料,上午、下午分服,或频频饮用,当天吃完。

【适应证】适用于阴虚湿热证膀胱炎,见有发热、尿频、尿急、尿痛等症。

8. 薏苡仁绿豆汤

【原料】薏苡仁50g,绿豆50g,玄参10g,大枣15枚,冰糖屑20g。

【制法】将薏苡仁、绿豆、玄参、大枣分别拣去质杂,淘洗干净,大枣去核,同放入砂锅,加足量水,用大火煮沸后改中火煨煮2小时,调入冰糖屑,继续煨煮至薏苡仁、绿豆熟烂酥香即成。

【吃法】早、晚趁热分服。

【适应证】适用于阴虚湿热证膀胱炎,见有小便不利、尿道灼热疼痛等症。

9. 白茅根豆瓜汤

【原料】鲜白茅根60g,赤小豆60g,山竹肉100g,西瓜皮100g,冬瓜皮 100g。

【制法】将鲜白茅根、西瓜皮、冬瓜皮分别择洗干净，鲜白茅根切成碎小段，西瓜皮、冬瓜皮切成块，与山竹肉同放入砂锅，加适量水浸泡片刻，用大火煮沸后改小火煎煮 30 分钟，用洁净的纱布过滤，去渣取汁，盛入容器，待用。将赤小豆淘净，放入砂锅，加水浸泡片刻，按常法煨煮至赤小豆酥烂时调入白茅根、山竹肉、西瓜皮、冬瓜皮煎汁，搅拌均匀，再煮至沸即成。

【吃法】上午、下午分服。

【适应证】适用于阴虚湿热证膀胱炎，见有小便淋涩不利、血尿、水肿等症。

10. 麦冬大枣牛奶茶

【原料】麦冬 30g，大枣 10 枚，牛奶 200ml，白糖 10g。

【制法】将麦冬、大枣分别择洗干净，麦冬切成片，放入纱布袋，扎紧袋口，与大枣（去核）同放入砂锅，加适量水，用中火煎煮 20 分钟，取出纱布袋，滤出汁液，调入牛奶和白糖，改用小火煨煮至牛奶发泡即成。

【吃法】早、晚趁热分服。

【适应证】适用于阴虚湿热证膀胱炎，见有尿频、尿急、尿痛、五心烦热、咽干唇燥等症。

11. 田鸡煲冬瓜

【原料】田鸡（人工养殖）500g，冬瓜 750g，葱花、姜末各少许。

【制法】将冬瓜去瓤，洗净，刨下外皮（勿弃）后将冬瓜肉切成块，冬瓜皮切碎并放入纱布袋，扎紧袋口，备用。将田鸡洗净，剥去皮，斩头、去爪，入沸水焯一下，捞出，过凉后放入砂锅，加足量清水（以淹没田鸡肉为度），并放冬瓜皮纱布袋，用大火煮沸后改小火煨煮 30 分钟，取出纱布袋，滤出汁液，放入冬瓜块，煮沸后加葱花、姜末，继续煨煮至冬瓜、田鸡肉熟烂即成。

【吃法】当菜佐餐，随意食用。

【适应证】适用于阴虚湿热证膀胱炎。

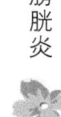

第二十章 心脏损伤

心脏损伤可见于心肌炎、心包炎、心包积液、冠心病、心绞痛，久治不愈，进入终末期。在临床上常用的抗癌化学药物也会不可避免地引起心脏毒副反应，心肌损伤严重者可出现心慌、气短、心前区疼痛等症状，心电图检查会出现异常。在左侧肺癌、食管中下段癌、贲门癌、纵隔肿瘤、左侧肋骨的转移癌、恶性淋巴瘤斗篷野，以及左侧乳腺癌等胸部癌症的放射过程中，心脏常不可避免地受到照射，从而导致放射性心脏损伤。有冠心病、病毒性心肌炎、风湿性心脏病、高血压心脏病病史者，以及年老体弱者，对放疗的耐受性较差，故更易出现放射性心脏损伤。

一、西医对心脏损伤病因的认识

放射性心脏损伤的毒副反应可表现为急性放射性心包炎（以心前区剧痛、伴发热、乏力、烦躁为主症）、放射性心包积液（以干咳、心悸、气短、胸满痞闷、夜难平卧为主症）、慢性渗出性心包炎（以胸闷憋气、呼吸不畅为主症，多发生在放疗疗程结束1年内或2～3年）、全心炎（以心悸、胸痛、呼吸短促，甚至呼吸困难或晕厥为主症）、缩窄性心包炎（以呼吸困难、头晕乏力、腹胀、食少、肝区疼痛为主症，大多发生于放疗后3～6年）、冠状动脉病变（以胸骨后憋闷、疼痛等类似冠心病的症状为主症）。部分放射性心脏损伤可在放疗开始第2周出现心电图ST-T段改变或房性期前收缩、室性期前收缩、窦性心动过速或过缓低电压、心脏增大或心包积液等理化检查改变。此外，化疗药物（包括细胞毒类药物和多种靶向药物）也可造成心脏损伤。

二、中医对心脏损伤病因病机的认识

中医认为，心脏损伤属中医学中的"心悸""胸痹"等疾病的范畴。其病理与心血不足、阴虚内热、水饮凌心、心血瘀滞有关。中医辨证施治及中成药、食疗、药膳等特色治疗对改善、纠正放射性心脏损伤有较好疗效。对中医来说，放疗、化疗引起的心脏损伤是中医诊治的新课题。辨证使用食物疗法、药膳疗法等非药物治疗，对保护心脏，减轻放疗、化疗药物对心脏的毒副反应有一定的疗效。

三、心脏损伤的辨证施膳

（一）心血虚弱证

证候：心悸气短，面色苍白，头晕目眩，神疲乏力，舌质淡，苔薄白，脉细弱。

治法：养心补血，益气宁神。

食疗药膳验方：

1. 加减归脾饮

【原料】炙黄芪 15g，绞股蓝 10g，白术 10g，山药 12g，茯苓 10g，酸枣仁 10g，当归 10g，炙远志 6g，陈皮 6g，大枣 6 枚，炙甘草 3g。

【制法】将以上原料同入锅中，加适量水，浸泡 40 分钟，用大火烧沸后改小火煎煮 30 分钟，煎煮 2 次后滤去渣滓，取汁即成。

【吃法】早、晚 2 次分服，每天 1 剂，当天饮完。

【适应证】适用于心血虚弱证心脏损伤。

2. 鲜葡萄汁

【原料】鲜葡萄 100g，白糖 20g。

【制法】将鲜葡萄洗净，去除果柄、外皮及籽，放入家用食品搅拌机中，加冷开水及白糖一并搅拌，去渣取汁即成。

【吃法】当饮料，随量服用。

【适应证】适用于心血虚弱证心脏损伤。

3. 阿胶粥

【原料】东阿阿胶 30g，糯米 50g，红糖 20g。

【制法】将糯米淘洗干净，入锅，加适量水，煮成稠粥。粥将成时放入东阿阿胶，继续加热，在阿胶充分烊化后加入红糖即成。

【吃法】早、晚 2 次分食。

【适应证】适用于心血虚弱证心脏损伤。

4. 胡萝卜鸡肝粥

【原料】胡萝卜 60g，鸡肝 30g，糯米 60g，香菜末、植物油、食盐、味精、胡椒粉各适量。

【制法】将糯米淘净，胡萝卜洗净、切丝，鸡肝切碎，一同入锅，

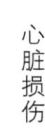

加适量水，用小火煮成稀粥，加入适量的香菜末、植物油、食盐、味精、胡椒粉，拌匀，略煮即成。

【吃法】每天1次，连服3~4周。

【适应证】适用于心血虚弱证心脏损伤。

5. 桑椹大枣粥

【原料】桑椹30g，大枣10枚，百合30g，粳米60g。

【制法】将以上前3味原料加水煎取汁液，去渣后与淘洗干净的粳米一同煮粥即成。

【吃法】早、晚2次分食。日服1剂，连服5~10天。

【适应证】适用于心血虚弱证心脏损伤。

6. 五香猪肝

【原料】鲜猪肝500g，五香卤汁2500ml，黄酒适量。

【制法】将鲜猪肝洗净，切除肝筋膜，在整块猪肝表面轻划几刀，刀深约0.5厘米，入沸水锅焯烫至刚变色即捞出，待用。将铁锅置火上，放入五香卤汁，用大火烧沸后放入猪肝，再煮至沸，烹入黄酒，改用小火煨煮30分钟，捞出，待猪肝冷却后剖条，切成薄猪肝片，均匀地浇上五香卤汁即成。

【吃法】当菜佐餐，随量食用。

【适应证】适用于心血虚弱证心脏损伤。

7. 鸭血汤

【原料】鸭血500ml，鸡汤1000ml，生姜丝、葱花、蒜末、食盐、味精各适量。

【制法】将鸭血加食盐少许，调匀后放入碗中，隔水蒸熟，用刀划成1.5厘米见方的鸭血块。将鸡汤置大火上烧沸，加入适量的生姜丝、葱花、蒜末、食盐、味精及鸭血块，沸后停火即成。

【吃法】当汤佐餐，随意食用。

【适应证】适用于心血虚弱证心脏损伤。

8. 四物蜜饮

【原料】当归10g，炒白芍10g，熟地黄12g，川芎6g，蜂蜜30g。

【制法】将当归、炒白芍、熟地黄、川芎洗净，同入锅中，加适量水，煎煮2次，每次30分钟，合并滤汁，待药液转温后调入蜂蜜搅匀即成。

【吃法】上午、下午分服。

【适应证】适用于心血虚弱证心脏损伤。

9. 百合龙眼肉饮

【原料】干龙眼肉 10g，百合 30g，鸡蛋 1 枚，冰糖适量。

【制法】将干龙眼肉、百合放入锅中，加适量水，煎煮 30 分钟，加入整枚蒸熟去壳的鸡蛋和适量的冰糖，再煮 10 分钟即成。

【吃法】上午、下午分食。

【适应证】适用于心血虚弱证心脏损伤，对兼有干咳、久咳者尤为适宜。

10. 黑白木耳红糖饮

【原料】黑木耳 30g，白木耳 20g，红糖 30g。

【制法】先将黑木耳、白木耳拣去杂质，用冷水泡发，清洗干净，撕成小朵状。然后放入砂锅，加适量水，用大火煮沸后改小火炖煮 30 分钟，待黑木耳及白木耳熟烂时放入红糖，煨煮至沸，待红糖完全溶化即成。

【吃法】当点心，随意服食，当天吃完。

【适应证】适用于心血虚弱证心脏损伤。

11. 芦笋汁阿胶牛奶

【原料】鲜芦笋汁 100ml，阿胶 15g，鲜牛奶 200ml。

【制法】将适量的鲜芦笋，削去表皮，用冷开水洗净，切碎，榨取鲜汁 100ml。将阿胶拣去杂质，晒干后敲碎，研成细粉，放入砂锅，加入适量清水，用小火炖煮烊化后加入煮沸的牛奶，离火，加入鲜芦笋汁，搅拌均匀即成。

【吃法】早、晚 2 次分服，或当饮料，分数次饮用，当天吃完。

【适应证】适用于心血虚弱证心脏损伤。

12. 大枣山莲葡萄粥

【原料】葡萄干 50g，莲子 30g，大枣 15 枚，山药 100g，大米 100g。

【制法】将葡萄干、莲子、大枣分别去杂质，洗净，备用。将山药去皮，切成小块，备用。将大米淘洗干净，与莲子、山药同放入砂锅，加适量水，用大火煮沸后改小火煨煮 30 分钟，放入葡萄干、大枣，继续煨煮 30 分钟，待莲子、大米煨煮至酥烂即成。

【吃法】早、晚 2 次分食。

【适应证】适用于心血虚弱证心脏损伤。

13. 大枣面

【原料】大枣 200g，面条 500g，叉烧 200g，黄瓜 2 条，绿豆芽 150g，麻油 3g，芝麻酱 10g，酱油 2g，醋 2g。

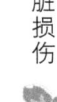

【制法】将大枣浸泡1小时。将叉烧切片。将黄瓜切片后用盐略腌。将绿豆芽入开水锅中焯一下捞出。将大枣放锅中，加水煮烂，放酱油、醋调味烧开。另一锅上火，加水烧开，下入面条。待面条煮熟后捞出，盛于碗中，加叉烧、黄瓜、绿豆芽及大枣汤和若干大枣，拌入芝麻酱、麻油即成。

【吃法】当主食，随意食用。

【适应证】适用于心血虚弱证心脏损伤。

14. 枣泥蒸饼

【原料】大枣400g，面粉1000g，面肥100g，食用碱10g，桂花50g。

【制法】将面肥倒入盆内，加温水500g调匀，再倒入面粉和成面团发酵。将大枣洗净，上笼干蒸，熟后取出，放在盆中，加入桂花拌匀。在面发起后加食用碱揉匀，搓成长条，擀成0.5厘米厚的面片，再将桂花、大枣均匀地摆放在面片上，将面片卷成筒形。将蒸锅上火，把面卷放入，用大火蒸20分钟左右即熟，取出后放在案板上稍凉，切成小段即成。

【吃法】当主食，随意食用。

【适应证】适用于心血虚弱证心脏损伤。

（二）心血瘀阻证

证候：心悸怔忡，胸骨后憋闷，阵发性心区隐痛或绞痛，或见口唇、指甲青紫，或见颈部青筋暴凸，舌质紫暗，或见紫癜、紫点，或见舌下筋脉青紫，舌苔薄白，脉涩或结代。

治法：活血化瘀，行气通络。

食疗药膳验方：

1. 丹参通痹饮

【原料】丹参15g，桃仁10g，红花10g，赤芍10g，川芎10g，郁金10g，延胡索15g，降香6g，炙甘草3g。

【制法】将以上原料同入锅中，加适量水，浸泡40分钟，用大火烧沸后改小火煎30分钟，煎煮2次，滤渣取汁即成。

【吃法】早、晚2次分服，每天1剂，当天饮完。

【适应证】适用于心血瘀阻证心脏损伤。

2. 青皮山楂粥

【原料】青皮10g，生山楂30g，粳米100g。

【制法】将青皮、生山楂分别洗净、切碎后一同放入砂锅，加适量水,浓煎40分钟,用洁净的纱布过滤,去渣取汁,待用。将粳米淘洗干净,放入砂锅,加适量水,用小火煨煮成稠粥,粥将成时加入青皮、山楂浓煎汁,拌匀,继续煨煮至沸即成。

【吃法】早、晚2次分食。

【适应证】适用于心血瘀阻证心脏损伤。

3. 丹参蜜饮

【原料】丹参饮片30g,蜂蜜20g。

【制法】将丹参饮片洗净,入锅,加适量水,煎煮30分钟,去渣取汁,待汤汁转温后兑入蜂蜜,搅匀即成。

【吃法】上午、下午分食。

【适应证】适用于心血瘀阻证心脏损伤。

4. 陈皮山楂饮

【原料】陈皮10g,山楂30g,白糖10g。

【制法】将陈皮洗净,与洁净的山楂一起放入锅中,加适量水,用中火煮25分钟后离火,去渣,加白糖稍搅拌即成。

【吃法】吃山楂、饮汤,当天饮完。

【适应证】适用于心血瘀阻证心脏损伤。

5. 青皮红花茶

【原料】青皮10g,红花10g。

【制法】将红花洗净。将青皮洗净,晾干后切成丝,与红花同入砂锅,加水浸泡30分钟,煎煮30分钟,用洁净的纱布过滤,取汁即成。

【吃法】上午、下午分服。

【适应证】适用于心血瘀阻证心脏损伤。

6. 桃仁红花延胡索粥

【原料】桃仁30g,红花6g,延胡索30g,粳米100g,红糖适量。

【制法】将桃仁去皮,洗净,与红花、延胡索一起放入砂锅中,加适量清水,用小火煮30分钟左右,去渣取汁,将汁放入砂锅中,加入淘洗干净的粳米,用大火烧沸后改小火熬煮,待粥将成时调入红糖即成。

【吃法】早、晚2次分食。

【适应证】适用于心血瘀阻证心脏损伤。

7. 橘皮桃仁黑芝麻饼

【原料】桃仁30g,橘皮30g,黑芝麻50g,面粉200g,香油30g。

【制法】将桃仁、橘皮洗净,晒干或烘干,与黑芝麻一起研成极细

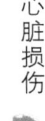

粉,与面粉充分拌和均匀,加沸水 100ml,快速拌和揉透后摊开让其冷却,随后擀成长方形薄皮子,涂上香油,将其卷成圆筒形,用刀切成每段重约 30g 的小段,竖起(刀口朝上)压扁,擀成直径约 5 厘米的圆饼生坯。将平底锅烧热,在饼上刷些油,随后将饼坯放入锅中,用小火烙,待饼一面熟后翻面,再刷些油,烙至饼两面呈现金黄色即成。

【吃法】当早餐、晚餐,随量食用;或当点心,每天食用数次,每次 2 块,用温开水送服。

【适应证】适用于心血瘀阻证心脏损伤。

8. 玫瑰糕

【原料】面粉 500g,面肥 50g,食用碱 5g,鲜玫瑰花 100g,白糖 50g,葡萄干 30g,青梅 30g。

【制法】将面肥用温水调匀,倒入盆内,再加入面粉及适量水,和成面团发酵。将鲜玫瑰花洗净搓碎。将青梅切成小丁与葡萄干拌合在一起。在面团发起后加食用碱揉匀,再加入鲜玫瑰花和白糖,揉均匀,然后擀成 3 厘米厚的四方形面片,待用。将面片放在笼屉上,将青梅、葡萄干均匀地撒在面片上面,稍按一下,用大火蒸 30 分钟即熟,取出晾凉,切成块即成。

【吃法】当点心,随意食用。

【适应证】适用于心血瘀阻证心脏损伤。

9. 桃仁山楂橘皮饮

【原料】桃仁 5g,生山楂 20g,橘皮 20g。

【制法】将桃仁、生山楂、橘皮洗净,同入锅中,加适量水,煎煮 30 分钟,去渣取汁即成。

【吃法】上午、下午分服。

【适应证】适用于心血瘀阻证心脏损伤。

10. 红茶檀香茶

【原料】红茶 3g,白檀香 1g。

【制法】将以上 2 味原料放入有盖杯中,用沸水冲泡,加盖闷片刻即成。

【吃法】代茶,频频饮用,可连续冲泡 3~5 次。

【适应证】适用于心血瘀阻证心脏损伤,对胸闷、心痛者尤为适宜。

11. 三七菊花茶

【原料】三七花干品 3g,菊花 3g。

【制法】将三七花和菊花干品放入杯中,用沸水冲泡,加盖闷片刻即成。

【吃法】代茶，频频饮用。

【适应证】适用于心血瘀阻证心脏损伤，尤其适合伴有高血压的患者。

12. 玫瑰花糯米粥

【原料】白玫瑰花5朵，糯米100g，樱桃10枚，白糖适量。

【制法】将含苞待放的白玫瑰花采下，轻轻撕下花瓣并洗净；将糯米淘洗干净后放入锅中，加入适量水，先用大火烧沸，再转小火慢熬，待粥将熟时，加入玫瑰花瓣、樱桃和白糖，继续煮沸至熟即成。

【吃法】早、晚2次分食。

【适应证】适用于心血瘀阻证心脏损伤，对胸闷明显者尤为适宜。

13. 桃仁粳米粥

【原料】桃仁20g，粳米60g。

【制法】将桃仁洗净，打碎，入锅，加适量水，煎煮30分钟，去渣取汁，与淘洗干净的粳米同入锅中，用大火煮沸后改小火煮成稠粥即成。

【吃法】早、晚2次分食。

【适应证】适用于心血瘀阻证心脏损伤，对兼有便秘者尤为适宜。

14. 三粉羹

【原料】山楂粉30g，葛根粉30g，茯苓粉30g，粟米50g，红糖20g。

【制法】将粟米淘洗干净后放入砂锅，加入适量水，用大火煮沸，随后转小火慢煮30分钟，待粟米熟烂后加入山楂粉、葛根粉、茯苓粉，搅拌均匀，再继续用小火煮20分钟，待羹成时加入红糖，搅拌均匀即成。

【吃法】上午、下午分食。

【适应证】适用于心血瘀阻证心脏损伤，对心慌、头晕及兼有高血压者尤为适宜。

15. 人参三七琥珀粉

【原料】生晒参粉30g，三七粉30g，琥珀粉30g。

【制法】将以上3种粉末混合均匀，装瓶备用。

【吃法】每天2次，每次3g，用温开水送服。

【适应证】适用于心血瘀阻证心脏损伤，对兼有心气不足、头晕心慌者尤为适宜。

（三）阴虚内热证

证候：心悸心烦，头晕眼花，手足心热，耳鸣腰酸、夜寐不宁，舌质红，少苔或无苔，脉细数。

治法：滋阴清热，养心宁神。

食疗药膳验方：

1. 滋水清火饮

【原料】生地黄15g，玄参12g，天冬10g，麦冬10g，川黄连3g，地骨皮10g，银柴胡10g，牡丹皮6g，柏子仁10g，酸枣仁10g，茯神10g，炙远志6g。

【制法】将以上原料放入锅中，加适量水，浸泡40分钟，用大火烧沸后改小火煎煮30分钟，煎煮2次，滤渣取汁即成。

【吃法】早、晚2次分服，每天1剂，当天饮完。

【适应证】适用于阴虚内热证心脏损伤。

2. 玉竹二汁饮

【原料】甘蔗250g，玉竹20g，鲜柠檬15g，冰糖末10g。

【制法】将甘蔗去皮并切段，与鲜柠檬一起压榨取汁。将玉竹洗净后放入锅中，加适量水，用小火煎煮30分钟，去渣取汁。将甘蔗柠檬汁与玉竹汁混合，加入冰糖末，待冰糖末溶化即成。

【吃法】分3次服用，当天饮完。

【适应证】适用于阴虚内热证心脏损伤。

3. 沙参乌梅粥

【原料】北沙参15g，乌梅20g，粳米50g，冰糖15g。

【制法】将北沙参洗净、捣碎，与淘净的粳米及乌梅同入锅中，加适量清水，用大火煮沸后改小火煮至粥稠，调入冰糖即成。

【吃法】早、晚2次分食。

【适应证】适用于阴虚内热证心脏损伤。

4. 石斛青蒿粥

【原料】鲜石斛30g，青蒿20g，粳米100g，白糖15g。

【制法】将鲜石斛、青蒿洗净，放入砂锅中，加适量清水，用大火煮沸后改小火煮30分钟左右，去渣留汁，把淘洗干净的粳米放入药汁中，再加适量水，用大火煮至米烂粥稠，调入白糖即成。

【吃法】早、晚2次分食。

【适应证】适用于阴虚内热证心脏损伤。

5. 灵芝白木耳甜茶

【原料】灵芝 6g, 白木耳 10g, 冰糖适量。

【制法】将灵芝、白木耳用清水漂洗干净(白木耳要泡发浸透, 然后切碎)并置于保温瓶中, 用适量沸水冲泡, 加盖闷 30 分钟, 加入冰糖, 待冰糖溶化即成。

【吃法】早、晚 2 次分服。

【适应证】适用于阴虚内热证心脏损伤, 对心慌气短者尤为适宜。

6. 百合浮小麦粥

【原料】百合 30g, 浮小麦 30g, 蜂蜜 10g。

【制法】将百合剥瓣洗净, 将浮小麦淘洗干净, 同入锅中, 加适量水, 用大火煮沸后改小火煎煮至百合、浮小麦熟烂, 待药汁转温后调入蜂蜜即成。

【吃法】早、晚 2 次分食。

【适应证】适用于阴虚内热证心脏损伤, 对口干、多汗者尤为适宜。

7. 白木耳大枣粥

【原料】白木耳 15g, 大枣 5 枚, 粳米 30g, 冰糖适量。

【制法】先将白木耳浸泡半天, 再将粳米、大枣洗净, 与白木耳同入锅中, 加适量水, 用大火煮沸后改小火煮成稠粥, 加冰糖, 再煮 2 沸后即成。

【吃法】上午、下午分食。

【适应证】适用于阴虚内热证心脏损伤, 对口干、多汗者尤为适宜。

8. 百合蜂蜜脯

【原料】百合 80g, 蜂蜜 20g。

【制法】将百合剥瓣并用清水洗净后放入碗中蒸熟, 蒸熟后淋上蜂蜜即成。

【吃法】早、晚 2 次分食。

【适应证】适用于阴虚内热证心脏损伤, 对口干、多汗者尤为适宜。

9. 黄精参芪茶

【原料】黄精 20g, 党参 15g, 山药 15g, 炙黄芪 15g。

【制法】将上述 4 味原料分别洗净入锅, 加适量水, 用小火煎煮 40 分钟, 去渣取汁即成。

【吃法】上午、下午分服。

【适应证】适用于阴虚内热证心脏损伤。

10. 太子参玉竹茶

【原料】太子参 30g, 玉竹 20g。

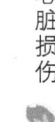

【制法】将以上 2 味原料放入保温杯中，用沸水冲泡，加盖闷 15 分钟即成。

【吃法】代茶，频频饮用。

【适应证】适用于阴虚内热证心脏损伤。

11. 白参二冬茶

【原料】白参 3g，天冬 6g，麦冬 6g。

【制法】将以上 3 味原料研成粗末，置于保温杯中，用沸水冲泡，加盖闷 15 分钟即成。

【吃法】代茶，频频饮用。

【适应证】适用于阴虚内热证心脏损伤。

12. 太子参浮小麦茶

【原料】太子参 20g，浮小麦 30g。

【制法】将太子参、浮小麦洗净，入锅，加适量水，煎煮 40 分钟，去渣取汁即成。

【吃法】代茶，频频饮用。

【适应证】适用于阴虚内热证心脏损伤，对心慌、盗汗明显者尤为适宜。

13. 黄精枸杞子松花饼

【原料】鲜鸡蛋 6 枚，枸杞子 15g，龙眼肉 15g，黄精 20g，水发口蘑 20g，嫩冬笋 50g，火腿片 30g，猪瘦肉 100g，豌豆苞 4 朵，熟猪油 600g，味精、黄酒、酱油、葱花、食盐各适量。

【制法】将黄精去浮灰，研制成末。将鲜鸡蛋的蛋黄打散，蛋清搅成蛋泡。将枸杞子、龙眼肉洗净，猪瘦肉、嫩冬笋、水发口蘑分别剁碎。将炒锅置于中火上，下熟猪油 30g，烧至六成热时下猪肉末炒散，然后加入黄精粉、龙眼肉、枸杞子、蛋黄、嫩冬笋、水发口蘑、味精、黄酒、酱油、葱花、食盐等，炒成熟馅待用。再将炒锅置于小火上，下熟猪油烧至三成热，倒入蛋泡约 1/2，煎成直径约 16 厘米大的圆形松花蛋饼，随即将馅倒于蛋饼中间，再将余下的蛋泡盖在上面，撒上火腿片，放上嫩豌豆苞。同时，另用一锅将熟猪油烧开，慢慢淋在蛋饼上，待油淋完，发泡成熟，滗去油入盘。

【吃法】当主食，随意食用。

【适应证】适用于阴虚内热证心脏损伤，对口干、多汗者尤为适宜。

（四）水饮凌心证

证候：心悸不安，头晕目眩，胸闷脘胀，形寒肢凉，小便短少，渴不欲饮，恶心食少，或见下肢浮肿，舌淡胖，苔白滑，脉弦滑。

治法：温阳化气利水。

食疗药膳验方：

1. 苓桂术甘饮

【原料】桂枝10g，连皮茯苓10g，白术10g，甘草5g，姜半夏10g，炒竹茹6g，枳壳6g，郁金10g，陈皮6g，生姜10g。

【制法】将以上原料同入锅中，加适量水，浸泡40分钟，用大火烧沸后改小火煎30分钟，煎煮2次，滤渣取汁即成。

【吃法】早、晚2次分服，每天1剂，当天饮完。

【适应证】适用于水饮凌心证心脏损伤。

2. 四皮饮

【原料】茯苓皮30g，生姜皮15g，桑白皮20g，冬瓜皮60g。

【制法】将以上4味原料分别洗净，同入锅中，加适量水，煎煮40分钟，去渣取汁即成。

【吃法】上午、下午分服。

【适应证】适用于水饮凌心证心脏损伤。

3. 猪茯苓白糖饮

【原料】猪苓20g，茯苓20g，车前草15g，车前子15g，泽泻10g，白糖15g。

【制法】将前5味原料分别洗净，同入锅中，加适量水，煎煮40分钟，去渣取汁，趁热调入白糖，待白糖溶化即成。

【吃法】上午、下午分服。

【适应证】适用于水饮凌心证心脏损伤。

4. 芪红炖鲈鱼

【原料】黄芪30g，大枣15枚，鲈鱼1条（约250g），料酒、葱花、姜末、食醋各适量。

【制法】将黄芪、大枣分别拣去杂质，洗干净，黄芪切成片，大枣去核，备用。将鲈鱼宰杀，去鳞、鳃及内脏，洗净。将黄芪片、大枣纳入鱼腹，用细线扎一下，放入砂锅，加适量水，用大火煮沸，烹入料酒，加适量的葱花、姜末及食醋，改用小火煨炖1小时，待鲈鱼肉熟烂酥香即成。

【吃法】当菜肴佐餐，随意食用，黄芪片、大枣可嚼食。

【适应证】适用于水饮凌心证心脏损伤。

5. 冬瓜腰片汤

【原料】连皮冬瓜 250g，猪肾 1 对，黄芪 15g，薏苡仁 15g，山药 15g，料酒、鸡汤、葱花、姜片各适量。

【制法】将冬瓜洗净，刨下外皮(勿弃)后将冬瓜肉切成块，冬瓜皮切碎并放入纱布袋，扎紧袋口，备用。将黄芪、薏苡仁、山药分别拣去杂质，洗净，并把黄芪、山药切成片，待用。将猪肾洗净，剥去包膜，剖开后去除臊腺，切成薄片，放入碗中，加料酒、葱花、姜片，拌揉均匀。把冬瓜皮纱布袋放入砂锅，加适量水，用大火煮沸后改小火煎煮 20 分钟，取出纱布袋，滤尽汁液，加薏苡仁、山药，煎煮 30 分钟，加入冬瓜块、猪腰片及黄芪，煮沸后继续用小火煨煮至冬瓜、腰片熟烂，汤汁浓稠时加适量鸡汤，煮至沸即成。

【吃法】当菜肴佐餐，随意食用，黄芪、山药片可一并嚼食。

【适应证】适用于水饮凌心证心脏损伤。

6. 大蒜煨黑鱼

【原料】大蒜头 2 个，黑鱼 150g。

【制法】将大蒜头掰开，除去外膜，成大蒜瓣，洗净，备用。宰杀黑鱼，去内脏，将大蒜瓣纳入鱼腹中，用细线缝一下，用湿绵纸包裹，外面用黄泥封好，于木材炭火中煨熟，取出即成。

【吃法】当菜肴佐餐，每天 1 次。

【适应证】适用于水饮凌心证心脏损伤。

7. 黑豆炖田鸡

【原料】黑豆 60g，田鸡(人工养殖)400g，食盐适量。

【制法】将黑豆拣去杂质，洗净，放入砂锅，加足量水，用大火煮沸后改小火煨煮 30 分钟，待用。将田鸡去皮、爪及肠杂，洗净，放入煨煮黑豆的砂锅，再加适量水，煮沸后继续用小火煨煮 30 分钟，当田鸡肉熟香、黑豆熟烂如酥时加适量的食盐，拌匀即成。

【吃法】当菜肴佐餐，随意食用。

【适应证】适用于水饮凌心证心脏损伤。

8. 薤白二苓糊

【原料】薤白 10g(鲜品 30g)，茯苓 10g，猪苓 10g，葱白 3 根，白面粉 60g，食盐适量。

【制法】将薤白、茯苓、猪苓、葱白洗净，切碎，与白面粉一起用冷水调匀后倒入沸水锅中煮熟，加食盐调味即成。

【吃法】早、晚 2 次分食。

【适应证】适用于水饮凌心证心脏损伤。

第二十一章 脑损伤

脑损伤指头颈部恶性肿瘤在终末期或者头颈部肿瘤在放疗、化疗时造成的剧烈头痛、头晕等症状的一种病变。

一、西医对脑损伤病因的认识

西医认为,脑损伤是指脑部因外伤造成的颅脑伤害、脑震荡。脑损伤导致脑细胞组织和脑神经组织的改变,从而影响脑的功能。头颈部肿瘤终末期患者受到放疗、化疗毒副反应的伤害,也可造成脑部神经组织的伤害出现脑损伤。放射性脑损伤分为早期急性反应、早期延迟性反应、晚期延迟性反应或稳定迟发性反应。

二、中医对脑损伤病因病机的认识

脑损伤属于中医"头痛""眩晕",以及"中风"等范畴。中医认为,脑为"元神之府",是精神活动的主宰。脑的功能是否正常,直接关系人的思维、意识、情感和记忆等精神活动。脑损伤与脏腑功能失调、气血运行不畅有关。脑部失养和头颈部肿瘤放射性、化疗药物型脑损伤在临床以热毒上扰、阴虚阳亢、瘀血内阻、痰浊蔽窍最为常见。

三、脑损伤的辨证施膳

(一)热毒上扰证

证候:头痛剧烈,面红目赤,口干喜饮,或伴发低热,大便干结,小便黄赤,舌质红,苔黄少津,脉弦数。

治法:清热解毒,醒脑通窍。

食疗药膳验方:

1. 膏芩川芎饮

【原料】生石膏30g,黄芩10g,栀子10g,川芎15g,白芷6g,菊花6g,生大黄3g(后下),生甘草3g。

【制法】将生石膏打碎,入锅,加适量水,先煎20分钟,加入已泡发的黄芩、栀子、川芎、白芷、菊花、生甘草,煎25分钟,第23分钟时放入生大黄,滤渣取汁即成。

【吃法】早、晚2次分服,每天1剂,当天饮完。

【适应证】适用于热毒上扰证脑损伤。

2. 蒲公英蜜饮

【原料】鲜蒲公英100g,蜂蜜20g。

【制法】在春、夏季蒲公英开花前或开花时连根挖取,洗净,放入温开水中浸泡片刻,捞出后捣烂,放入家用榨汁机中榨取浆汁,用洁净的纱布过滤取汁,加入蜂蜜,拌匀即成。

【吃法】早、晚2次分服,当天吃完。

【适应证】适用于热毒上扰证脑损伤。

3. 马兰菊花茶

【原料】马兰(干品)10g,菊花(干品)5g,白糖适量。

【制法】将马兰和菊花洗净,干品需提前浸泡30分钟。将马兰和菊花放入锅中,加入清水800ml,用大火煮沸后改小火煮15~20分钟。将煮好的茶液过滤,去除渣滓,加入适量白糖调味即成。

【吃法】上午、下午分服。

【适应证】适用于热毒上扰证脑损伤。

4. 马齿苋绿豆汤

【原料】马齿苋250g,绿豆100g,猪瘦肉100g,蒜泥10g,麻油、食盐、味精各适量。

【制法】将马齿苋除根,去老茎,洗净,切成段。把绿豆淘洗净后直接放入煲内,加适量清水,用小火煮约15分钟,再放入切碎的猪瘦肉、马齿苋、蒜泥,煮1~2小时至猪肉熟烂,加入适量的麻油、食盐、味精调味即成。

【吃法】上午、下午分服。

【适应证】适用于热毒上扰证脑损伤。

5. 生大黄金银花蜜饮

【原料】生大黄2g,金银花30g,蜂蜜20g。

【制法】将生大黄洗净,晾干或晒干,切成片,备用。将金银花洗净,放入砂锅,加水浸泡片刻,浓煎20分钟,加入生大黄片,再煎煮3分钟,离火,用洁净的纱布过滤,去渣,取汁放入容器,待其温热时兑入蜂蜜,搅拌均匀即成。

【吃法】早、晚 2 次分服。
【适应证】适用于热毒上扰证脑损伤。

6. 白花蛇舌草茯苓蜜饮

【原料】白花蛇舌草 30g，茯苓 15g，蜂蜜 20g。

【制法】将采收的白花蛇舌草洗净，晒干后切成小段备用。将茯苓洗净，晒干或烘干后切成片。将茯苓与白花蛇舌草一同放入砂锅，加水浸泡片刻，煎煮 30 分钟，用洁净的纱布过滤，去渣取汁，再用小火浓缩至 300ml。离火后待药汁温热时加入蜂蜜，拌匀即成。

【吃法】早、晚 2 次分服。
【适应证】适用于热毒上扰证脑损伤。

7. 半枝莲大枣羹

【原料】半枝莲 50g，大枣 20g，湿淀粉适量。

【制法】将半枝莲择洗干净，晾干或晒干，切成碎小段，放入纱布袋中，扎紧袋口，备用。将大枣洗净，掰开，去核，将枣肉与半枝莲药袋同放入砂锅，加水浸泡片刻，用大火煮沸后改中火煎煮 30 分钟，取出药袋，滤出药汁，以适量的湿淀粉勾芡成羹即成。

【吃法】早晨空腹时食用，并将枣肉嚼食咽下。
【适应证】适用于热毒上扰证脑损伤。

8. 蒲公英延胡索蜜饮

【原料】蒲公英 30g，延胡索 30g，夏枯草 10g，川楝子 10g，白芷 10g，蜂蜜 30g。

【制法】将蒲公英、延胡索、夏枯草、川楝子、白芷切碎或切成碎小段，一同放入砂锅，加水浸泡片刻后煎煮 30 分钟，用洁净的纱布过滤，去渣，收取滤汁并放入容器，待其温热时兑入蜂蜜，拌匀即成。

【吃法】早、晚 2 次分服。
【适应证】适用于热毒上扰证脑损伤。

9. 重楼绿茶

【原料】重楼 20g，绿茶 2g。

【制法】将重楼洗净，与绿茶一道放入锅中，加适量水，煎煮 30 分钟，去渣取汁即成。

【吃法】当茶，频频饮用，当天饮完。
【适应证】适用于热毒上扰证脑损伤。

10. 土茯苓桑枝蜜饮

【原料】土茯苓 60g，桑枝 30g，蜂蜜 30g。

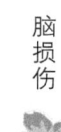

【制法】将土茯苓、桑枝洗净，切成片，同放入砂锅，加水浸泡片刻，浓煎 30 分钟，用洁净的纱布过滤，去渣，收取滤汁并放入容器，待温后调入蜂蜜，拌匀即成。

【吃法】早、晚 2 次分食。

【适应证】适用于热毒上扰证脑损伤。

11. 鸡骨草煨大枣

【原料】鸡骨草 60g，大枣 10 枚。

【制法】将鸡骨草、大枣洗净，放入砂锅，加水浸泡片刻，煎煮 30 分钟，去渣取汁即成。

【吃法】早、晚 2 次分食。

【适应证】适用于热毒上扰证脑损伤。

（二）阴虚阳亢证

证候：头痛头昏，面部烘热，腰膝酸软，耳鸣眼花，健忘乏力，舌红，少苔，脉细弱。

治法：滋养肝肾，平肝潜阳。

食疗药膳验方：

1. 杞菊地黄丸加味饮

【原料】枸杞子 10g，菊花 6g，干地黄 15g，山茱萸 10g，山药 15g，茯苓 10g，牡丹皮 10g，泽泻 10g，石决明 20g，珍珠母 20g，天麻 10g，钩藤 10g，炒黄芩 10g。

【制法】将石决明、珍珠母放入锅，加适量水，先煎 20 分钟，加入已泡发的枸杞子、菊花、干地黄、山茱萸、山药、茯苓、牡丹皮、泽泻、天麻、炒黄芩，煎 25 分钟，第 23 分钟时放入钩藤，滤渣取汁即成。

【吃法】早、晚 2 次分服，每天 1 剂，当天饮完。

【适应证】适用于阴虚阳亢证脑损伤。

2. 菊花槐花茶

【原料】菊花 6g，槐花 5g。

【制法】将菊花、槐花洗净后同放入杯中，用沸水冲泡，加盖闷 10 分钟即成。

【吃法】代茶，频频饮用，可冲泡 3~5 次。

【适应证】适用于阴虚阳亢证脑损伤。

3. 桑菊茶

【原料】桑叶 20g，白菊花 15g。

【制法】将桑叶、白菊花分别拣杂，同放入砂锅，加适量水，用中火煎煮20分钟，用洁净的纱布过滤，取汁即成。

【吃法】代茶，频频饮用。

【适应证】适用于阴虚阳亢证脑损伤。

4. 枸杞头荸荠汁

【原料】鲜枸杞头250g，鲜荸荠250g。

【制法】将鲜枸杞头、鲜荸荠分别洗净，放入温开水中浸泡15分钟，取出，切碎，立即放入家用捣搅机中搅打成浆汁，用洁净的纱布过滤取汁，用小火煮沸即成。

【吃法】上午、下午分服。

【适应证】适用于阴虚阳亢证脑损伤。

5. 杞菊柿叶茶

【原料】枸杞子10g，菊花5g，干柿叶6g(鲜柿叶12g)。

【制法】将柿叶洗净，晒干，研成粗末，备用。将枸杞子、菊花与柿叶粗末同放入有盖杯中，用沸水冲泡，加盖闷15分钟即成。

【吃法】代茶，频频饮用，每天冲泡1剂，每剂约冲泡5次。

【适应证】适用于阴虚阳亢证脑损伤。

6. 枸杞子芹菜汁

【原料】枸杞子30g，鲜芹菜(包括根、茎、叶)250g。

【制法】将枸杞子洗净，放入沸水中烫泡3分钟，连同烫泡液备用。将鲜芹菜洗净，晾干，放入沸水中烫泡3分钟，取出后切细，与枸杞子及其烫泡液汁同放入家用捣搅机中，快速搅打成浆汁，用洁净的纱布过滤，取汁即成。

【吃法】上午、下午分服。

【适应证】适用于阴虚阳亢证脑损伤。

7. 芦笋糊冷饮

【原料】罐头芦笋1听。

【制法】将罐头芦笋启封后取出芦笋及汁液，倒入家用粉碎机中快速打成糊状，加入等量的凉开水，搅匀后贮入冰箱即成。

【吃法】当冷饮食用，每天2次，3天内服完。

【适应证】适用于阴虚阳亢证脑损伤。

8. 杞菊决明子茶

【原料】枸杞子20g，菊花5g，决明子30g。

【制法】将枸杞子、菊花、决明子洗净后放入杯中，用沸水冲泡，

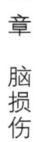

加盖闷 10 分钟即成。

【吃法】代茶，频频饮用，可冲泡 3~5 次。

【适应证】适用于阴虚阳亢证脑损伤。

9. 川芎白芷炖鱼头

【原料】川芎 10g，白芷 10g，鳙鱼头 500g，葱、胡椒、生姜、食盐各适量。

【制法】将鳙鱼头去鳃洗净，连同川芎、白芷、葱、胡椒、生姜放入砂锅内，加适量水，用大火烧沸后改小火炖半小时，加入食盐调味即成。

【吃法】当菜肴佐餐，随意服食。

【适应证】适用于阴虚阳亢证脑损伤。

10. 天麻决明子海带汤

【原料】天麻 10g，决明子 30g，水发海带 100g，植物油、葱花、姜末、食盐、味精各适量。

【制法】将水发海带洗净后晾干，切成小菱形片，放入碗中。将天麻洗净切片，与敲碎的决明子一同放入砂锅，加适量水，煎煮 30 分钟，过滤取汁。另取炒锅加植物油烧至六成热，加入葱花、姜末，煸炒出香，加入海带片翻炒，并加清水适量，调入天麻、决明子浓煎汁，拌匀后改用小火煨煮片刻，最后加入食盐、味精，拌匀即成。

【吃法】当菜肴佐餐，随意服食。

【适应证】适用于阴虚阳亢证脑损伤。

11. 龟鳖膏

【原料】活乌龟 1 只（约 1000g），活鳖 1 只（约 1000g），猪脊髓 250g，食盐、味精各适量。

【制作】将活乌龟、活鳖宰杀，去内脏并洗净，与猪脊髓同入水锅中，用大火烧沸后改小火熬煮，至肉烂，除去龟甲、鳖甲后稍加适量的食盐、味精等调料，继续煨炖，至汤渐成膏状即成。

【吃法】早、晚各 1 匙（约 20g）。

【适应证】适用于阴虚阳亢证脑损伤。

（三）瘀血内阻证

证候：头痛如锥刺或针刺，痛处相对固定，病程较长，或半身偏瘫、语言謇涩，舌质紫，或见紫斑、紫点，苔薄白，脉细涩。

治法：活血化瘀，通窍拈痛。

食疗药膳验方:

1. 通窍活血加减饮

【原料】赤芍 15g,白芍 15g,川芎 15g,桃仁 10g,红花 6g,白芷(代麝香)10g,生姜 10g,葱白 6g,菖蒲 6g,当归 10g,天麻 10g,细辛 3g,炙甘草 5g。

【制法】将以上原料用清水浸泡 40 分钟,加适量水,煎煮 40 分钟,滤渣取汁即成。

【吃法】早、晚 2 次分服,每天 1 剂,当天饮完。

【适应证】适用于瘀血内阻证脑损伤。

2. 三七花茶

【原料】三七花干品 3g。

【制法】将三七花干品放入杯中,用沸水冲泡,加盖闷 10 分钟即可饮用。

【吃法】代茶,频频饮服,可连续冲泡 3~5 次。

【适应证】适用于瘀血内阻证脑损伤。

3. 桃花粥

【原料】桃花 15g,糯米 100g,蜂蜜 20g,白糖 10g。

【制法】将糯米浸泡后淘净,入锅,加入适量开水,小火慢煮。将桃花洗净,待糯米烂熟时连同蜂蜜、白糖一起加入锅内,搅匀稍煮即成。

【吃法】早、晚 2 次分食。

【适应证】适用于瘀血内阻证脑损伤。

4. 桃仁地龙饼

【原料】桃仁 10g,干地龙 30g,红花 20g,赤芍 20g,当归 50g,川芎 10g,玉米面 400g,小麦面 100g,白糖 30g。

【制法】将桃仁煮去皮尖,略炒,备用。将干地龙以白酒浸泡去味,烘干,研细面,备用。将红花、赤芍、当归、川芎等原料入砂锅,加适量水,煎成浓汁,将干地龙粉、玉米面、小麦面、白糖共入药汁中调匀和作面团,制圆饼 20 个,并将桃仁均匀地撒在饼上,入笼蒸或烤箱制熟。

【吃法】早、晚当主食,随意食用。

【适应证】适用于瘀血内阻证脑损伤。

5. 山楂肉干

【原料】生山楂 100g,猪瘦肉 1000g,菜油 500g,香油 15g,生姜

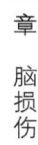

30g，葱 30g，花椒 2g，料酒 25g，酱油 50g，味精 2g，白糖 15g。

【制法】将生山楂拣去杂质，用清水冲洗干净，润软切片，个小的果也可拍破，待用。将猪瘦肉剔去皮筋，冲洗干净。将生姜、葱洗净，切成姜片、葱段，待用。将 50g 山楂片，加约 1500ml 水，在大火上烧沸后下猪瘦肉煮至六成熟，捞出稍凉后切成约 5 厘米长的粗条，放在盆内用姜片、葱段、花椒、料酒、酱油拌匀，腌制约 1 小时，再沥去水。将炒锅置中火上，倒入适量菜油炼熟，投入肉条，炸干水汽，色微黄时即用漏勺捞出沥去油，另将锅内油倒出，留少许余油重置火上，投入余下的 50g 山楂片，略炸后再将肉干倒入锅中，反复翻炒，微火焙干，起锅装在方盘内，再淋入香油，撒入味精、白糖混匀即成。

【吃法】当零食，随意食用。

【适应证】适用于瘀血内阻证脑损伤。

6. 丹参檀香蜜饮

【原料】丹参 15g，檀香 9g，炙甘草 5g，蜂蜜适量。

【制法】将丹参、檀香、炙甘草放入砂锅，加水煎煮，去渣取汁，调入蜂蜜即成。

【吃法】上午、下午分服。

【适应证】适用于瘀血内阻证脑损伤。

7. 川芎白芍蜜饮

【原料】川芎 30g，白芍 50g，炙甘草 10g，蜂蜜 30g。

【制法】将川芎、白芍、炙甘草洗净，入锅，加适量水，煎煮 2 次，每次 30 分钟，合并滤汁，在药汁转温后调入蜂蜜即成。

【吃法】上午、下午分服。

【适应证】适用于瘀血内阻证脑损伤。

8. 牛筋祛瘀汤

【原料】牛蹄筋 100g，当归尾 15g，紫丹参 20g，雪莲花 10g，鸡冠花 10g，香菇 10g，火腿 15g，食用碱 15g，姜、葱、汾酒、味精、食盐各适量。

【制法】将牛蹄筋用温水洗净，将 5000ml 清水煮沸后放入食用碱 15g，倒入牛蹄筋，盖锅焖 2 分钟，捞出用热水洗去油污，反复多次，直待牛蹄筋胀发后切成段状，放入蒸碗中，将当归尾、紫丹参入纱布袋放于周边。将雪莲花、鸡冠花点缀四周，香菇、火腿摆其上面，放入适量的姜、葱、汾酒、味精、食盐，入笼蒸 3 小时左右，在牛蹄筋熟烂后出笼，去药袋即可食用。

【吃法】当菜佐餐，随意食用。

【适应证】适用于瘀血内阻证脑损伤。

9. 活血茶

【原料】红花 5g，檀香 5g，绿茶 1g，赤砂糖适量。

【制法】将红花、檀香、绿茶捣碎研成粗末，以纱布袋装之，置净杯中，用沸水冲泡，加盖闷 10 分钟，去药袋，调入赤砂糖即成。

【吃法】代茶，频频饮用。

【适应证】适用于瘀血内阻证脑损伤。

（四）痰浊蔽窍证

证候：头痛头晕，头重如裹，嗜睡倦怠，神疲乏力，胸部及胃脘痞闷发胀，呕恶痰涎，舌质淡，苔白腻，脉滑。

治法：化痰升清，健脾泄浊。

食疗药膳验方：

1. 半夏天麻白术汤合泽泻饮

【原料】制半夏 10g，天麻 10g，白术 10g，泽泻 15g，茯苓 10g，陈皮 6g，山药 10g，蒺藜 10g，车前子（包）10g，枳实 10g，炒竹茹 6g。

【制法】将以上原料用清水浸泡 40 分钟，加适量水，煎煮 40 分钟，滤渣取汁即成。

【吃法】早、晚 2 次分服，每天 1 剂，当天饮完。

【适应证】适用于痰浊蔽窍证脑损伤。

2. 芎归苍术蜜饮

【原料】川芎 10g，当归 10g，苍术 15g，香附 10g，蜂蜜 20g。

【制法】将川芎、当归、苍术、香附分别洗净，切成片或切碎，一同放入砂锅，加水浸泡透，浓煎 30 分钟，用洁净的纱布过滤，取滤汁放入容器，待其温热时调入蜂蜜，拌匀即成。

【吃法】上午、下午分服。

【适应证】适用于痰浊蔽窍证脑损伤。

3. 陈皮半夏蜜饮

【原料】陈皮 15g，制半夏 20g，蜂蜜 20g。

【制法】将陈皮、制半夏分别洗净。将陈皮切碎或切成丝，将制半夏切成片，一同放入砂锅，加水浸泡透，浓煎 30 分钟，用洁净的纱布

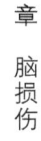

过滤，取滤汁放入容器，待其温热时调入蜂蜜，拌匀即成。

【吃法】上午、下午分服。

【适应证】适用于痰浊蒙窍证脑损伤。

4. 陈皮川芎凉茶

【原料】陈皮 20g，川芎 15g。

【制法】将陈皮洗净，撕成小块，川芎切片，一同放入茶杯内，倒入沸水，盖严盖子，待杯内水温降至可饮用时即成。

【吃法】饮汁，或冰凉后饮用。

【适应证】适用于痰浊蒙窍证脑损伤。

5. 萝卜拌海蜇皮

【原料】白海蜇皮 100g，白萝卜 200g，植物油、葱花、白糖、味精、食盐、香油各适量。

【制法】将白萝卜洗净，切成细丝，用食盐拌透。将白海蜇皮切丝，先用凉水冲洗，再用凉开水漂清，挤干，与萝卜丝一起放碗内散开。将炒锅上火，放植物油烧热，下葱花，炸香，趁热倒碗内，加白糖、味精、香油，拌匀即成。

【吃法】当菜佐餐，随量食用。

【适应证】适用于痰浊蒙窍证脑损伤。

6. 辛味莴苣

【原料】去皮莴苣 200g，芥子粉 10g，杏仁 6g，香油、味精各适量。

【制法】将去皮莴苣切成条。将芥子粉放入杯中，用开水闷好。将杏仁泡透，去皮，切成末。将莴苣条、杏仁末连同闷好的芥子粉放在一起，加入香油及味精，调拌均匀即可。

【吃法】当菜佐餐，随意食用。

【适应证】适用于痰浊蒙窍证脑损伤。

7. 蜜饯化橘红

【原料】鲜化橘红 500g，蜂蜜 100g。

【制法】将鲜化橘红洗净，沥水，切成细条状，浸泡于蜂蜜中腌制 1 周即成。

【吃法】当蜜饯嚼食，每天 2~3 次，每次 10g。

【适应证】适用于痰浊蒙窍证脑损伤。

8. 菖蒲川芎蜜饮

【原料】石菖蒲 10g，川芎 15g，蜂蜜 30g。

【制法】将石菖蒲、川芎用清水浸泡 40 分钟，加适量水，煎煮 40 分钟，滤渣取汁，放入蜂蜜，调匀即成。

【吃法】早、晚 2 次分服，每天 1 剂，当天饮完。

【适应证】适用于痰浊蔽窍证脑损伤。

第二十二章　骨髓抑制

骨髓抑制是一种病理状态，指的是骨髓的造血功能受到抑制，导致血细胞（包括红细胞、白细胞和血小板）生成减少。这种状况可以由多种因素引起，包括某些疾病如再生障碍性贫血和白血病的终末期，以及化疗和放疗等治疗手段。骨髓抑制的主要表现是血液中这些细胞的数量减少，从而可能导致贫血、出血倾向增加和感染风险上升等并发症。

一、西医对骨髓抑制病因的认识

化疗药物对骨髓造血细胞的抑制，最初表现为白细胞，尤其是粒细胞数量下降，随着药物剂量的增加，继之是血小板受抑制，严重时红细胞和血红蛋白也受影响，引起全血象抑制。化疗药物对骨髓抑制的程度、出现的时间及持续的时间各不相同。间歇性化疗，中间有较长时间休息，比小剂量持续化疗的骨髓抑制轻。绝大多数化疗药物均可引起不同程度的骨髓抑制，这是癌症患者被迫停止化疗的重要原因之一。

放疗对骨髓抑制的毒副反应程度与放射波及骨髓范围的大小、放射剂量的大小有密切的关系。任何局部放疗通常都会引起淋巴细胞减少。当血小板计数降至 $50 \times 10^9/L$ 以下时，就应停止放疗。放射性的细胞减少症为最常见的骨髓抑制反应，除实验检查白细胞数在 $4.0 \times 10^9/L$ 以下外，还有头晕心慌、气短乏力、腰膝酸软、食欲减退、记忆力减退、注意力不集中、睡眠不佳、自汗、面色苍白等症状。

二、中医对骨髓抑制病因病机的认识

中医认为，骨髓抑制属于中医"虚劳""眩晕""血虚"等病的范畴。根据中医辨病与辨证相结合的原则，针对红细胞计数减少、白细胞计数下降、血小板计数减少而采用辨病施治，灵活运用中医药处方、食疗方、药膳方和营养支持常可收到辅助治疗功效。骨髓抑制在临床上以虚证为主，多见于气血两虚、肝肾亏虚，在疾病终末期以及放疗、化疗初期也可出现毒盛正虚证型。

三、骨髓抑制的辨证施膳

(一)毒盛正虚证

证候：白细胞、血小板减少，头晕目眩，疲劳乏力，自汗，口干食少，恶心，舌质淡，苔薄黄，脉细数。

治法：益气扶正，清热减毒。

食疗药膳验方：

1. 参芪金银花饮

【原料】炙黄芪15g，西洋参粉2g（分2次冲服），北沙参10g，丹参15g，金银花15g，山药15g，绞股蓝10g，大枣8枚，当归10g，白花蛇舌草15g，炙甘草3g。

【制法】将以上原料，除西洋参粉外，用清水浸泡40分钟，加适量水，煎煮40分钟，滤渣取汁即成。

【吃法】用饮汁分2次冲服西洋参粉，早、晚分服，每天1剂，当天饮完。

【适应证】适用于毒盛正虚证骨髓抑制。

2. 香菇面

【原料】鲜香菇50g，面条150g，生姜丝、葱花、黄酒、食盐、酱油、味精、麻油各适量。

【制法】将鲜香菇去蒂后洗净，切成小片，放入沸水中煮数分钟，倒入已放好生姜丝、葱花、黄酒、食盐、酱油、味精、麻油等调料的碗中，按常法煮熟面条，捞入盛香菇的碗内即成。

【吃法】当主食，随意食用。

【适应证】适用于毒盛正虚证骨髓抑制。

3. 鱼丸莼菜汤

【原料】罐头莼菜250g，鱼丸100g，熟火腿片10g，鲜汤400ml，生姜丝、食盐、味精、麻油各适量。

【制法】在炒锅内加适量清水，放入鱼丸，用大火烧至鱼丸转白后改用小火，并用铁勺轻轻地推，使鱼丸缓慢翻动，水将烧沸时加些冷水直到鱼丸煮熟。将罐头莼菜倒入大碗内，滗去原汁不要，用清水洗净，在沸水内焯一下，用漏勺捞起，沥干水，装在汤碗里。将炒锅上大火，倒入鲜汤，放入生姜丝，用大火煮沸，加入食盐、味精调味，撇去浮沫，倒入莼菜碗里，再把鱼丸放入，将熟火腿片整齐地排在汤上面，淋上麻油即成。

【吃法】当菜肴佐餐，随意食用。

【适应证】适用于毒盛正虚证骨髓抑制，对血小板、白细胞减少者尤为适宜。

4. 大枣黑木耳茶

【原料】大枣20g，黑木耳30g。

【制法】将大枣、黑木耳洗净，放入锅中，加水浓煎，取汁即成。

【吃法】上午、下午分服。

【适应证】适用于毒盛正虚证骨髓抑制，对血小板、白细胞减少者尤为适宜。

5. 大枣花生赤小豆羹

【原料】大枣50g，花生仁50g，赤小豆100g，白糖适量。

【制法】将前3味原料洗净入锅，加适量水，煮熟烂，加入白糖，调匀即成。

【吃法】早、晚2次分食。

【适应证】适用于毒盛正虚证骨髓抑制，对白细胞、血小板减少者尤为适宜。

6. 鹌鹑脯龙眼肉羹

【原料】龙眼肉100g，鹌鹑脯150g，藕粉25g，冰糖40g，桂花、鲜汤、生姜、食盐各适量。

【制法】将鹌鹑脯和龙眼肉分别洗净，切成豌豆大的丁。将生姜去皮拍松。用沸水将鹌鹑肉丁焯一下，捞出装入小盘，加鲜汤、生姜块、冰糖、龙眼肉、食盐，盖严放入蒸笼内蒸20分钟，熟透取出。将汤锅洗净，倒入已蒸酥烂的鹌鹑肉、龙眼肉，烧开，再下桂花，用藕粉勾芡，装碗即成。

【吃法】当菜肴佐餐，随意食用。

【适应证】适用于毒盛正虚证骨髓抑制，对白细胞、血小板减少者尤为适宜。

7. 参芪金银花丹参蜜饮

【原料】太子参10g，黄芪15g，丹参12g，金银花15g，蜂蜜20g。

【制法】将前4味原料同入锅中，加适量水，煎煮2次，每次30分钟，合并滤汁，待滤汁转温后调入蜂蜜即成。

【吃法】上午、下午分服。

【适应证】适用于毒盛正虚证骨髓抑制，对白细胞减少者尤为适宜。

8. 太子参白花蛇舌草蜜饮

【原料】太子参30g,炒白术10g,白花蛇舌草40g,蜂蜜20g。

【制法】将前3味原料入锅,加适量水,煎煮2次,每次30分钟,合并滤汁,在滤汁转温后调入蜂蜜即成。

【吃法】上午、下午分服。

【适应证】适用于毒盛正虚证骨髓抑制。

9. 金银花汁牛奶饮

【原料】鲜金银花60g,鲜牛奶250ml。

【制法】将鲜金银花洗净,放入容器中,加少许水,捣烂后取汁,放入鲜牛奶中,用小火煮沸即成。

【吃法】与早点一同饮用。

【适应证】适用于毒盛正虚证骨髓抑制,对白细胞减少者尤为适宜。

10. 人参金银花茶

【原料】白参薄片2g(参须3g,参叶3g,参花2g),金银花5g。

【制法】将白参薄片(或参须、参叶、参花)与金银花一同放入有盖茶杯,用沸水冲泡,加盖闷10分钟即成。

【吃法】代茶,频频饮用,可冲泡3~5次,当天饮完。

【适应证】适用于毒盛正虚证骨髓抑制。

(二)气血两虚证

证候:白细胞、血小板、红细胞减少,面色无华,头晕目眩,耳鸣心慌,腰酸腿软,脱发,饮食减少,舌质淡,苔薄白,脉细而无力。

治法:益气生血,补益心脾。

食疗药膳验方:

1. 人参四物饮

【原料】白参粉3g(分2次冲服),熟地黄15g,党参10g,当归10g,白芍10g,川芎10g,黄精10g,阿胶10g(烊化冲服),制何首乌10g,鸡血藤15g,陈皮6g,炙甘草3g。

【制法】将以上原料(除白参粉、阿胶外)用清水浸泡40分钟,加适量水,煎煮40分钟,滤渣取汁,兑入烊化好的阿胶以及白参粉即成。

【吃法】早、晚2次分服,每天1剂,当天饮完。

【适应证】适用于气血两虚证骨髓抑制。

2. 龙眼肉蒸童子鸡

【原料】童子鸡1只(重约750g),龙眼肉30g,葱、生姜、黄酒、

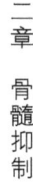

食盐各适量。

【制法】将童子鸡宰杀，去毛及内脏，洗净，入沸水中焯一下，捞出，入锅，加龙眼肉、葱、生姜、黄酒、食盐和适量清水，上笼蒸1小时左右，除去葱、生姜即成。

【吃法】当菜佐餐，吃鸡肉、饮汤。

【适应证】适用于气血两虚证骨髓抑制，对红细胞减少者尤为适宜。

3. 大枣仙鹤草粥

【原料】大枣20枚，仙鹤草30g，糯米50g。

【制法】将仙鹤草洗净，放入锅中，加水煎煮，除渣取汁液，与淘洗干净的大枣和粳米一同煮成稠粥。

【吃法】早、晚2次分食。

【适应证】适用于气血两虚证骨髓抑制，对血小板减少者尤为适宜。

4. 黑木耳红糖饮

【原料】黑木耳30g，红糖30g。

【制法】将黑木耳用冷水泡发，清洗干净，入锅，加适量水，先用大火煮沸，再改小火炖煮30分钟左右，待黑木耳熟烂时放入红糖，再煮沸，待红糖完全溶化即成。

【吃法】随意服食，当天吃完。

【适应证】适用于气血两虚证骨髓抑制，对化疗时及化疗后缺铁性贫血者尤为适宜。

5. 香菇大枣牛奶饮

【原料】香菇10g，陈皮5g，大枣6枚，鲜牛奶100ml。

【制法】把香菇用温水泡发，洗净后切碎，与洗净的陈皮、大枣同入砂锅，加水煎煮30分钟，收取浓汁，与鲜牛奶拌匀即成。

【吃法】早、晚2次分服。

【适应证】适用于气血两虚证骨髓抑制，对化疗时及化疗后贫血者尤为适宜。

6. 阿胶牛奶

【原料】阿胶15g，牛奶250ml。

【制法】将阿胶放入锅内，加入适量清水，用小火炖煮烊化，加入煮沸的牛奶即成。

【吃法】早、晚2次分服。

【适应证】适用于气血两虚证骨髓抑制，对化疗时及化疗后贫血、白细胞减少及伴有出血倾向、骨质疏松症者尤为适宜。

7. 蜂蜜牛奶

【原料】蜂蜜 20g，牛奶 250ml。

【制法】将牛奶倒入锅中，煮沸，凉至温热时，加入蜂蜜，搅匀即成。

【吃法】早、晚 2 次分服。

【适应证】适用于气血两虚证骨髓抑制，对化疗时及化疗后白细胞减少、血小板减少者尤适宜。

8. 龙眼肉大枣黑糯米粥

【原料】龙眼肉 20g，大枣 20g，黑糯米 100g。

【制法】将黑糯米淘洗干净，与洗净的龙眼肉、大枣同入锅中，加适量水，先用大火煮沸，再改小火煨炖成粥。

【吃法】上午、下午分服。

【适应证】适用于气血两虚证骨髓抑制，对化疗时及化疗后贫血者尤为适宜。

9. 猪肝鸡蛋汤粥

【原料】猪肝 50g，鸡蛋 1 枚，粳米 50g，食盐、生姜、味精各适量。

【制法】将猪肝洗净后切碎，与淘净的粳米一同加水煮粥。粥熟后打入鸡蛋，加食盐、生姜、味精等，调匀，再稍煮即成。

【吃法】早、晚 2 次分服。

【适应证】适用于气血两虚证骨髓抑制，对化疗时及化疗后缺铁性贫血者尤为适宜。

10. 葡萄干莲枣粥

【原料】葡萄干 25g，莲子 20g，大枣 6 枚，粟米 50g。

【制法】将葡萄干、莲子、大枣分别去杂质，洗净，备用。将粟米淘洗干净，与莲子同放入砂锅，加适量水，用大火煮沸后改小火煨煮 30 分钟，调入葡萄干、大枣，继续煨煮 30 分钟，待莲子、粟米煨煮至酥烂即成。

【吃法】早、晚 2 次分服。

【适应证】适用于气血两虚证骨髓抑制，对化疗时及化疗后贫血和肠道吸收功能障碍者尤为适宜。

11. 龙眼肉粟米粥

【原料】龙眼肉 15g，大枣 10 枚，莲子 30g，粟米 50g。

【制法】将龙眼肉、大枣、莲子分别洗净后放入温开水中浸泡片刻，备用。将莲子取出，与淘净的粟米同入砂锅，加适量水，用大火煮沸后

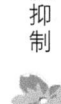

改小火煨煮40分钟，待莲子熟烂后加入大枣、龙眼肉，继续用小火煨煮20分钟，待莲子、粟米酥烂即成。

【吃法】早、晚2次分服。

【适应证】适用于气血两虚证骨髓抑制，对化疗时及化疗后贫血和肠道吸收功能障碍者尤为适宜。

12. 大枣膏

【原料】大枣1000g，红糖300g，白糖100g，蜂蜜400g。

【制法】将大枣洗净，放入砂锅，加足量水，用大火煮沸后改中火煨煮至大枣糊烂，用洁净的双层纱布过滤，去核及粗渣，将过滤所得枣泥糊，熬成稠糊状，加红糖、白糖，改用小火收干，加蜂蜜拌和，停火，待凉后装入大口玻璃瓶中，加盖备用。

【吃法】每天2次，每次30g，用温开水送服。

【适应证】适用于气血两虚证骨髓抑制，对化疗时及化疗后贫血者尤为适宜。

13. 花生衣炖大枣

【原料】花生衣30g，大枣20枚。

【制法】将大枣洗净，与花生衣同入锅中，加适量水，用小火煨炖30分钟即成。

【吃法】上午、下午分服，饮汤，吃花生衣，嚼食大枣。

【适应证】适用于气血两虚证骨髓抑制，对化疗时及化疗后血小板减少、质量下降，凝血因子缺陷者尤为适宜。

14. 猪血烧豆腐

【原料】猪血500g，豆腐300g，猪瘦肉100g，胡萝卜100g，豌豆苗30g，蒜苗30g，大蒜泥15g，生姜末10g，精制油50g，食盐4g，味精1g，胡椒粉1g，鲜汤适量。

【制法】将猪血切成块。将豆腐漂洗后切成块。将猪瘦肉洗净后切成小薄片。将胡萝卜洗净后切成块。将炒锅上火，加精制油烧至五成热，放入生姜末、大蒜泥炸一下，先加入鲜汤、胡萝卜块、胡椒粉，汤烧开后再加入猪肉片、豆腐块、猪血块，烧至熟透，放入豌豆苗、蒜苗、食盐、味精，拌匀即成。

【吃法】当菜肴佐餐，随意食用。

【适应证】适用于气血两虚证骨髓抑制。

(三)肝肾两虚证

证候：白细胞、血小板减少且日久不愈，眩晕心慌，精神疲惫，四肢无力，腰背酸软，舌质淡或舌质偏红，苔薄，脉细弱无力。

治法：滋补肝肾，益精填髓。

食疗药膳验方：

1. 菟丝子地黄饮

【原料】菟丝子30g，熟地黄15g，杜仲10g，续断15g，补骨脂10g，女贞子10g，墨旱莲10g，山茱萸10g，怀山药15g，枸杞子10g，怀牛膝15g，龟甲胶10g(烊化兑服)，鸡血藤15g，炙甘草3g。

【制法】将以上原料(龟胶板除外)用清水浸泡40分钟，加适量水，煎煮40分钟，滤渣取汁即成，兑入烊化好的龟甲胶即成。

【吃法】早、晚2次分服，每天1剂，当天饮完。

【适应证】适用于肝肾两虚证骨髓抑制。

2. 咸黑豆汁

【原料】黑豆50g，食盐2g。

【制法】先将黑豆用冷开水洗净并浸泡12小时，放入家用粉碎机中打成浆汁，将浆汁入锅煮沸，加食盐调匀即成。

【吃法】当饮料，随意食用。

【适应证】适用于肝肾两虚证骨髓抑制。

3. 鱼鳔粉

【原料】黄鱼鳔(大黄鱼、鳇鱼的鳔均可)，麻油100g，蜂蜜水适量。

【制法】将黄鱼鳔洗净，晾干。将麻油入锅，烧至八成熟，将黄鱼鳔分批投放油锅，炸至酥脆，捞出晾凉后研成细粉，装瓶备用(需加盖封口，防止返潮)。

【吃法】每天2次，每次5g，用蜂蜜水送服。

【适应证】适用于肝肾两虚证骨髓抑制。

4. 牛骨髓补精膏

【原料】牛骨髓100g，核桃仁100g，山药100g，枸杞子100g，黄芪100g，菟丝子100g，蜂蜜500g。

【制法】将核桃仁、山药、枸杞子一同捣烂呈泥状。将黄芪、菟丝子加水浓煎2次，合并滤汁，倒入核桃仁、山药、枸杞子的泥膏中，再加入牛骨髓及蜂蜜，搅拌均匀，放入砂锅内，以小火熬成膏状。

【吃法】每天2次，每次15g(约1匙)，用温开水送服。

【适应证】适用于肝肾两虚证骨髓抑制。

5. 二胶膏

【原料】龟甲胶 60g，阿胶 50g，黄酒 100g。

【制法】将龟甲胶、阿胶敲碎，与黄酒同入容器中，入锅隔水蒸化成稠膏状即成。

【吃法】每天 2 次，每次 1 匙。

【适应证】适用于肝肾两虚证骨髓抑制。

6. 牛骨髓黑芝麻冲剂

【原料】牛骨髓（烤干）250g，黑芝麻 150g，枸杞子 150g，红糖 100g，白糖 50g。

【制法】将黑芝麻、枸杞子分别拣去杂质、洗净，晒干或烘干，与牛骨髓同放入炒锅，微火焙炒出香，趁热研为细粉，加红糖、白糖，拌匀，待凉放入瓶中，盖紧备用。

【吃法】每天 2 次，每次 10g，用沸水冲泡送服。

【适应证】主治肝肾两虚证化疗药物性骨髓抑制。滋补肝肾，强壮筋骨，对化疗时及化疗后白细胞减少、贫血及伴有骨质疏松症者尤为适宜。

7. 枸杞子龙眼肉茶

【原料】枸杞子 30g，龙眼肉 10g。

【制法】将枸杞子、龙眼肉分别拣去杂质，洗净，晒干或烘干，一分为二，每份含枸杞子 15g、龙眼肉 5g，备用。

【吃法】冲茶饮用，每天 2 次，每次取 1 份，放入杯中，用沸水冲泡，加盖闷 15 分钟即可频频饮服，一般每份可连续冲泡 3～5 次，冲泡至最后，可嚼食枸杞子及龙眼肉。

【适应证】适用于肝肾两虚证骨髓抑制，对化疗时及化疗后贫血者尤为适宜。

8. 枸杞子黑豆炖猪骨

【原料】枸杞子 20g，黑豆 30g，猪骨 300g，姜片、葱段、食盐、黄酒各适量。

【制法】将枸杞子、黑豆和猪骨同入锅中，加适量清水，先用大火烧沸，加适量的姜片、葱段、食盐、黄酒，改用小火煨炖至黑豆烂熟，汤汁稠黏即成。

【吃法】当汤佐餐，随意食用。

【适应证】适用于肝肾两虚证骨髓抑制，对化疗时及化疗后白细胞减少者尤为适宜。

9. 菠菜猪肝汤

【原料】菠菜 200g，鲜猪肝 100g，葱花、姜末、黄酒、红糖、湿淀粉、食盐、味精、五香粉、麻油各适量。

【制法】将菠菜拣去杂质，保留根、茎、叶并洗净，放入沸水锅中焯一下，捞出滤水后切成5厘米长的段。将猪肝洗净，快刀斜切成片，盛入碗中，加葱花、姜末、黄酒、红糖，用湿淀粉抓匀，待用。将汤锅置火上，加适量清水（或鸡汤），用大火煮沸，将抓揉湿淀粉的猪肝片倒入，用中火煮沸，随即加入菠菜段，用漏勺边拌边烧，加食盐、味精、五香粉，煮沸后淋入麻油即成。

【吃法】当汤佐餐，随意食用。

【适应证】适用于肝肾两虚证骨髓抑制，对化疗时及化疗后缺铁性贫血者尤为适宜。

10. 枸杞子羊肾粟米粥

【原料】羊肾1只，枸杞子 10g，粟米 50g，姜末、葱花、胡椒粉、湿淀粉、黄酒各适量。

【制法】将羊肾剖开，除去筋膜、臊腺，洗净后切碎，剁成糜，盛入碗中，用适量的姜末、葱花、胡椒粉、湿淀粉抓匀。将粟米、枸杞子拣洗干净，同放入砂锅，加适量水，用大火煮沸后改小火煨煮30分钟，加入抓芡的羊肾糜，拌匀，加黄酒，继续用小火煨煮至粟米酥烂、羊肾糜熟即成。

【吃法】早、晚2次分食。

【适应证】适用于肝肾两虚证骨髓抑制，对化疗时及化疗后贫血者尤为适宜。

11. 归芪鸡血藤汁

【原料】当归尾 20g，炙黄芪 30g，鸡血藤 60g，酒浸干地龙 20g，蜂蜜 30g。

【制法】将当归尾、炙黄芪、鸡血藤、酒浸干地龙用冷水浸泡半小时，入锅，加水浓煎1小时，去渣取汁，待滤汁转温加入蜂蜜，搅匀即成。

【吃法】上午、下午分服。

【适应证】适用于肝肾两虚证骨髓抑制，对化疗时及化疗后白细胞减少者尤为适宜。

12. 黄精豆浆

【原料】鲜黄精 50g，黄豆 50g，白糖适量。

【制法】在春、秋两季（秋季为佳）挖采鲜黄精，去除根须，洗净，在沸水中略焯。把黄豆用冷水浸泡一夜，次日早晨与鲜黄精同入家用粉碎机中粉碎，过滤取汁，入锅，煮沸后加适量的白糖调味即成。

【吃法】当饮料，随意服食，当天服完。

【适应证】适用于肝肾两虚证骨髓抑制，对化疗时及化疗后白细胞总数减少、中性粒细胞减少者尤为适宜。

13. 绞股蓝鸡蛋羹

【原料】绞股蓝10g，枸杞子10g，鸡蛋1枚，蜂蜜10g。

【制法】将绞股蓝、枸杞子洗净切碎。将鸡蛋打入碗内，调匀至起泡沫。将绞股蓝、枸杞子放入锅中，加适量水，用大火煮沸后改小火煨10分钟，将鸡蛋汁徐徐倒入，不停搅拌，用小火再煮2~3分钟，待温后加入蜂蜜即成。

【吃法】早晨顿服。

【适应证】适用于肝肾两虚证骨髓抑制，对化疗时及化疗后白细胞减少者尤为适宜。

14. 桑椹山竹奶茶

【原料】鲜桑椹25g，鲜山竹肉100g，鲜牛奶100ml。

【制法】将鲜桑椹拣洗干净，晒干或烘干，连同鲜山竹肉放入大茶杯中，用沸水冲泡，加盖闷15分钟。将鲜牛奶放入另锅，用中火煮沸即离火，将牛奶调入冲泡桑椹、山竹肉的杯中，拌匀即成。

【吃法】代茶，频频饮用，一般可连续冲泡3~5次，当天吃完。

【适应证】适用于肝肾两虚证骨髓抑制，对化疗时及化疗后贫血及伴有骨质疏松症者尤为适宜。

15. 桑椹二红膏

【原料】桑椹500g，红花100g，大枣100g，红糖100g。

【制法】将红花拣去杂质后洗净，放入砂锅，加足量水，煎煮2次，每次30分钟，过滤取汁。将桑椹、大枣分别拣洗干净，大枣放入清水中浸泡30分钟，去核，切碎，与去柄的桑椹共捣烂，入锅，加红花煎汁，调和均匀，用小火熬制成膏，调入红糖，拌匀，凉后装入罐中，存入冰箱（4℃）备用。

【吃法】每天2次，每次1匙（约15g）。

【适应证】适用于肝肾两虚证骨髓抑制，对化疗时及化疗后贫血者尤为适宜。

第二十三章 恶病质

恶病质是一种复杂的综合征，最初由古希腊医学家希波克拉底提出，并将其命名为"κακός"（kakos，意为"坏的"）和"ἕξις"（hexis，意为"状态"），合起来即"καχεξία"（cachexia），意为"恶劣的身体状态"。欧洲姑息治疗研究协会（EPCRC）将恶病质定义为：恶病质是一种多因素作用的综合征，为进行性发展的骨骼肌量减少（伴或不伴脂肪量减少），常规营养支持治疗无法完全逆转，并出现进行性功能障碍。恶病质可见于多种疾病，包括肿瘤、获得性免疫缺陷综合征（AIDS）、严重创伤、手术后、吸收不良及严重的败血症等，其中以肿瘤伴发的恶病质最为常见，称为肿瘤恶病质。

一、西医对恶病质病因的认识

肿瘤细胞过度过快生长，消耗大量的热量和蛋白质，特别是在有出血、发热和继发感染时，这种消耗会成倍增加。肿瘤细胞可促进细胞生长因子产生。这些物质可以促进肿瘤细胞生长，影响体内正常细胞的代谢，降低人体功能，导致贫血、发热、感染、恶病质、焦虑和抑郁等异常。

肿瘤晚期患者摄入热量与营养物质不足甚至完全不能进食，导致机体严重缺乏营养。患者出现疼痛、发热和维生素缺乏，造成食欲明显下降，若为食管癌和胃癌，则会出现吞咽困难和呕吐，患者不能摄取足够的能量和营养物质，甚至完全不能进食，造成机体所需能量的严重不足。

恶病质的发病机制仍不清楚，一般认为是由肿瘤因素、机体因素及疾病与机体的相互作用等多因素共同作用的结果：①机体免疫系统和神经内分泌发生异常导致机体代谢紊乱引起肌肉消耗、脂肪消耗及体重下降，从而引起恶病质。②机体肿瘤的生长，在蛋白质水解诱导因子、脂肪动员因子及炎症细胞因子作用下引起代谢异常，从而导致机体的肌肉消耗、脂肪消耗和体重下降，最终发生恶病质。

二、中医对恶病质病因病机的认识

恶病质可见于中医"虚劳"重症，表现为形体极度消瘦、无力、食欲不振、精神萎靡，甚至皮包骨头、贫血、五脏六腑衰竭等一系列重度虚损症候。病损主要在五脏，尤以脾、肾为主。其病机主要为气、血、阴、阳的亏虚。五脏互相关联，气血同源，阴阳互根，所以在病变过程中常常相互影响。临床辨证以气、血、阴、阳为纲，五脏虚损为目，气虚以肺脾气虚较为多见，血虚以心肝血虚多见，阴虚以肝肾阴虚多见，阳虚以脾肾阳虚多见。根据中医虚者补之、损者益之的理论，采用茶剂、糊剂、粥饮进行耐心的喂食或鼻饲管推注，可起到营养支持、辅助治疗、延缓病情恶化等作用。

三、恶病质的辨证施膳

(一)气虚证

证候：面色萎黄，肌肉极度消瘦，气短懒言，言语低微，头昏目眩，肢体无力，自汗量多，心慌不宁，或见大便稀溏，小便无力，舌质淡，苔白，脉细软无力。

治法：大补元气。

食疗药膳验方：

1. 独参饮

【原料】野山参2g，大枣5枚。

【制法】将野山参洗净，晒干，切成片，与大枣同入锅中，加适量水，用大火烧沸后改小火煎煮40分钟即成。

【吃法】饮用汤汁，同时可以嚼食野山参片、大枣。

【适应证】适用于气虚证恶病质，对肺气虚、心气虚、脾气虚、气血两虚者尤为适宜。

2. 参花参叶茶

【原料】白参花3g，参叶5g。

【制法】将白参花、参叶放入杯中，用沸水冲泡，加盖闷5分钟。

【吃法】代茶，频频饮用，可连续冲泡4~5次。

【适应证】适用于气虚证恶病质。

3. 白参牛奶

【原料】白参粉3g，牛奶150ml。

【制法】将牛奶放入锅中,煮沸后拌入白参粉,再煮沸5分钟即可。

【吃法】早、晚2次分服。

【适应证】适用于气虚证恶病质。

4. 猪肉蔬菜糊

【原料】粳米50g,小米50g,中等大鸡蛋1枚,猪瘦肉100g,小白菜150g,胡萝卜50g,西蓝花100g,植物油15g,食盐2g。

【制法】将以上原料混合,放入家用破壁机中,加900ml温开水,插入电源,按下熬煮键,成稠糊状即成。

【吃法】分多次少量喂食,不能进食者趁温用鼻饲管推注。

【适应证】适用于气虚证恶病质。

5. 白参乌鸡肉匀浆

【原料】粳米50g,白参粉5g,中等大鸡蛋1枚,乌骨鸡肉100g,小白菜150g,胡萝卜50g,西蓝花100g,植物油15g,葱段15g,生姜片10g,食盐2g,味精1g。

【制法】将以上原料混合,放入家用破壁机中,加900ml温开水,插入电源,按下熬煮键,成稠糊状即成。

【吃法】分多次少量喂食,不能进食者趁温用鼻饲管推注。

【适应证】适用于气虚证恶病质,对肺气虚、心气虚、脾气虚、气血两虚者尤为适宜。

6. 黄芪鱼肚糊

【原料】炙黄芪30g,鱼肚50g,粳米50g,中等大鸡蛋1枚,小白菜150g,胡萝卜50g,西蓝花100g,葱段15g,生姜片10g,食盐2g,味精1g,鸡汤800ml。

【制法】将以上原料(除鸡汤外)混合,放入家用破壁机中,加鸡汤,插入电源,按下熬煮键,成稠糊状即成。

【吃法】分多次少量喂食,不能进食者趁温用鼻饲管推注。

【适应证】适用于气虚证恶病质,对肺气虚、心气虚、脾气虚、肾气虚者尤为适宜。

7. 山药鸽蛋糊

【原料】粳米50g,净怀山药块30g,鸽蛋10枚,小白菜150g,胡萝卜50g,西蓝花100g,植物油15g,葱段15g,生姜片10g,食盐2g,味精1g,鸡汤800ml。

【制法】将以上原料(除鸡汤外)混合,放入家用破壁机中,加鸡汤,插入电源,按下熬煮键,成稠糊状即成。

【吃法】分多次少量喂食，不能进食者趁温用鼻饲管推注。

【适应证】适用于气虚证恶病质，对肺气虚、心气虚、脾气虚、气血两虚者尤为适宜。

8. 灵芝牛奶糊

【原料】粳米50g，灵芝孢子粉6g，鸽蛋6枚，鸡蛋1枚，苹果块50g，小白菜150g，胡萝卜50g，西蓝花100g，白糖15g，牛奶800ml。

【制法】将以上原料（除牛奶外）混合，放入家用破壁机中，加牛奶，插入电源，按下熬煮键，成稠糊状即成。

【吃法】分多次少量喂食，不能进食者趁温用鼻饲管推注。

【适应证】适用于气虚证恶病质，对肺气虚、心气虚、脾气虚、气血两虚者尤为适宜。

（二）血虚证

证候：面色淡黄或淡白无华，唇、舌、指甲色淡，肌肤极度消瘦枯燥，头昏目眩，心慌健忘，肢体麻木，筋脉拘急，舌质淡，少苔，脉细弱。

治法：养血宁心补肝。

食疗药膳验方：

1. 猪肝时蔬糊

【原料】粳米50g，小米50g，中等大鸡蛋1枚，猪肝50g，猪瘦肉50g，小白菜150g，胡萝卜50g，西蓝花100g，鸡汤800ml。

【制法】将以上原料（除鸡汤外）混合，放入家用破壁机中，加鸡汤，插入电源，按下熬煮键，成稠糊状即成。

【吃法】分多次少量喂食，不能进食者趁温用鼻饲管推注。

【适应证】适用于血虚证恶病质，对肝血虚者尤为适宜。

2. 鸭血时蔬糊

【原料】粳米50g，小米50g，中等大鸡蛋1枚，鸽蛋6枚，鸭血80g，猪瘦肉50g，小白菜150g，胡萝卜50g，西蓝花100g，鸡汤800ml。

【制法】将以上原料（除鸡汤外）混合，放入家用破壁机中，加鸡汤，插入电源，按下熬煮键，成稠糊状即成。

【吃法】分多次少量喂食，不能进食者趁温用鼻饲管推注。

【适应证】适用于血虚证恶病质，对肝血虚者尤为适宜。

3. 阿胶乌鸡肉匀浆

【原料】粳米50g，小米50g，中等大鸡蛋1枚，乌骨鸡肉100g，阿胶 10g，猪瘦肉 50g，小白菜 150g，胡萝卜 50g，西蓝花 100g，鸡汤 800ml。

【制法】将以上原料（除鸡汤外）混合，放入家用破壁机中，加鸡汤，插入电源，按下熬煮键，成稠糊状即成。

【吃法】分多次少量喂食，不能进食者趁温用鼻饲管推注。

【适应证】适用于血虚证恶病质，对肝血虚者尤为适宜。

4. 大枣龙眼肉糊

【原料】粳米 50g，小米 50g，大枣（去核）10 枚，龙眼肉 80g，苹果（去皮、核）100g，小白菜 150g，胡萝卜 50g，西蓝花 100g。

【制法】将以上原料混合，放入家用破壁机中，加 800ml 温开水，插入电源，按下熬煮键，成稠糊状即成。

【吃法】分多次少量喂食，不能进食者趁温用鼻饲管推注。

【适应证】适用于血虚证恶病质，对肝血虚者尤为适宜。

5. 制何首乌桑椹浆

【原料】粳米 50g，小米 50g，制何首乌 20g，桑椹 20g，枸杞子 20g，鲜草莓 100g，小白菜 150g，胡萝卜 50g，西蓝花 100g。

【制法】将以上原料混合，放入家用破壁机中，加 800ml 温开水，插入电源，按下熬煮键，成稠糊状即成。

【吃法】分多次少量喂食，不能进食者趁温用鼻饲管推注。

【适应证】适用于血虚证恶病质，对肝血虚者尤为适宜。

6. 太子参龙眼肉茶

【原料】龙眼肉 30g，太子参 10g，白糖适量。

【制法】将龙眼肉去杂洗净，与太子参一起放入盆内，加入白糖和适量水，置于沸水锅中蒸 40 分钟即成。

【吃法】代茶，频频饮用，可冲泡 3~5 次。

【适应证】适用于血虚证恶病质，对肝血虚者尤为适宜。

7. 大枣莲子汤

【原料】大枣 10g 枚，莲子 50g，红糖适量。

【制法】将莲子用水泡胀，剥皮后与大枣同放入锅内，加 2 大碗水，小火炖 1 小时，加红糖调味后食用。

【吃法】早、晚 2 次分服。

【适应证】适用于血虚证恶病质。

8. 十全大补糕

【原料】熟地黄 150g，茯神 200g，党参 200g，白术 150g，当归

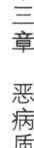

100g，黄芪 200g，白芍 150g，川芎 100g，肉桂 10g，甘草 20g，淀粉 200g，麦芽粉 200g，面粉 200g，白糖 50g。

【制法】将熟地黄、茯神、党参、白术、当归、黄芪、白芍、川芎、肉桂、甘草洗净烘干，粉碎成细粉（筛去纤维部分），加入淀粉、麦芽粉、面粉，混合均匀，制成似饼干样，烘干。

【吃法】当主食，随意食用。

【适应证】适用于血虚证恶病质。

（三）阴虚证

证候：低热潮热，面颧红赤，唇红，身体羸瘦，手足心热，虚烦不安，口干盗汗，或有干咳咽燥，头昏目眩，腰膝痿软，舌质光红，少津，脉细数无力。

治法：滋阴生津，润肺养胃，养肝补肾。

食疗药膳方：

1. 鳖肉枸杞子匀浆

【原料】粳米 50g，小米 50g，中等大鸡蛋 1 枚，净鳖肉 50g，枸杞子 20g，猪瘦肉 50g，小白菜 150g，胡萝卜 50g，西蓝花 100g，鸡汤 800ml。

【制法】将以上原料（除鸡汤外）混合，放入家用破壁机中，加鸡汤，插入电源，按下熬煮键，成稠糊状即成。

【吃法】分多次少量喂食，不能进食者趁温用鼻饲管推注。

【适应证】适用于阴虚证恶病质，对肾阴虚者尤为适宜。

2. 净龟肉大枣匀浆

【原料】粳米 50g，小米 50g，中等大鸡蛋 1 枚，净龟肉 50g，大枣 20g，猪瘦肉 50g，小白菜 150g，胡萝卜 50g，西蓝花 100g，鸡汤 800ml。

【制法】将以上原料（除鸡汤外）混合，放入家用破壁机中，加鸡汤，插入电源，按下熬煮键，成稠糊状即成。

【吃法】分多次少量喂食，不能进食者趁温用鼻饲管推注。

【适应证】适用于阴虚证恶病质，对肾阴虚者尤为适宜。

3. 西洋参银鱼羹

【原料】银鱼 200g，怀山药 100g，黄芪 30g，西洋参 3g，黄酒、葱花、姜末、食盐、味精、麻油各适量。

【制法】将怀山药、黄芪分别洗净，切片后晒干或烘干，共研成细末。将西洋参洗净，切片，晒干或烘干，研成极细末。将银鱼洗净，放入煮沸的汤锅中，用小火煨煮 5 分钟，烹入黄酒，加怀山药、黄芪细末，拌匀，用小火继续煨煮 20 分钟，待银鱼酥烂、汤成稀羹状时调入西洋参细末，加葱花、姜末、食盐、味精，调和均匀，淋入麻油即成。

【吃法】当菜肴佐餐，适量服食。

【适应证】适用于阴虚证恶病质。

4. 牡蛎肉百合匀浆

【原料】粳米 50g，小米 50g，中等大鸡蛋 1 枚，净牡蛎肉 50g，百合 50g，猪瘦肉 50g，小白菜 150g，胡萝卜 50g，西蓝花 100g，鸡汤 800ml。

【制法】将以上原料（除鸡汤外）混合，放入家用破壁机中，加鸡汤，插入电源，按下熬煮键，成稠糊状即成。

【吃法】分多次少量喂食，不能进食者趁温用鼻饲管推注。

【适应证】适用于阴虚证恶病质，对肺阴虚、肾阴虚者尤为适宜。

5. 玉竹黄精糊

【原料】粳米 50g，小米 50g，玉竹 20g，黄精 20g，龟甲胶（打碎）10g，百合 20g，小白菜 150g，胡萝卜 50g，西蓝花 100g。

【制法】将以上原料混合，放入家用破壁机中，加 800ml 温开水，插入电源，按下熬煮键，成稠糊状即成。

【吃法】分多次少量喂食，不能进食者趁温用鼻饲管推注。

【适应证】适用于阴虚证恶病质，对心阴虚、肺阴虚、肝阴虚、胃阴虚者尤为适宜。

6. 鸭肉时蔬糊

【原料】粳米 50g，小米 50g，中等大鸡蛋 1 枚，鸭肉 100g，水发白木耳 50g，小白菜 150g，胡萝卜 50g，西蓝花 100g。

【制法】将以上原料混合，放入家用破壁机中，加 800ml 温开水，插入电源，按下熬煮键，成稠糊状即成。

【吃法】分多次少量喂食，不能进食者趁温用鼻饲管推注。

【适应证】适用于阴虚证恶病质，对肺阴虚、肝阴虚、胃阴虚者尤为适宜。

7. 麦冬蛤肉汤

【原料】麦冬 15g，地骨皮 12g，小麦 30g，蛤蜊肉 100g。

【制法】将蛤蜊肉洗净，切成片，与洗净的麦冬、地骨皮、小麦一同入锅，加适量水，用大火煮沸后改小火慢炖至肉熟烂即成。

【吃法】代茶，频频饮用。

【适应证】适用于阴虚证恶病质，对肺阴虚、肾阴虚者尤为适宜。

8. 雪梨四汁饮

【原料】梨（去皮）50g，生荸荠（去皮）30g，甘蔗100g，净鲜藕50g。

【制法】将梨、生荸荠洗净，切片。将甘蔗去皮，切小段。将鲜藕洗净，切片。将上述原料共同压榨取汁。

【吃法】上午、下午分服。

【适应证】适用于阴虚证恶病质，对肺阴虚、胃阴虚者尤为适宜。

（四）阳虚证

证候：面色苍白或晦暗，形寒怕冷，手脚不温，出冷汗，肌肉极度消瘦，精神疲倦，气息微弱，或有心胸憋闷疼痛，大便稀溏，或夹有不消化食物，或有下肢浮肿，舌质胖嫩，舌边有齿印，苔白滑，脉细微沉迟或虚大无力。

治法：温阳益气，健脾温肾。

食疗药膳方：

1. 虾仁豆腐匀浆

【原料】粳米50g，黑米50g，中等大鸡蛋1枚，虾仁100g，豆腐50g，青菜150g，胡萝卜50g，西蓝花100g，植物油15g，食盐2g。

【制法】将以上原料混合，放入家用破壁机中，加800ml温开水，插入电源，按下熬煮键，成稠糊状即成。

【吃法】分多次少量喂食，不能进食者趁温用鼻饲管推注。

【适应证】适用于阳虚证恶病质，对肾阳虚、脾胃阳虚者尤为适宜。

2. 鹿肉时蔬糊

【原料】粳米50g，黑米50g，中等大鸡蛋1枚，人工饲养梅花鹿鹿肉80g，枸杞子20g，核桃仁20g，青菜150g，胡萝卜50g，西蓝花100g，植物油10g，食盐2g。

【制法】将以上原料混合，放入家用破壁机中，加800ml温开水，插入电源，按下熬煮键，成稠糊状即成。

【吃法】分多次少量喂食，不能进食者趁温用鼻饲管推注。

【适应证】适用于阳虚证恶病质，对肾阳虚、脾胃阳虚者尤为适宜

3. 牛肉时蔬匀浆

【原料】粳米50g，黑米50g，中等大鸡蛋1枚，牛肉（瘦）100g，包菜150g，生菜100g，胡萝卜50g，植物油15g，食盐2g。

【制法】将以上原料混合，放入家用破壁机中，加800ml温开水，

插入电源，按下熬煮键，成稠糊状即成。

【吃法】分多次少量喂食，不能进食者趁温用鼻饲管推注。

【适应证】适用于阳虚证恶病质，对肾阳虚、脾胃阳虚者尤为适宜

4. 冬虫夏草冰糖粥

【原料】冬虫夏草2g，冰糖10g，粳米50g。

【制法】将冬虫夏草洗净，焙干，研成细末。将粳米淘净，与冰糖一并放入砂锅，加适量清水，先用大火煮沸，再用小火煎煮约30分钟，然后加入冬虫夏草粉，调匀，再煮片刻，至粥稠黏即成。

【吃法】每天早餐时趁热服食。

【适应证】适用于阳虚证恶病质，对肾阳虚者尤为适宜。

5. 冬虫夏草海参煲

【原料】冬虫夏草3g，鲜带子10g，鲜蚝15g，虾6g，鱿鱼8g，青笋100g，黄酒10g，食盐、鲜汤各适量。

【制法】将鲜带子、鲜蚝、虾、鱿鱼洗净，虾去壳，鲜带子、鲜蚝、鱿鱼切成2厘米宽、3厘米长的片。将青笋切成3厘米见方的块。将冬虫夏草用酒浸泡后洗净泥沙。将鲜带子、鲜蚝、虾、鱿鱼、青笋、黄酒、食盐放入锅内，加入鲜汤。用大火烧沸后改小火煲熟即成。

【吃法】佐餐食用。

【适应证】适用于阳虚证恶病质，对肾阳虚者尤为适宜。

6. 蛤蟆油米粥

【原料】蛤蟆油5g，小米或粳米50g。

【制法】将小米或粳米（或其他米类）做成米粥，在粥熟之后加入泡开的蛤蟆油，煮10分钟，即成蛤蟆油粥。

【吃法】早、晚2次分食。蛤蟆油粥既能增加粥饭的营养，又能改变蛤蟆油的适口性。

【适应证】适用于阳虚证恶病质，对肾阳虚者尤为适宜。

7. 蛤蟆油蒸燕窝

【原料】蛤蟆油5g，燕窝5g，冰糖15g。

【制法】将蛤蟆油、燕窝发开，洗净，与冰糖同放入碗内，加少许水，隔水蒸30分钟即成。

【吃法】当点心，随意食用。

【适应证】适用于阳虚证恶病质，对肾阳虚者尤为适宜。

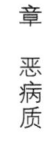

8. 木瓜炖雪蛤

【原料】蛤蟆油 5g，木瓜 50g。

【制法】将蛤蟆油泡开。将木瓜洗净，切成丁。将泡发的蛤蟆油和木瓜同放入碗内，加少量清水，隔水蒸 30 分钟即成。

【吃法】早、晚 2 次分食。

【适应证】适用于阳虚证恶病质，对肾阳虚者尤为适宜。